AF173803

Vechtaer Beiträge zur Gerontologie

Reihe herausgegeben von

Uwe Fachinger, Institut für Gerontologie, Universität Vechta, Vechta, Niedersachsen, Deutschland

Frerich Frerichs, Institut für Gerontologie, Universität Vechta, Vechta, Niedersachsen, Deutschland

Harald Künemund, Institut für Gerontologie, Universität Vechta, Vechta, Niedersachsen, Deutschland

Gabriele Nellissen, Institut für Gerontologie, Universität Vechta, Vechta, Niedersachsen, Deutschland

Maria K. Pavlova, Institut für Gerontologie, Universität Vechta, Vechta, Niedersachen, Deutschland

Andrea Teti, Institut für Gerontologie, Universität Vechta, Vechta, Niedersachen, Deutschland

Die Gerontologie ist eine noch junge Wissenschaft, die sich mit Themen des individuellen und gesellschaftlichen Alterns befasst. Die Beiträge in dieser Reihe dokumentieren den Stand und Perspektiven aus verschiedenen wissenschaftlichen Blickwinkeln. Zielgruppe sind nicht nur Forschende und Lehrende in der Gerontologie, sondern auch in den Bezugswissenschaften – insbesondere aus der Soziologie, Psychologie, Ökonomik, Demographie und den Politikwissenschaften – sowie Entscheidungsträger in Politik und Verwaltung.

Weitere Bände in der Reihe https://link.springer.com/bookseries/13099

Andrea Teti · Enno Nowossadeck ·
Judith Fuchs · Harald Künemund
(Hrsg.)

Wohnen und Gesundheit im Alter

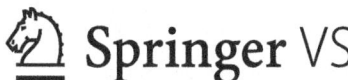

Hrsg.
Andrea Teti
Institut für Gerontologie
Universität Vechta
Vechta, Niedersachsen, Deutschland

Judith Fuchs
Abt. 2 Epidemiologie und
Gesundheitsmonitoring
Robert Koch-Institut
Berlin, Deutschland

Enno Nowossadeck
Abt. 2 Epidemiologie und
Gesundheitsmonitoring
Robert Koch-Institut
Berlin, Deutschland

Harald Künemund
Institut für Gerontologie
Universität Vechta
Vechta, Niedersachsen, Deutschland

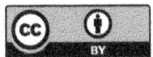

ISSN 2570-4346   ISSN 2570-4354 (electronic)
Vechtaer Beiträge zur Gerontologie
ISBN 978-3-658-34385-9   ISBN 978-3-658-34386-6 (eBook)
https://doi.org/10.1007/978-3-658-34386-6

Die Deutsche Nationalbibliothek verzeichnet diese Publikation in der Deutschen Nationalbibliografie; detaillierte bibliografische Daten sind im Internet über http://dnb.d-nb.de abrufbar.

© Der/die Herausgeber bzw. der/die Autor(en) 2022, korrigierte Publikation 2023. Dieses Buch ist eine Open-Access-Publikation.
Open Access Dieses Buch wird unter der Creative Commons Namensnennung 4.0 International Lizenz (http://creativecommons.org/licenses/by/4.0/deed.de) veröffentlicht, welche die Nutzung, Vervielfältigung, Bearbeitung, Verbreitung und Wiedergabe in jeglichem Medium und Format erlaubt, sofern Sie den/die ursprünglichen Autor(en) und die Quelle ordnungsgemäß nennen, einen Link zur Creative Commons Lizenz beifügen und angeben, ob Änderungen vorgenommen wurden. Die in diesem Buch enthaltenen Bilder und sonstiges Drittmaterial unterliegen ebenfalls der genannten Creative Commons Lizenz, sofern sich aus der Abbildungslegende nichts anderes ergibt. Sofern das betreffende Material nicht unter der genannten Creative Commons Lizenz steht und die betreffende Handlung nicht nach gesetzlichen Vorschriften erlaubt ist, ist für die oben aufgeführten Weiterverwendungen des Materials die Einwilligung des jeweiligen Rechteinhabers einzuholen. Die Wiedergabe von allgemein beschreibenden Bezeichnungen, Marken, Unternehmensnamen etc. in diesem Werk bedeutet nicht, dass diese frei durch jedermann benutzt werden dürfen. Die Berechtigung zur Benutzung unterliegt, auch ohne gesonderten Hinweis hierzu, den Regeln des Markenrechts. Die Rechte des jeweiligen Zeicheninhabers sind zu beachten.
Der Verlag, die Autoren und die Herausgeber gehen davon aus, dass die Angaben und Informationen in diesem Werk zum Zeitpunkt der Veröffentlichung vollständig und korrekt sind. Weder der Verlag noch die Autoren oder die Herausgeber übernehmen, ausdrücklich oder implizit, Gewähr für den Inhalt des Werkes, etwaige Fehler oder Äußerungen. Der Verlag bleibt im Hinblick auf geografische Zuordnungen und Gebietsbezeichnungen in veröffentlichten Karten und Institutionsadressen neutral.

Planung/Lektorat: Stefanie Eggert
Springer VS ist ein Imprint der eingetragenen Gesellschaft Springer Fachmedien Wiesbaden GmbH und ist ein Teil von Springer Nature.
Die Anschrift der Gesellschaft ist: Abraham-Lincoln-Str. 46, 65189 Wiesbaden, Germany

Danksagung

An dieser Stelle möchten sich die Herausgeberinnen und Herausgeber recht herzlich bei allen Autorinnen und Autoren dieses Bandes bedanken. Weiterhin danken sie Frau Dr.in Claudia Vogel und Frau Dr.in Eva Kibele für ihre freundliche Unterstützung bei der Begutachtung der Beiträge. Unser Dank gilt ebenfalls Frau Dr.in Elke Flatau für ihre engagierte Lektoratsarbeit sowie Isabell Bergmann und Gabriele Ziese für die hervorragende redaktionelle Arbeit und Unterstützung. Gleicher Dank gilt dem Förderprogramm PRO*Niedersachsen des Niedersächsischen Ministeriums für Wissenschaft und Kultur für die Ermöglichung dieses Bandes und das damit verbundene Vertrauen.

Vechta
April 2022

Andrea Teti
Enno Nowossadeck
Judith Fuchs
Harald Künemund

V

Inhaltsverzeichnis

Teil I   Einführung

1   Die Tagung Wohnen und Gesundheit im Alter 3
Eva Kibele und Andrea Teti

**2   Chancen für gesundes Altern: eine Lebenslaufperspektive
auf Demenzen und Sterblichkeit** 11
Christina Westphal und Gabriele Doblhammer

3   Wohnen und Gesundheit im Alter aus epidemiologischer Sicht ... 31
Judith Fuchs, Sonja Nowossadeck und Enno Nowossadeck

**4   Einsamkeit im Alter: die geografische und psychosoziale
Perspektive** 55
Volker Cihlar, Anna Reinwarth und Sonia Lippke

Teil II   Gesundheit und Pflege im höheren Lebensalter

**5   Wohn- und Lebensformen bei Hochaltrigen – eine heterogene
Gruppe?** 79
Stefan Mauritz

**6   Vorausplanung in der letzten Lebensphase – Wünsche
und Bedürfnisse von Bewohnenden stationärer
Altenpflegeeinrichtungen und deren Angehörigen** 93
Malte Klemmt, Silke Neuderth, Esther M. Heizmann,
Birgitt van Oorschot und Tanja Henking

**7   Wohnbedingungen und Pflegebedarf – Analysen von
      Erstbegutachtungen des Medizinischen Dienstes der
      Krankenversicherung** 111
Thomas Stein und Ralph Schilling

**8   Altersbilder und Altwerden von Menschen mit kognitiven
      Beeinträchtigungen – ein Fallbeispiel** 125
Mirjam Aeberhard und Christine Matter

**9   Bauernhöfe als Orte für Menschen mit Demenz – Ergebnisse
      einer explorativen Studie aus Schleswig–Holstein** 135
Annika Schmidt und Karin Wolf-Ostermann

Teil III   Alt werden im kulturellen und regionalen Kontext

**10   Perspektive türkeistämmiger pflegender Angehöriger von
      Menschen mit Demenz auf Pflege- und Wohnarrangements** 155
Hürrem Tezcan-Güntekin, Ilknur Özer-Erdogdu, Tugba Aksakal
und Yüce Yilmaz-Aslan

**11   Gemeinsam zu Hause? Birlikte evde? Wohnalternativen für
      pflegebedürftige türkische Migrantinnen und Migranten** 175
Christoph Bräutigam und Michael Cirkel

**12   Altwerden zwischen Speckgürtel und Peripherie – ein Blick
      auf das Land Brandenburg** 189
Thorsten Stellmacher und Birgit Wolter

**13   Gemeinwesenbasierte Gesundheitsförderung mit älteren
      Menschen im ländlichen Raum – Ein Beitrag der
      partizipativen Sozial- und Gesundheitsforschung** 201
Sigrid Mairhofer

**14   Ältere Menschen im Wohnquartier Margaretenau
      in Regensburg – aktuelle Situation und zukünftiger Bedarf** 215
Sonja Haug und Miriam Vetter

Teil IV   Wohnpolitik in der Gesellschaft des langen Lebens

**15   Vernetzte Versorgung und Teilhabe im Alter – Beschleunigung
      durch die Corona-Krise?** 231
Rolf G. Heinze

16 Steigende Wohnkosten im Alter – (k)ein Problem? 247
Claudia Vogel, Alberto Lozano Alcántara
und Laura Romeu Gordo

17 Die politische Steuerung von „altersgerechtem" Wohnraum 263
Melanie Slavici

Teil V Ausblick

**18 Alter und Altern – Kritik der Messung und Auswertung am
Beispiel des Wohnens** 277
Harald Künemund und Claudia Vogel

**19 Erratum zu: Einsamkeit im Alter: die geografische und
psychosoziale Perspektive** E1
Volker Cihlar, Anna Reinwarth und Sonia Lippke

Teil I
Einführung

Die Tagung Wohnen und Gesundheit im Alter

1

Eva Kibele und Andrea Teti

Wohnen und Gesundheit im Alter: ein immer wichtiger werdendes Thema
Der Anteil der Älteren an der Bevölkerung ist im Rahmen des demografischen Wandels in den letzten Jahrzehnten deutlich angewachsen. Bei steigender Lebenserwartung bleibt der Anteil der gesunden Lebensjahre im Alter tendenziell stabil oder entwickelt sich leicht positiv (Doblhammer & Kreft, 2011). Allein durch die demografische Alterung betreffen gesundheitliche Einschränkungen und Pflegebedürftigkeit im Alter jedoch immer mehr Menschen. Dabei ist die zahlenmäßig gewachsene ältere Bevölkerung diverser geworden: Beispielsweise erreichen mehr Männer das hohe Alter und es gibt immer mehr Ältere mit Migrationshintergrund. Auch ist eine größere Diversität in den Lebensformen, die im früheren Lebensverlauf bereits eingesetzt hat, zu sehen (Motel-Klingebiel et al. 2010, S. 293).

Welche Gesundheitsrisiken und -potenziale die Wohnsituation und das Wohnumfeld bergen, wurde in den letzten Jahren zunehmend in der Public-Health-Forschung diskutiert (Braubach et al., 2011; Mielck & Bolte, 2004). Die Verbindungen zwischen Gesundheit bzw. sich verschlechternder Gesundheit im Alter, und den Herausforderungen für das Wohnen liegen dabei auf der Hand: Gesundheitliche Beeinträchtigungen können die Selbstständigkeit einschränken und Unterstützung beim Wohnen oder gar eine Änderung in der Wohnsituation erforderlich machen. Dass eine passende und positiv bewertete Wohnsituation – sei es die Wohnung selbst

E. Kibele (✉)
Statistisches Landesamt Bremen, Bremen, Deutschland
E-Mail: eva.kibele@statistik.bremen.de

A. Teti
Institut für Gerontologie, Universität Vechta, Vechta, Deutschland
E-Mail: andrea.teti@uni-vechta.de

© Der/die Autor(en) 2022   3
A. Teti et al. (Hrsg.), *Wohnen und Gesundheit im Alter,* Vechtaer Beiträge zur Gerontologie, https://doi.org/10.1007/978-3-658-34386-6_1

oder das nähere Wohnumfeld – positiv mit Gesundheit und Wohlbefinden zusammenhängen, wurde schon vielfach gezeigt (Iwarsson et al., 2007; Oswald et al., 2007). Vor allem ungünstige Wohnbedingungen und Barrieren in der Wohnung sowie im Wohnumfeld wirken sich potenziell nicht nur physisch (Unfall- und Verletzungsrisiken), sondern ebenso psychisch (Depression und Angstzustände) sowie sozial (Isolation) aus und bringen eine erhöhte Institutionalisierungsgefahr mit sich. So lässt sich eine Heimunterbringung bei ungünstigen Wohnbedingungen oft nicht vermeiden. Darüber hinaus beeinflussen kritische Wohnbedingungen das Risiko der Pflegebedürftigkeit: Zugangseinschränkungen zur Wohnung sowie andere Barrieren stehen in einem signifikanten Zusammenhang mit Pflegebedürftigkeit im Alter (Oswald et al., 2007; Teti, 2015; Teti & Höpflinger, 2021).

Die zunehmende Diversität in der älteren Bevölkerung und in den Lebensformen spiegelt sich dabei noch kaum in den Wohnverhältnissen. Vielmehr zeigt sich eine starke Konstanz: Die allermeisten Älteren leben in einem Privathaushalt in einer Wohnung, die nicht altersangepasst ist (Nowossadeck & Engstler 2017; Teti, 2015; Höpflinger, 2017; Teti & Höpflinger, 2021). In einem Pflegeheim leben weniger als 5 % der älteren Menschen, meist sind dies Pflegebedürftige mit starken Einschränkungen (Teti, 2015). Andere Wohnformen wie gemeinschaftliches und generationenübergreifendes Wohnen oder Wohngruppen, die zwischen dem Leben im Privathaushalt und im Pflegeheim angesiedelt sind, werden zwar vielfach diskutiert, haben sich in der Praxis jedoch bisher nicht weit verbreitet (Höpflinger, 2017; Teti, 2015). „Aging in place", das Wohnenbleiben in der privaten Wohnung und im bekannten Wohnumfeld, ist nicht nur bei weitem die bevorzugte Wohnform von Älteren, sie ist durchaus politisch gewollt, da hier Pflege insbesondere von Angehörigen übernommen wird (Mahne et al., 2010).

Neben der Wohnung wird die Bedeutung des Wohnumfelds als Dimension der Wohnsituation bei der Forschung zum Komplex Wohnen, Gesundheit und Alter immer mehr hervorgehoben (Teti & Höpflinger, 2021). Das Wohnumfeld bietet mit seiner – auch sozialen – Infrastruktur Möglichkeiten zum selbstbestimmten Altern und gesellschaftlicher Teilhabe und trägt so zur Lebensqualität bei (Heinze, 2020; Nowossadeck & Mahne, 2017; Oswald et al., 2007). Dementsprechend sind wohnräumliche und wohnumgebungsbezogene Faktoren, die älteren Menschen soziale Teilhabe ermöglichen, ebenso zentral wie funktionale Wohnaspekte. So kann eine altersgerechte Wohnung in einem schlechten Wohnumfeld den Trend zum Rückzug in die eigenen vier Wände verstärken und zu sozialer Isolation beitragen (Teti & Höpflinger, 2021).

Schwerpunkte: von den Hintergründen bis zu Fallbeispielen
Die Texte in diesem Band zeigen ein entsprechend vielfältiges Bild der Chancen und Herausforderungen von Wohnen und Gesundheit im Alter. Multidisziplinäre Herangehensweisen zeichnen die Beiträge aus, die zumeist aus wissenschaftlicher Sicht und teils mit direktem Praxisbezug entstanden sind. Aus vielen Darstellungen können konkrete Handlungsempfehlungen für das Wohnen im Alter abgeleitet werden.

Hintergrund
In vier einführenden Beiträgen werden die Hintergründe zu Wohnen und Gesundheit im Alter erläutert. Westphal und Doblhammer legen dar, wie die Entwicklung der Lebenserwartung und die gesundheitliche Entwicklung einhergehen. Ausgangspunkt ist die Frage, ob die Zahl der ungesunden Lebensjahre zu- oder abnimmt. Demenzen gehören zu den häufigsten Todesursachen und sind mit hohem Pflegebedarf verbunden. Risikofaktoren für Demenzen und weitere Krankheiten – und damit Parameter, das Krankheitsgeschehen im Alter zu beeinflussen – kumulieren im Lebensverlauf; in der saisonalen Verteilung des Sterberisikos zeigt sich, dass qualitativ hochwertiger Wohnraum eine Stellschraube zur Senkung des Sterberisikos sein kann.

Vor dem Hintergrund der demografischen Alterung erläutern Fuchs und Kollegen die steigende Zahl an älteren Menschen mit gesundheitlichen und funktionellen Einschränkungen, da die Krankheitslast im Alter deutlich zunimmt. Mit zunehmendem Alter wohnen Menschen etwas häufiger in barrierearmen Wohnungen, jedoch ist Barrierefreiheit nicht in ausreichendem Maße vorhanden. Bei der stationären Pflege zeigt sich der direkte Zusammenhang zwischen gesundheitlichen Einschränkungen und Wohnform. Wechselseitige Beziehungen zwischen Gesundheit und Wohnbedingungen werden aufgezeigt, wobei auch das damit verbundene subjektive Wohlbefinden einbezogen wird.

Wohnen und Gesundheit im Alter wirft häufig die Frage nach sozialer Integration und Einsamkeit auf. Cilhar und Kollegen stellen heraus, dass das persönliche Umfeld und die vorhandenen Ressourcen das Einsamkeitsempfinden bei Älteren beeinflussen. Zwischen Ost- und Westdeutschland und zwischen städtischen und ländlichen Regionen gibt es jedoch kaum Unterschiede im Vorkommen von Einsamkeit.

Gesundheit und Pflege im höheren Alter
Die Vielfältigkeit der älteren Bevölkerung spiegelt sich in deren gesundheitlichem Zustand und den damit verbundenen unterschiedlichen Wohnwünschen und -möglichkeiten. So beleuchtet Mauritz die unterschiedlichen Wohn- und Lebensformen bei Hochaltrigen. Klemmt und Kollegen evaluieren in Interviews mit

Bewohnern von stationären Pflegeeinrichtungen und deren Angehörigen Bedürfnisse von Pflegebedürftigen und diskutieren, wie diese kommuniziert werden
können. Stein und Schilling legen dar, dass die Einstufung der Pflegebedürftigkeit nicht nur auf den Gesundheitszustand zurückzuführen ist, sondern auch auf die
Lebens- und Wohnsituation.

Ein weiteres Beispiel für die Heterogenität des Alterns zeigen Aeberhard und
Matter mit ihrer Fallstudie einer betreuten Wohngruppe. Die Wohngruppe besteht
aus kognitiv beeinträchtigten Menschen, die bereits in jüngeren Jahren Unterstützung benötigten und vor ganz unterschiedlichen Herausforderungen des Alterns
stehen. Schmidt und Wolf-Ostermann untersuchen, ob Bauernhöfe geeignete Orte
zur Betreuung für Menschen mit Demenz sind. Ressourcen und Barrieren werden
aus Interviews mit den verschiedenen Akteuren abgeleitet.

Alt werden im kulturellen und regionalen Kontext
Zwei Beiträge beschäftigen sich mit den Wohn- und Pflegewünschen von türkischstämmigen Älteren. Tezcan-Güntekin und Kollege befragten Angehörige,
die Menschen mit Demenz pflegen, zu ihren bevorzugten Wohn- und Pflegearrangements. Bräutigam und Cirkel untersuchten die Akzeptanz unterschiedlicher
Wohnformen unter Personen im Alter von 50+ Jahren, um bedarfsgerechte Lösungen
erstellen zu können. Aus beiden Beiträgen wird deutlich, dass innerhalb der türkischstämmigen Bevölkerungsgruppe große Unterschiede in Bezug auf die präferierte
Wohnform im Alter und bei Pflegebedürftigkeit bestehen.

Vor Ort kann einiges getan werden, um altersintegrative Wohnpolitik und
Gesundheitsförderung praktisch umzusetzen. Stellmacher und Wolter zeigen verschiedene Settings des Älterwerdens in Brandenburger Kommunen. Die Siedlungs-
strukturen und Strukturen der Daseinsvorsorge sind dabei sehr unterschiedlich und
herausfordernd ist, dass Unterstützung von Älteren keine direkte gesetzliche Aufgabe der Kommunen ist. Im Rahmen partizipativer Forschung mit Älteren und
kommunalen Vertretern der Politik und Vereinen erforscht Mairhofer die Gestaltung von aktiver Gesundheitsförderung im ländlichen Raum. Als eine zentrale
Herausforderung werden die bedeutende Rolle von ehrenamtlichem Engagement
gesehen sowie fehlende strukturelle Rahmenbedingungen. In einer weiteren Fallstudie begleiten Haug und Vetter die Sanierung eines Gebäudebestandes in einem
sowohl baulich als auch demografisch älteren Quartier in Regensburg. Hierbei
werden insbesondere soziale Aspekte bei der aktuellen sowie der gewünschten
zukünftigen Wohnsituation der Quartierbewohner untersucht.

Wohnpolitik in der Gesellschaft des langen Lebens
Die Bedeutung von Wohnpolitik gestaltet sich sehr unterschiedlich je nach persönlichen und regionalen Ressourcen. Eingehend betrachtet Heinze das Wohnumfeld als sozialen Raum. Die Wohnung bietet als Lebensmittelpunkt Sicherheit, während das nähere Wohnumfeld als sozialer Nahraum für persönliche Kontakte und soziales Engagement fungiert. Selbstständiges Wohnen im Alter und mit gesundheitlichen Einschränkungen zu ermöglichen, erfordert neben wohnräumlicher Modernisierung auch soziale Betreuung und Investitionen in die Infrastruktur im Wohnumfeld. Derzeit gibt es noch große Diskrepanzen zwischen den Wünschen zu gemischten Sorge- und Pflegearrangements im gewachsenen Sozialraum und realistischen Erwartungen. Kommunen, Sozialorganisationen und einer Vielzahl weiterer Akteure vor Ort kommen dabei bedeutende Aufgaben zu.

In einer Analyse von Wohnkosten von Mieter- und Wohneigentümerhaushalten im Alter von 65+ Jahren zeigen Vogel und Kollegen, dass sich die Wohnkosten in beiden Gruppen eher wenig unterscheiden, wenn bei den Eigentümerhaushalten auch die Instandhaltungskosten berücksichtigt werden. Da Eigentümerhaushalte ein höheres Haushaltseinkommen verzeichnen, fällt die Wohnkostenbelastung für Eigentümer relativ betrachtet jedoch geringer aus. Auf regionaler Ebene tragen die Bundesländer mit ihrer Gesetzgebung zur Steuerung von barrierefreiem bzw. -reduziertem und damit altersgerechtem Wohnraum bei. Slavici zeigt in einer Fallstudie Steuerungsmöglichkeiten von altersgerechtem Wohnraum auf. Dies geschieht vor dem Hintergrund sehr unterschiedlicher Rahmenbedingungen wie Wohnungsmangel oder eingeschränktem finanziellen Spielraum der Haushalte.

Ausblick
Die Gerontologie – verstanden als interdisziplinäre Betrachtung des Alters und des Alterns – ist auf ein breites Spektrum an unterschiedlichen disziplinären Ansätzen angewiesen, wobei die kritische Reflexion von multidisziplinären, fachübergreifenden Ergebnissen oft zu kurz kommt. Im Ausblick problematisieren Künemund und Vogel den Begriff Alter wie auch die gängige Praxis der Analyse nach Altersgruppen, resümieren kurz die Thematisierung des Wohnens in der Bundesrepublik Deutschland und zeigen beispielhaft alternative Analysestrategien – für eine Differenzierung anhand von konkreten Problemlagen statt anhand von Altersgruppen.

Zustandekommen des Buches und Kurzvorstellung der beteiligten Fachgesellschaften
Dieses Buch entstand infolge einer gleichnamigen Tagung im Februar 2020 am Institut für Gerontologie an der Universität Vechta (Abb. 1.1). In knapp 60

Beiträgen wurden die Aspekte Gesundheit, Lebensqualität, Wohlbefinden, Teilhabe sowie Autonomie und Selbstbestimmung älterer Menschen fokussiert. Dabei wurde auf diese Vielfalt und Interdependenz eingegangen und diskutiert, welche Trends und welche Entwicklungen sich daraus zukünftig ergeben werden. Die Tagungsschwerpunkte wurden multidisziplinär von verschiedenen wissenschaftlichen Fachgebieten bearbeitet.

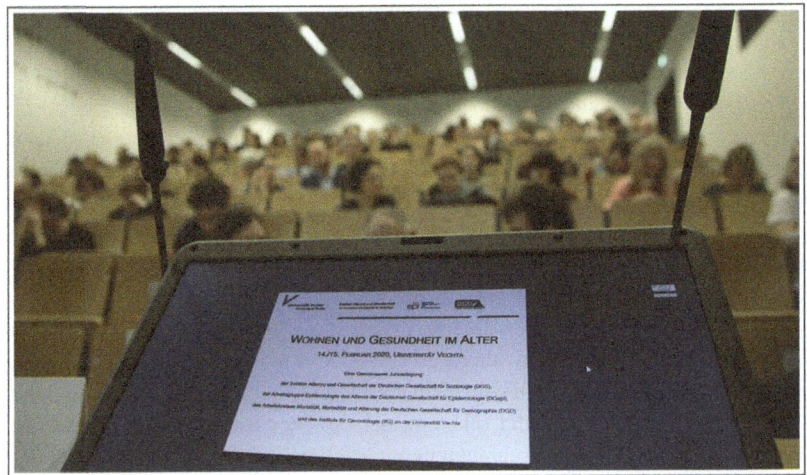

Abb. 1.1 Die Tagung Wohnen und Gesundheit im Alter an der Universität Vechta, Februar 2020. (Friedrich Schmidt, Presse- und Öffentlichkeitsarbeit der Universität Vechta – friedrich.schmidt@uni-vechta.de)

Für die Tagung hatten sich die folgenden Fachgesellschaften zusammengetan:

- Im Institut für Gerontologie der Universität Vechta *IFG* wird das Altern aus einem multidisziplinär ausgerichteten gerontologischen Ansatz heraus erforscht, wobei individuelle und gesellschaftliche Bedingungen betrachtet werden. Die Forschung hat zum Ziel, nachhaltige Praxisempfehlungen für den Wandel zu einer Gesellschaft des langen Lebens abzuleiten.
- Bei der Sektion Alter(n) und Gesellschaft der Deutschen Gesellschaft für Soziologie stehen das Alter und das Altern in ihren Wechselbezügen zur gesellschaftlichen Entwicklung im Vordergrund. Alter und Altern werden zudem in ihrem Einfluss auf soziologische Theorien und Forschungsansätze thematisiert.

- Die Arbeitsgruppe Epidemiologie des Alterns der Deutschen Gesellschaft für Epidemiologie setzt sich insbesondere mit dem gesunden Altern von Menschen und den Herausforderungen an das Gesundheitssystem auseinander. Dabei liegt der Fokus auf den mit dem Altern verbundenen Handlungsspielräumen, Ressourcen und Risiken.

- Der Arbeitskreis Mortalität, Morbidität und Alterung der Deutschen Gesellschaft für Demographie befasst sich vor dem Hintergrund des demografischen Wandels damit, wie Menschen gesund altern und wie sich das Krankheitsspektrum verändert. Der Arbeitskreis ist dabei an der Schnittstelle zwischen Demografie, Epidemiologie und anderen gesundheits- und gesellschaftswissenschaftlichen Disziplinen angesiedelt.

Dem Institut für Gerontologie ist es durch dieses gemeinsame Thema gelungen, im Zusammenwirken mit unterschiedlichen Akteuren der gerontologischen Forschung Synergien zu schaffen. Die Zusammenkunft dreier Arbeitsgruppen aus verschiedenen Fachgesellschaften Deutschlands, die Alternsprozesse aus unterschiedlichen Fachperspektiven wissenschaftlich erforschen, stellt eine besondere Chance dar, die Gerontologie als inter- und transdisziplinäres Fach zu stärken. Solche fachübergreifenden Tagungen können das Profil der deutschen und internationalen gerontologischen Forschung weiter stärken.

Literatur

Braubach, M., Jacobs, D. E. & Ormandy, D. (2011). *Environmental Burden of Disease Associated with Inadequate Housing*. WHO Regional Office for Europe.

Doblhammer, G. & Kreft, D. (2011). Länger leben, länger leiden? Trends in der Lebenserwartung und Gesundheit. *Bundesgesundheitsblatt – Gesundheitsforschung – Gesundheitsschutz, 54,* 907–914.

Heinze, R. G. (2020). Wohnen und Teilhabe im Alter: Innovation durch Vernetzung. *Gesellschaft-Wirtschaft-Politik (GWP), 69*(2), 182–193.

Höpflinger, F. (2017). Wohnen und Wohnmobilität im Alter. In: K. R. Schroeter, C. Vogel & H. Künemund (Hrsg.), *Handbuch Soziologie des Alter(n)s*. Springer.

Iwarsson, S., Wahl, H. W., Nygren, C., Oswald, F., Sixsmith, A., Sixsmith, J., Széman, Z. & Tomsone, S. (2007). Importance of the home environment for healthy aging: Conceptual and methodological background of the European ENABLE-AGE Project. *The Gerontologist, 2007*(47), 78–84.

Mahne, K., Naumann, D. & Block, J. (2010). Das Wohnumfeld Älterer. In: A. Motel-Klingebiel, S. Wurm & C. Tesch-Römer (Hrsg.), *Altern im Wandel. Befunde des Deutschen Alterssurveys (DEAS)*. Kohlhammer.

Mahne, K., Wolff, J. K., Simonson, J. & Tesch-Römer, C. (Hrsg.) (2017). *Altern im Wandel. Zwei Jahrzehnte Deutscher Alterssurvey (DEAS)*. Springer VS.

Mielck, A. & Bolte, G. (2004). Die soziale Verteilung von Umweltbelastungen: Neue Impulse für Public Health Forschung und Praxis. In: G. Bolte & A. Mielck (Hrsg.), *Umweltgerechtigkeit: Die soziale Verteilung von Umweltbelastungen* (S. 7–28). Juventa.

Motel-Klingebiel, A., Wurm, S. & Tesch-Römer, C. (Hrsg.) (2010). *Altern im Wandel. Befunde des Deutschen Alterssurvey (DEAS)*. Kohlhammer.

Nowossadeck, S. & Engstler, H. (2017). Wohnung und Wohnkosten im Alter. In: K. Mahne, J.K. Wolff, J. Simonson & C. Tesch-Römer (Hrsg.), *Altern im Wandel. Zwei Jahrzehnte Deutscher Alterssurvey (DEAS)*. Springer VS.

Oswald, F., Wahl, H. W., Schilling, O., et al. (2007). Relationships between housing and healthy aging in very old age. *The Gerontologist, 47*(1), 96–107.

Oswald, F., Jopp, D., Rott, C. & Wahl, H.-W. (2011). Is aging in place a resource for or risk to life satisfaction? *The Gerontologist, 51*, 238–250.

Tesch-Römer, C. & Engstler, H. (2020). Wohnsituation der Menschen ab 65 Jahren: Mit Angehörigen, allein oder im Pflegeheim. *DZA Fact Sheet*.

Teti, A. (2015). Wohnen im Alter. Versorgungsformen in der Pflege. In: K. Jacobs, A. Kuhlmey, A. Schwinger & S. Greß (Hrsg.), *Pflege Report 2015 – Pflege zwischen Heim und Häuslichkeit*. Schattauer GmbH.

Teti A., Höpflinger F. (2022). Wohnen im höheren Lebensalter. In: Eckardt F., Meier S. (eds.), *Handbuch Wohnsoziologie*. Springer VS. https://doi.org/10.1007/978-3-658-24862-8_23.

Vogel, C., Wettstein, M. & Tesch-Römer, C. (Hrsg.) (2019). *Älterwerden im sozialen Wandel. Frauen und Männer in der zweiten Lebenshälfte*. Springer VS.

Open Access Dieses Kapitel wird unter der Creative Commons Namensnennung 4.0 International Lizenz (http://creativecommons.org/licenses/by/4.0/deed.de) veröffentlicht, welche die Nutzung, Vervielfältigung, Bearbeitung, Verbreitung und Wiedergabe in jeglichem Medium und Format erlaubt, sofern Sie den/die ursprünglichen Autor(en) und die Quelle ordnungsgemäß nennen, einen Link zur Creative Commons Lizenz beifügen und angeben, ob Änderungen vorgenommen wurden.

Die in diesem Kapitel enthaltenen Bilder und sonstiges Drittmaterial unterliegen ebenfalls der genannten Creative Commons Lizenz, sofern sich aus der Abbildungslegende nichts anderes ergibt. Sofern das betreffende Material nicht unter der genannten Creative Commons Lizenz steht und die betreffende Handlung nicht nach gesetzlichen Vorschriften erlaubt ist, ist für die oben aufgeführten Weiterverwendungen des Materials die Einwilligung des jeweiligen Rechteinhabers einzuholen.

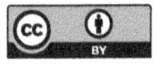

Chancen für gesundes Altern: eine Lebenslaufperspektive auf Demenzen und Sterblichkeit

2

Christina Westphal und Gabriele Doblhammer

Überblick über die demografische Entwicklung in Deutschland
Die demografische Entwicklung in Deutschland ist von einer starken Bevölkerungsalterung gekennzeichnet, die vor allem auf einem anhaltenden Anstieg der Lebenserwartung beruht. Betrug die durchschnittliche Lebenserwartung bei Geburt zum Ende des 19. Jahrhunderts nur knapp 40 Jahre, hat sie sich bis heute mehr als verdoppelt und liegt gegenwärtig bei 78,6 Jahren für Männer und 83,4 Jahren für Frauen (Statistisches Bundesamt, 2020). Während die Entwicklungen in der Lebenserwartung bis zur Mitte des 20. Jahrhunderts hauptsächlich auf verbesserte Lebensbedingungen in den Bereichen Ernährung, Hygiene und medizinische Versorgung zurückzuführen sind und sich daher in jüngeren Altersgruppen zeigten, beobachten wir seitdem Verbesserungen hinsichtlich der Sterblichkeit fast ausschließlich in höheren Altersstufen. Zudem kommen die geburtenstarken Jahrgänge, die sogenannten „Babyboomer", die Mitte der 1950er bis Mitte der 1960er Jahre geboren wurden, nach und nach in das Rentenalter. Diese zahlenmäßig stark besetzten Geburtsjahrgänge sind mit dafür verantwortlich, dass sich das Zahlenverhältnis von Personen in den verschiedenen Lebensphasen Kindheit/Jugend – Erwerbsleben – Rentenalter verändert. Prognosen gehen davon aus, dass sich der Anteil der über 60-Jährigen bis zum Jahr 2060 von ca. 27 % auf 34 % erhöht. Der Anteil der über 80-Jährigen wird sich sogar auf ca. 13 % verdoppeln (Doblhammer et al., 2018).

C. Westphal (✉)
Max-Planck-Institut für demografische Forschung, Rostock, Deutschland
E-Mail: westphal@demogr.mpg.de

G. Doblhammer
Institut für Soziologie und Demographie, Universität Rostock, Rostock, Deutschland
E-Mail: gabriele.doblhammer@uni-rostock.de

© Der/die Autor(en) 2022
A. Teti et al. (Hrsg.), *Wohnen und Gesundheit im Alter,* Vechtaer Beiträge zur Gerontologie, https://doi.org/10.1007/978-3-658-34386-6_2

Zweifelsohne ist die Verlängerung des Lebens ein großer Fortschritt der Moderne. Eine alternde Bevölkerung bringt aber auch tiefgreifende Folgen für das Gesundheitssystem einer Gesellschaft mit sich. Mit steigendem Alter nehmen in der Regel gesundheitliche Einschränkungen zu. In den höchsten Altersgruppen konzentrieren sich vor allem degenerative Störungen und Erkrankungen, wobei ab einem Alter von 80 Jahren in Deutschland mehr als 70 % der Bevölkerung unter Multimorbidität leidet (Puth et al., 2017) und unter den über 90-Jährigen zum Zeitpunkt ihres Todes mehr als 70 % an Demenzen erkrankt waren (Doblhammer & Barth, 2018). Dem damit häufig verbundenen Bedarf an Pflegedienstleistungen und Langzeitunterstützung stehen zukünftig immer weniger junge Menschen als Pflegeressource gegenüber. Veränderte Familienstrukturen, eine zunehmende Zahl Alleinlebender oder eine vergrößerte geografische Distanz einzelner Familienmitglieder verstärken diese Problematik zusätzlich. Dies trifft auch auf veränderte gesellschaftliche Rahmenbedingungen zu, wie das spätere Renteneintrittsalter und die verstärkte Erwerbstätigkeit von Frauen, die bislang den Großteil der familiären Pflege schultern (Ziegler & Doblhammer, 2010).

Regionale Unterschiede in Lebenserwartung und Pflegebedarf in Deutschland

Aktuelle Studien haben gezeigt, dass es innerhalb Deutschlands ausgeprägte sozioökonomische, demografische und gesundheitliche Ungleichheiten gibt. Ein gebräuchliches Maß für die Messung gesundheitlicher Ungleichheit ist das Konzept Health Ratio (HR). Dieses ermittelt das Verhältnis zwischen der gesunden Lebenserwartung (Disability Free Life Expectancy (DFLE)) und der Gesamtlebenserwartung (Life Expectancy (LE)). Je höher der Quotient, desto geringer die Lebensjahre mit körperlichen Beeinträchtigungen.

Basierend auf den Daten der Deutschen Pflegeversicherung hat Kreft (2015) räumliche Muster im Pflegebedarf in Deutschland untersucht und diese mit der Lebenserwartung und sozioökonomischen Faktoren in Beziehung gestellt. Er konnte zeigen, dass eine höhere Lebenserwartung mit einer längeren Lebenszeit frei von körperlichen Beeinträchtigungen in Zusammenhang steht. So kann eine Person, die in einem Landkreis mit hoher Lebenserwartung lebt, auch damit rechnen, absolut mehr Jahre ohne Behinderung zu leben. Dieser Zusammenhang zeigt sich im Westen Deutschlands noch deutlicher als im Osten. Der Anpassungsprozess des Ostens an die politischen und ökonomischen Veränderungen nach der deutschen Wiedervereinigung könnten hierfür ursächlich sein. Zwar führten die enormen Verbesserungen in der medizinischen Infrastruktur und der Gesundheitsversorgung zu raschen Gewinnen in der Lebenserwartung, allerdings war dieser Aufholprozess in anderen Lebensbereichen weniger schnell. Darüber hinaus waren die ökonomischen

Veränderungen und die Reorganisation des Arbeitsmarktes mit hoher Arbeitslosigkeit und einem kurzfristigen Mangel an Perspektiven verbunden. Dies wiederum zog die Beibehaltung ungünstiger Lebensstile bzw. die Veränderung hin zu risikoreichen Lebensstilen nach sich, wie zum Beispiel gesteigerter Alkohol- und Tabakkonsum (Westphal & Doblhammer, 2012) sowie Bewegungsmangel und Adipositas (Westphal & Doblhammer, 2014), die das Risiko für einen Bedarf an Pflege im Alter erhöhen können. Allerdings sind die Unterschiede innerhalb eines der beiden Landesteile deutlich ausgeprägter als zwischen ihnen. So fand sich zum Beispiel das schlechteste Verhältnis zwischen Lebenserwartung und behinderungsfreier Lebenszeit nicht im Nordosten Deutschlands, sondern in Berlin, im nördlichen Ruhrgebiet, in Aachen sowie Kassel und Umgebung. Darüber hinaus hängen räumliche Gesundheitsunterschiede in Deutschland stark mit dem Grad der Verstädterung, der sozioökonomischen Zusammensetzung und Leistungsfähigkeit sowie in einem geringen Maße mit der regionalen Gesundheitsstruktur zusammen.

Hypothesen der Gesundheitsentwicklung
Die Frage, ob der Anstieg der Lebenserwartung auch mit einem Zugewinn an Jahren in guter Gesundheit einhergeht, kann inzwischen eindeutig mit einem Ja beantwortet werden (Christensen et al., 2009; Doblhammer et al., 2012). Bisher ist jedoch noch ungeklärt, ob die steigende Lebenserwartung mit einem erhöhten Pflegebedarf und einer Zunahme der Lebensjahre mit Demenz einhergeht und inwieweit die Dauer des Krankheitsleidens verlängert wird. Über die zukünftige Entwicklung der Morbidität in der Gesellschaft werden drei hypothetische Szenarien mit gegensätzlichen Annahmen diskutiert.

Im Fokus der Betrachtung stehen hierbei die sogenannte *Expansions- bzw. Medikalisierungsthese* (Gruenberg, 1977), die *Kompressionsthese* (Fries, 2002) sowie die *These eines dynamischen Gleichgewichts* („Dynamic Equilibrium") (Manton, 1982) von Mortalität und Morbidität. Dabei werden Trends in Gesundheit/Krankheit und Lebenserwartung gleichzeitig unter Verwendung der Indikatoren „gesunde Lebensjahre" und „Lebensjahre mit Morbidität" dargestellt (vgl. Abb. 2.1).

Die Expansionsthese besagt, dass die durch den Anstieg der Lebenserwartung hinzugewonnenen Lebensjahre zusätzliche Jahre sind, die in Krankheit verbracht werden. Die später eintretenden oder sogar fehlenden Verbesserungen in der Gesundheitsvorsorge und in der Genesung führen zu einer zunehmenden Dauer der Morbidität und einer höheren Prävalenz von gesundheitlichen Einschränkungen. Während also die Sterblichkeit in ein immer höheres Alter hinausgeschoben wird, bleibt die Inzidenz der Erkrankung oder Pflegebedürftigkeit unverändert. Der Anstieg der Lebenserwartung ist folglich mit einer Ausweitung von Zeiten chronischer Krankheit und Pflegebedürftigkeit im Lebenslauf verbunden. Von relativer

Expansion der Mortalität spricht man, wenn auch die Lebensjahre, die in Gesundheit verbracht werden, ansteigen, allerdings in geringerem Maße als die Jahre, die in Krankheit verbracht werden.

Die Kompressionsthese dagegen postuliert, dass das Auftreten von Krankheiten und Pflegebedürftigkeit in immer spätere Lebensjahre verschoben wird und sich daher in Zukunft die Spanne der chronisch kranken Lebenszeit verringern wird. In diesem Szenario geht die Inzidenz der Morbidität u. a. aufgrund von technologischen und medizinischen Fortschritten und einer verbesserten Primär- und Sekundärprävention von Krankheiten (z. B. durch eine gesündere Lebensweise des Einzelnen oder Verbesserungen bei der Früherkennung von Krankheiten) zurück. Bei der Kompressionsthese werden zwei mögliche Formen unterschieden (Robine et al., 2003): die relative und die absolute Kompression. Bei der relativen Kompression steigt die gesunde Lebenserwartung schneller an als die chronisch kranke Lebenszeit, d. h. die Erkrankungszeit nimmt zwar insgesamt zu, verringert sich aber relativ zur gesamten Lebenszeit. Von absoluter Kompression sprechen wir dann, wenn die gesunde Lebenserwartung schneller steigt als die allgemeine Lebenserwartung. Dadurch verringert sich nicht nur der relative Anteil der Lebenszeit mit eingeschränkter Gesundheit, sondern auch ihre absolute Dauer.

Die These des dynamischen Gleichgewichts (Manton, 1982) verbindet die beiden vorher beschriebenen Thesen und geht davon aus, dass der Anstieg der Lebenserwartung mit einer Zunahme an Krankheitsjahren einhergeht. Allerdings bleibt der Anteil der ungesunden Lebensjahre an der Gesamtlebenserwartung relativ konstant. Das bedeutet, im Zuge des Anstiegs der allgemeinen Lebenserwartung steigt sowohl die gesunde Lebenszeit als auch die Lebenszeit, die mit Beeinträchtigungen verbracht werden muss. Durch verhaltensbedingte und technologische Verbesserungen in der Prävention und Gesundheitsversorgung geht jedoch der Schweregrad der Beeinträchtigungen zurück. Der Anstieg der Lebenserwartung führt daher nur zu einer relativen Kompression der Phase schwerer Morbidität im Lebenslauf.

Kompression oder Expansion der Morbidität in Deutschland?

Ob die hinzugewonnenen Lebensjahre in Gesundheit oder Krankheit verbracht werden, hängt davon ab, welches Maß für Gesundheit angesetzt wird.

Unabhängig von der Bevölkerungsalterung hat die Morbidität international, gemessen am Auftreten von Diabetes, Herz-Kreislauf-Erkrankungen, Asthma und Rückenproblemen, zugenommen. Ein Grund hierfür könnten die verbesserte medizinische Aufklärung und vermehrte Kontrolle in der älteren Bevölkerung sein, sodass z. B. Diabetes Typ 2, eine Reihe von bösartigen Neubildungen, aber auch Bluthochdruck früher diagnostiziert und effizienter behandelt werden. Die Inzidenz von bösartigen Neubildungen ist für Magen- und Gebärmutterhalskrebs sowie für

Lungenkrebs bei Männern gefallen, für Prostatakrebs bei Männern, Lungen- und Brustkrebs bei Frauen sowie Darmkrebs und Melanom bei beiden Geschlechtern jedoch angestiegen. Generell findet sich eine Verschiebung der Krebserkrankungen hin zu weniger aggressiven Krebsarten mit steigenden Überlebensraten. Verantwortlich dafür sind zum Teil eine verringerte Exposition gegenüber Karzinogenen (z. B. Tabakrauch), eine frühere Diagnose und therapeutische Verbesserungen. Allerdings ist Lungenkrebs bei Frauen hierbei eine bemerkenswerte Ausnahme (Christensen et al., 2009).

Mobilitätsbeeinträchtigungen beim Bücken, Knien, Stehen, Gehen, Treppensteigen, aber auch Beeinträchtigungen des Seh- und Hörvermögens sind hingegen zurückgegangen. Hierbei könnte die vermehrte Verwendung technischer Hilfsmittel sowie eine bessere und altersgerechte Ausstattung von Häusern und Wohnungen einen positiven Effekt haben (Christensen et al., 2009). Trends bei den ADL-Behinderungen wie auch den IADL-Behinderungen scheinen (hier wirkt der Absatz komisch bzw. der Zeilenabstand zu groß) ebenfalls rückläufig.[1] Allerdings ist über Personen im Alter über 85 Jahren wenig bekannt, da diese in Surveys häufig unterrepräsentiert sind (vgl. Christensen et al., 2009).

Für Deutschland zeigt sich ein positives Bild in Bezug auf Bluthochdruck. Dieser ist über die Zeit gesunken, während die Einnahme von blutdrucksenkenden Mitteln angestiegen ist (Neuhauser & Sarganas, 2015). Ebenso ist die Sterblichkeit bei Herz-Kreislauf-Erkrankungen sowie zerebrovaskulären Erkrankungen in den letzten Jahrzehnten zurückgegangen (Doblhammer et al., 2012). Die Prävalenz von Diabetes ist hingegen leicht angestiegen (Heidemann et al., 2011).

In Bezug auf Pflegebedürftigkeit im Sinne der gesetzlichen Pflegeversicherung konstatieren Kreft und Doblhammer (2016) für das letzte Jahrzehnt eine relative Expansion der Pflegebedürftigkeit, bei gleichzeitigem Anstieg der gesunden Lebensjahre ohne Pflegebedarf (vgl. Abb. 2.1). Während es bei schwerem Pflegebedarf der Pflegestufe 3 zu einer Kompression kam, haben die Jahre mit Pflegestufe 1 und 2 zugenommen. Der Anstieg der Lebenserwartung war daher teilweise mit einer Ausweitung pflegebedürftiger Jahre verbunden.

Demenz – eine der wichtigsten Herausforderungen im hohen Alter
Mit dem Anstieg der Lebenserwartung stehen auch demenzielle Erkrankungen immer mehr im Fokus (Doblhammer et al., 2018). Demenz ist ein Sammelbegriff

---

[1] Die Aktivitäten des täglichen Lebens (activity of daily life – ADL) beinhalten die Fähigkeit zur eigenständigen Selbstversorgung (Gehen, Essen, Körperhygiene, Ankleiden, Toilettenbenutzung). Unter IADL (instrumental activity of daily life) sind die instrumentellen Aktivitäten des täglichen Lebens erfasst, wie z. B. Telefonieren, Einkaufen, Haushaltsführung, Medikamenteneinnahme und Nutzen von Transportmitteln (Bleijenberg et al., 2017).

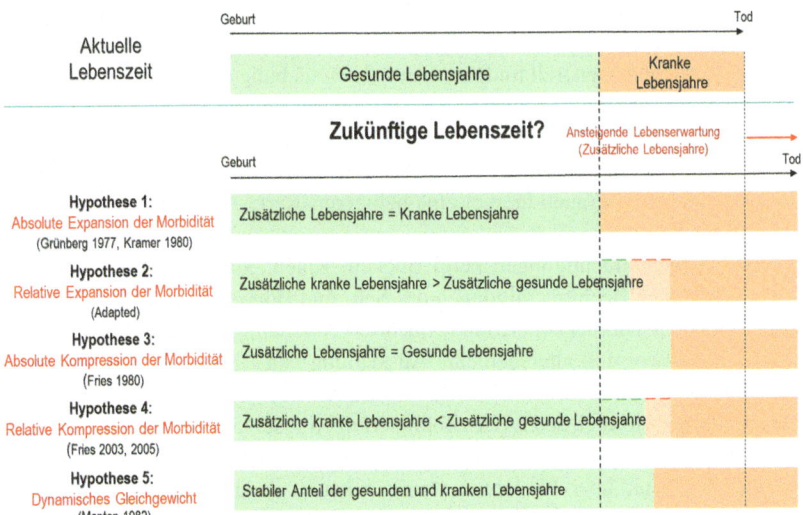

Abb. 2.1 Theorien der Gesundheitsentwicklung. (Quelle: Kreft, 2017)

für eine Reihe von Erkrankungen, die mit kognitiven Veränderungen einhergehen (WHO 2015). Als häufigste Form der Demenz tritt die Alzheimerkrankheit mit 60 % der Fälle auf. Sie zeigt sich vor allem nach dem 65. Lebensjahr und tritt davor nur selten, und dann meist erblich bedingt, in Erscheinung. 15 % der Demenzerkrankten leiden an einer vaskulären Demenz, weitere 15 % sind von Mischformen der beiden zuvor genannten Demenzen betroffen. Darüber hinaus gibt es seltene Formen wie die frontotemporale Demenz, die Lewy-Körper-Demenz oder eine Demenz infolge einer anderen Grunderkrankung (z. B. Parkinson-Krankheit, Creutzfeldt-Jakob-Krankheit etc.). Diese zeigen sich bei 10 % der Betroffenen (Kilimann & Teipel, 2013; Winblad et al., 2016).

Weltweit leiden knapp 37 Mio. Menschen an Demenz, für Deutschland ergibt die Hochrechnung der Daten aller gesetzlichen Krankenkassen ca. 1,31 Mio. Demenzerkrankte im Alter 65+für das Jahr 2012 (Nerius et al., 2019). Demenzen sind eine der häufigsten Erkrankungen im hohen Alter und stehen laut WHO 2019 nach Herz-Kreislauf-Erkrankungen und Schlaganfall an dritter Stelle der häufigsten Todesursachen in Europa und werden bis 2060 die zweithäufigste Todesursache sein. Demenzen zählen auch zu den kostspieligsten Erkrankungen, vor allem wegen des hohen Bedarfs an Pflege, der mit ihnen verbunden ist. Studien haben gezeigt, dass 90 % aller Demenzkranken am Ende ihres Lebens gepflegt werden müssen, wobei die Dauer des Pflegebedarfs länger ist als bei pflegebedürftigen Personen ohne Demenz. Basierend auf Daten der „German Study on Ageing, Cognition and Dementia in Primary Care Patients (AgeCoDe)" der Jahre 2007–2009 gehen Schätzungen davon aus, dass sich die Kosten für die Versorgung einer dementen Person in Abhängigkeit der Krankheitsschwere auf 15.000–42.000 € belaufen. Dabei machen die Kosten für Pflege etwa 75 % der Gesamtkosten über die verschiedenen Krankheitsstadien hinweg aus. Die Hälfte dieser Kosten wird für informelle Pflege aufgewendet (Leicht et al., 2011).

Wurde die Demenzdiagnose gestellt, beträgt die Überlebenszeit der Betroffenen ab einem Alter von 65 Jahren etwa 3–9 Jahre und ist abhängig vom Erkrankungsalter, dem Geschlecht und der Demenzform (Brodaty et al., 2012). Die durchschnittliche Anzahl an Lebensjahren, die Demenzpatienten aufgrund ihrer Erkrankung verlieren, liegt bei ca. 3,41 und ist damit vergleichbar mit dem Niveau kardiovaskulärer Erkrankungen (Rizzuto et al., 2012). Jüngere Demenzerkrankte (75–84 Jahre) verlieren 2,2 Lebensjahre mehr an verbleibender Lebenszeit als ältere Demenzerkrankte (ab 85 Jahre). Die durchschnittliche Überlebenszeit von Frauen im letzten Stadium der Demenz ist knapp 1,5 Jahre länger als bei Männern (Frauen: 2,1 Jahre; Männer: 0,5 Jahre) (Winblad et al., 2016). Vaskuläre und frontotemporale Demenzen gehen mit einem noch höheren Verlust an Lebensjahren einher, da diese Formen früher als Alzheimerdemenzen auftreten (Brodaty et al., 2012).

Aktuelle Studien deuten darauf hin, dass die altersspezifische Inzidenz (Doblhammer et al., 2015a) und Prävalenz (Doblhammer et al., 2015b; Nerius et al., 2019) von Demenz zurückgeht. Dennoch wird erwartet, dass sich die Zahl der Personen mit Demenz in den nächsten 40 Jahren vervielfachen wird. Schätzungen für Deutschland gehen davon aus, dass die Zahl der Erkrankten aufgrund des Anstiegs der Lebenserwartung und der damit verbundenen Zunahme von Personen, die ein hohes Alter erreichen, bis zum Jahr 2050 auf 2–3 Mio. ansteigen wird (Fink, 2015). Das Ausmaß des Anstieges wird dabei wesentlich vom Anstieg der Lebenserwartung bestimmt. Nur ein ausreichend starker Rückgang der Demenzprävalenz könnte den Effekt der steigenden Lebenserwartung kompensieren (Doblhammer et al., 2015b; Nerius et al., 2019).

Bisherige Therapieoptionen vermögen zwar, das Fortschreiten der Krankheit etwas zu verlangsamen und die Zeit mit Pflegebedarf zu reduzieren, eine Heilung von Demenz ist jedoch bisher nicht in Sicht (Doblhammer et al., 2018). Daher ist es umso wichtiger, dem Entstehen von Demenzerkrankungen bestmöglich entgegenzuwirken und die Risikofaktoren, die eine Erkrankung begünstigen, zu kennen. Ansatzpunkte für Präventionsmaßnahmen gibt es dabei im gesamten Lebenslauf, angefangen bei den Lebensumständen zum Zeitpunkt der Geburt, über das mittlere Lebensalter bis hin zum späten Lebensalter (Wortmann, 2015).

Eine Lebenslaufperspektive auf Demenzen und deren Risikofaktoren
In den letzten Jahrzehnten gab es ein zunehmendes Bestreben, die Ätiologie
von Krankheiten im Rahmen der Lebenslaufforschung zu konzeptualisieren. Die
Lebenslaufperspektive bzw. Lebenslaufepidemiologie kann allgemein definiert
werden als die Untersuchung langfristiger Auswirkungen auf das chronische
Krankheitsrisiko durch körperliche und soziale Belastungen während der Schwan-
gerschaft, Kindheit, Jugend, des jungen Erwachsenenalters und im späteren
Erwachsenenalter. Sie berücksichtigt, wie biologische, soziale, kulturelle und strukturelle Gegebenheiten miteinander in Beziehung stehen und auf den Lebensweg
eines Individuums sowie über Generationen hinweg Einfluss nehmen, um die Entwicklung chronischer Krankheiten zu begünstigen (Ben-Shlomo & Kuh, 2002).
Stellschrauben zur Verhinderung des Entstehens einer Demenz lassen sich in allen
oben genannten Lebensphasen finden.

Frühe Lebensereignisse
Seit den bahnbrechenden Studien von Barker (1994) und Forsdahl (1977) über die
langfristigen Auswirkungen von Ernährung und Infektionskrankheiten im frühen
Kindesalter auf die Gesundheit und Morbidität im späten Leben dokumentiert eine
umfangreiche Literatur, wie die Umwelt im frühen Kindesalter die Gesundheit und
die sozioökonomischen Erfolge von Erwachsenen beeinflusst. Dabei gibt es unterschiedliche Wirkmechanismen. Ein Mechanismus bezieht sich auf Bedingungen
im frühen Lebensalter, die sich auf kardiovaskuläre Risikofaktoren in der Mitte
des Lebens auswirken. Zu diesen Risikofaktoren gehören Bluthochdruck, Diabetes und Hypercholesterinämie, die wiederum das Risiko beeinflussen, im späteren
Leben eine Demenz zu entwickeln. Eine Hypothese ist zum Beispiel, dass eine
fetale Unterernährung sich auf die metabolische Anpassung im Uterus auswirkt
und den Phänotyp so beeinflusst, dass das Risiko für Herz-Kreislauf-Erkrankungen
im späteren Leben erhöht ist (= thrifty phenotype). Eine Infektionskrankheit im
frühen Kindesalter kann ähnliche Verläufe auslösen. Die frühe infektiöse Exposition kann zu einer chronischen Aktivierung von Entzündungswegen führen, die
Morbidität und Mortalität im Erwachsenenalter beeinflussen, indem sie das Risiko
für Herz-Kreislauf-Erkrankungen, Diabetes Typ 2 und das metabolische Syndrom
begünstigen. Diese Entzündungen können ebenfalls einen Einfluss auf neurodegenerative Erkrankungen und kognitiven Abbau haben (Landrigan et al., 2005; Miller &
O'Callaghan 2008).
   Ein weiterer Wirkmechanismus könnte direkt mit der Entwicklung des Gehirns
und seiner Versorgung mit Nährstoffen zusammenhängen. Im frühen Leben entwickelt sich das Gehirn sehr schnell, und dieser biologische Prozess erfordert
einen zuverlässigen Energiefluss. Ungünstige Umweltbedingungen während der

Gehirnentwicklung zu Beginn des Lebens, wie zum Beispiel Mangelernährung ausgelöst durch Hungersnöte, können die kognitive Entwicklung und die kognitiven Funktionen im späteren Leben beeinflussen (Drury et al., 2012; Holliday, 1986; Kuzawa, 1998). Auch der Konjunkturzyklus um den Zeitpunkt der Geburt herum scheint sich auf die kognitiven Fähigkeiten im späten Lebensalter auszuwirken. Boom- und Rezessionsphasen unterscheiden sich hinsichtlich der Qualität und Quantität der Ernährung sowie des psychischen Belastungsniveaus im Haushalt, was sich wiederum mit der kognitiven Leistungsfähigkeit im fortgeschrittenen Alter in Verbringung bringen lässt. So können sich während eines wirtschaftlichen Aufschwungs Geborene einer besseren kognitiven Funktion im Alter 60+ erfreuen als diejenigen, die während einer Rezession geboren wurden (Doblhammer et al., 2013). Dieser Zusammenhang bleibt auch bestehen, wenn man weitere Einflussfaktoren der frühen Kindheit, wie zum Beispiel kognitive Fähigkeiten in der Kindheit oder Bildung, in die Betrachtungen miteinbezieht (Fritze et al., 2014).

Studienergebnisse geben ebenfalls Hinweise darauf, dass sich langfristiges Stillen positiv auf die Gehirnentwicklung auswirkt. Der Grund hierfür sind die in der Muttermilch enthaltenen Nährstoffe wie langkettige mehrfach ungesättigte Fettsäuren, die nachweislich einen positiven Einfluss auf die Gehirnentwicklung haben (Guxens et al., 2011).

Ein in der Epidemiologie beliebter Indikator zur Messung von Unterschieden in frühen Lebensbedingungen, insbesondere in Hinblick auf Sterblichkeit, ist der Geburtsmonat, wobei im Frühjahr Geborene eine niedrigere Lebenserwartung haben als Menschen, die im Winter geboren wurden. Historische Studien haben gezeigt, dass gastrointestinale Erkrankungen die Haupttodesursache für Säuglingssterblichkeit im frühen 20. Jahrhundert waren und dies vor allem für die im Frühjahr Geborenen. Diejenigen, die so einen Infekt überlebten, hatten im Verlauf ihres Lebens möglicherweise eine schwächere Konstitution und im Alter eine geringere Lebenserwartung (Doblhammer, 2003; Doblhammer & Vaupel, 2001). Auch in Bezug auf Demenz haben Doblhammer und Fritze (2015) gezeigt, dass im Winter Geborene ein geringeres Risiko haben, an Demenz zu erkranken als im Sommer Geborene.

Risikofaktoren im mittleren Lebensalter
Studien haben gezeigt, dass etwa ein Drittel aller Alzheimererkrankungen auf modifizierbare Risikofaktoren, sogenannte Lebensstil-Faktoren, zurückzuführen sind und dass eine beträchtliche Anzahl von Demenzfällen in Zukunft verhindert werden könnte. Zu den wichtigsten Demenz-Risikofaktoren im mittleren Alter zählen ein zu hoher Blutdruck (Hypertonie), Hypercholesterinämie (eine Fettstoffwechselstörung, die durch einen erhöhten Cholesterinspiegel im Blut

gekennzeichnet ist) sowie Diabetes. In diesem Zusammenhang stehen Athero-sklerose (eine krankhafte Verhärtung von Blutgefäßen, im Volksmund bekannt als Arterienverkalkung), mikrovaskuläre Erkrankungen (ausgelöst durch Schäden der kleinen Blutgefäße) sowie die Auswirkungen der Glukosetoxizität und Insulinre-sistenz von Diabetikern im Verdacht, zu Hirnpathologien zu führen, die vaskuläre Demenz, Alzheimerdemenz oder Mischformen verursachen (Fink et al., 2017).

Doblhammer et al. (2014) haben untersucht, ob sich regionale Unterschiede in der Demenzhäufigkeit auch in der regionalen Verbreitung dieser drei Demenz-Risikofaktoren widerspiegelt. Es zeigte sich, dass die regionalen Demenzprävalen-zen stark mit den drei Risikofaktoren korrelieren. Das heißt, in den Regionen mit hohen Demenzprävalenzen waren auch Bluthochdruck, Hypercholesterinämie und Diabetes stark verbreitet. Dies ist noch einmal ein starkes Indiz dafür, wie eng Demenz mit diesen drei Risikofaktoren zusammenhängt. Dabei war die Demenz-prävalenz im Osten Deutschlands höher als im Westen. Im Osten verringerten sich die Prävalenzen von Nord nach Süd, im Westen waren sie im Norden niedrig und besonders hoch im Norden und Osten Bayerns.

Auf Basis der Berliner Altersstudie II (BASE II) haben Fink et al. (2017) den Zusammenhang zwischen dem Vorliegen von Diabetes mellitus, körperli-cher Aktivität und Wohnform und der kognitiven Leistungsfähigkeit untersucht. Die Ergebnisse haben gezeigt, dass nicht diagnostizierte Diabetiker aufgrund der mangelnden Blutzuckereinstellung und -kontrolle sowie insulinpflichtige Diabe-tiker das höchste Risiko für kognitive Beeinträchtigungen haben. Für Diabetiker, die entweder nicht medikamentös oder mit einem oralen Antidiabetikum behan-delt wurden, war jedoch das Risiko für kognitive Beeinträchtigungen ähnlich hoch wie bei Nicht-Diabetikern (Buchmann et al., 2019). Eine Erklärung hierfür könnte sein, dass sich nicht medikamentös behandelte Diabetiker in einem noch milden Krankheitsstadium befinden, in dem eine wirksame Blutzuckereinstellung durch eine entsprechend angepasste Ernährungsweise erreicht wird. Darüber hinaus hat-ten körperlich aktive Personen und jene, die mit einem Partner im gemeinsamen Haushalt lebten, das geringste Risiko für kognitive Erkrankungen.

Fratiglioni et al. (2004) präsentierten verschiedene Hypothesen, die den Zusam-menhang zwischen sozialer Integration, körperlicher Aktivität und kognitivem Rückgang erklären. Die Kognitionsreserve-Hypothese postuliert, dass körperliche Aktivität und soziale Interaktionen die Plastizität des Gehirns und die Kompensati-onsfunktionen verbessern und somit möglicherweise einen kognitiven Rückgang verhindern. Die vaskuläre Hypothese betont den positiven Effekt von körperli-cher Aktivität und sozialer Integration auf die Pathogenese von Herz-Kreislauf-Erkrankungen, die wiederum Risikofaktoren für kognitive Beeinträchtigungen und Demenz sind. Eine mangelnde Stressadaption verstärkt den kognitiven Rückgang und die Entwicklung von Demenz. Die Stresshypothese geht davon aus, dass körperlich aktive und sozial integrierte Menschen ein geringeres Stressniveau aufweisen und besser mit Stress umgehen können, was sich präventiv auf die kognitive Leitungsfähigkeit auswirkt.

Saisonale Sterblichkeit und Risikofaktoren im späteren Alter
Das Wetter ist nicht nur ein Indikator für den physikalischen Zustand unserer Atmosphäre zu einem bestimmten Zeitpunkt an einem bestimmten Ort, sondern auch ein Prophet der Sterblichkeit. Schon in der Antike wussten die Menschen um die Auswirkungen der Jahreszeiten auf Krankheiten und Tod (Rau, 2006). Dabei ist die saisonale Mortalität, also der Zusammenhang zwischen Sterblichkeit und Jahreszeit, abhängig von der Todesursache. Während Menschen mit kardiovaskulären Krankheiten eher im Winter versterben, sterben im Sommer mehr Personen an Unfällen und Erkrankungen im Zusammenhang mit Flüssigkeits- und Elektrolytstörungen, wie zum Beispiel Nierenversagen, Sepsis oder Herzinfarkt. Die Suizidrate ist im Frühjahr am höchsten. Für andere Krankheiten, wie zum Beispiel Krebserkrankungen, sind saisonale Sterblichkeitsmuster eher gering ausgeprägt.

Querschnittsstudien zeigen, dass saisonale Mortalitätsschwankungen altersabhängig sind und vor allem ältere Menschen eine höhere Sterblichkeit in den Wintermonaten haben (Ledberg, 2020). Für kardiovaskuläre, zerebrovaskuläre und respiratorische Erkrankungen sind die saisonalen Sterblichkeitsunterschiede am stärksten ausgeprägt, wobei die Sterblichkeit für diese Todesursachen in den Wintermonaten am höchsten ist. Für die Winter-Übersterblichkeit bei den respiratorischen Erkrankungen scheint zum einen die bessere Überlebensfähigkeit von Viren und Bakterien bei niedrigen Temperaturen verantwortlich zu sein. Zum anderen hat Kälte negative Auswirkungen auf die Resistenz des Immunsystems gegen Atemwegsinfektionen. Als Folge des Einatmens kalter Luft steigt das Risiko für eine Lungeninfektion. Bei den kardio- und zerebrovaskulären Erkrankungen wirkt sich der Kältestress negativ auf die Blutgefäße und die Zusammensetzung des Blutes aus, was wiederum die Mortalität erhöht (Rau, 2006).

Innerhalb der letzten einhundertfünfzig Jahre haben sich die Möglichkeiten, sich gegen die negativen Auswirkungen von Witterungseinflüssen zu schützen, maßgeblich verbessert. Dadurch ist auch das Ausmaß der saisonalen Sterblichkeit zurückgegangen. So war die Sterblichkeit bei Personen, die um 1800 geboren wurden, im Winter noch doppelt so hoch wie im Sommer. Hundert Jahre später betrug die Winterübersterblichkeit nur noch 10 %. Als Gründe für diese Entwicklung sind insbesondere die verbesserte Verfügbarkeit von Heizung und entsprechender Kleidung sowie eine verbesserte medizinische Versorgung anzuführen (Ledberg, 2020).

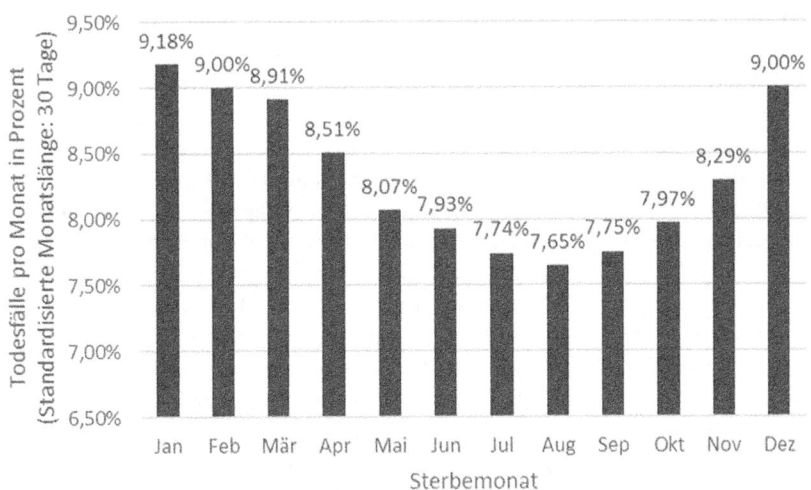

Abb. 2.2 Verteilung der monatlichen Sterblichkeit in Prozent nach Standardisierung der Länge des Monats. (Quelle: Rau & Doblhammer, 2003)

Dennoch zeigen Studien auch heute noch, dass die Jahreszeiten einen Einfluss auf das Sterbegeschehen haben.

Rau und Doblhammer (2003) haben das Ausmaß der saisonalen Sterblichkeit in Dänemark für den Zeitraum 1968–1998 untersucht. Im Fokus standen dabei Alters- und Geschlechtsunterschiede. Die Studie konnte zeigen, dass in diesem Zeitraum pro Jahr im Winter etwa 2600 Personen mehr gestorben sind als im Sommer. Gemessen an allen Verstorbenen macht dies eine Winterübersterblichkeit von 6,67 % aus. Dabei war das Ausmaß der saisonalen Schwankungen in den älteren Kohorten stärker ausgeprägt als in den jüngeren. Während bei den älteren Kohorten (geboren zwischen April 1878 und März 1898) die Übersterblichkeit mit Ausnahme der drei wärmsten Sommermonate Juli bis September über das gesamte Jahr hinweg relativ hoch war, war die Übersterblichkeit bei den jüngeren Kohorten (geboren zwischen April 1898 und März 1918) insbesondere auf die kältesten Monate des Jahres, Dezember bis Februar, beschränkt (Abb. 2.2).

Dabei scheinen Männer anfälliger für ungünstige Umweltbedingungen zu sein als Frauen. Für Männer zeigten sich größere saisonale Unterschiede in der Sterblichkeit als für Frauen. Diese Unterschiede wurden bei beiden Geschlechtern mit dem Alter größer, allerdings bei Männern schon ab einem früheren Alter als bei Frauen.

Die Vermutung liegt nahe, dass Länder, in denen die Winter relativ mild sind, weniger von saisonalen Schwankungen in der Sterblichkeit betroffen sind als Länder mit kalten und rauen Wintern. Dies ist allerdings ein Trugschluss. Eine europaweite Vergleichsstudie (Healy, 2003) hat gezeigt, dass insbesondere die Länder mit dem mildesten Winterklima, in denen die mittleren Temperaturen über 5 °C bleiben, die höchsten Schwankungen der saisonalen Sterblichkeit aufweisen. Hauptursache könnten die unterschiedlichen Wohnstandards sein. Häuser in Ländern mit einem vergleichsweise warmen Ganzjahresklima haben in der Regel eine schlechte thermische Effizienz. Aus diesem Grund fällt es den Bewohnern dieser Länder am schwersten, ihre Häuser warm zu halten, wenn der Winter kommt, da sie z. B. über inadäquate Heizmöglichkeiten verfügen. Dies ist insbesondere in Portugal, Spanien und Irland der Fall, wo die Wintertemperaturen vergleichsweise mild und die Sterblichkeitsraten im Winter sehr hoch sind. Häuser in Ländern mit strengem Klima (z. B. in Skandinavien) verfügen bereits über ein hohes Maß an thermischer Effizienz, da sie aufgrund der kälteren Durchschnittstemperaturen gewährleisten müssen, dass Wärme über mehrere Monate hinweg gut gespeichert wird.

Die Höhe der öffentlichen Gesundheitsausgaben steht ebenfalls mit Unterschieden in der saisonalen Sterblichkeit in Zusammenhang: Länder mit einem relativ hohen Anteil an öffentlichen Gesundheitsausgaben (z. B. Deutschland, Frankreich) weisen geringere saisonale Mortalitätsraten auf als Länder mit relativ geringen Gesundheitsausgaben (Portugal, Irland). Auch spielen sozioökonomische Faktoren eine Rolle. Länder mit hoher Einkommensarmut und Ungleichheit (Griechenland, Irland, Portugal) zeigen auch die höchste Variation in der saisonalen Mortalität (Healy, 2003).

Skajaa et al. (2018) weisen allerdings darauf hin, dass jahreszeitliche Mortalitätsschwankungen auch Ergebnis systematischer Verzerrungen sein können. In einer 40-Jahre-Übersicht über kardiovaskuläre Ereignisse in Dänemark fanden sie keine wesentliche Saisonabhängigkeit beim Auftreten von Myokardinfarkt sowie ischämischem und hämorrhagischem Schlaganfall und führen diese Beobachtung auf mögliche Mess- und Schätzfehler zurück.

Demenz und saisonale Sterblichkeit

Vor allem vulnerable Personengruppen, wie ältere Menschen, Kleinkinder, Personen mit niedrigem sozioökonomischem Status sowie Personen mit gesundheitlichen Beeinträchtigungen oder eingeschränkter Mobilität, haben eine erhöhte Morbidität und ein erhöhtes Sterberisiko aufgrund extremer Wetterbedingungen. In einer erst kürzlich veröffentlichten Studie hat Fritze (2020) untersucht, ob Personen mit Demenz eine höhere Sterblichkeit aufweisen, wenn sie extremen Temperaturen ausgesetzt sind, und ob der Temperatureffekt von der Pflegebedürftigkeit und dem

Wohnort abhängt. Er verglich dabei die sofortigen (0–3 Tage) und verzögerten (4–7 Tage) Effekte von Hitze- und Kältewellen mit normalen Temperaturen.

Fritze bestätigt bisherige Studienergebnisse, die daraufhin deuten, dass die Hospitalisierungs- und Sterblichkeitsrate bei Personen mit Demenz und anderen mentalen Erkrankungen vor allem bei hohen Temperaturen ansteigt, und zeigte, dass demente Personen insbesondere auf Hitzewellen reagieren. Schon bei normalen Temperaturen hatten demente Personen ein um 37 % erhöhtes Sterberisiko im Vergleich zu Personen ohne Demenz. Hitzewellen erhöhten unmittelbar die Sterblichkeit dementer Personen um weitere 11 %, hatten aber nur geringen Einfluss auf die Sterblichkeit von nicht an Demenz erkrankten Personen. Auch im Hinblick auf die Wohnform wirkten sich Hitzewellen unterschiedlich aus. Während die Sterblichkeit bei Personen ohne Demenz nur bei denjenigen erhöht war, die in Pflegeheimen lebten, war die Sterblichkeit bei den Demenzkranken sowohl für Pflegeheimbewohner als auch für Personen, die in Privathaushalten lebten, gleichermaßen erhöht. Dies ist ein Indiz für die höhere Vulnerabilität dementer Personen, die sowohl an kognitiven wie auch körperlichen Beeinträchtigungen leiden. Demenz an sich ist bereits ein Risikofaktor für Dehydrierung, die ihrerseits mit hohen Sterblichkeitsraten verbunden ist. Ältere Menschen, insbesondere Menschen mit starken funktionellen Beeinträchtigungen scheinen nicht in der Lage zu sein, adaptive Verhaltensweisen, wie z. B. das Trinken von mehr Flüssigkeit an heißen Tagen, effektiv umzusetzen, oder sie sind nicht in der Lage, ihren Betreuern gegenüber Unbehagen auszudrücken (Abb. 2.3).

Schlussfolgerungen und Diskussion

Für die letzten beiden Jahrhunderten haben wir enorme Anstiege der Lebenserwartung beobachtet, die insbesondere auf verbesserte Lebensbedingungen zurückzuführen sind. Bereits vor 20 Jahren haben Oeppen & Vaupel (2002) bis dahin geltende Paradigmen angezweifelt und dargestellt, dass der Lebenserwartung theoretisch keine Grenzen gesetzt sind. Diese Entwicklung bringt viele Chancen und Gestaltungsmöglichkeiten für ein erfülltes Leben jenseits des Renteneintritts mit sich. Allerdings sind der Rückgang der Sterblichkeit und die damit verbundene Alterung der Gesellschaft auch mit großen gesellschaftlichen Herausforderungen verbunden.

Ob die hinzugewonnenen Lebensjahre in Gesundheit oder Krankheit verbracht werden, ist von verschiedenen Faktoren abhängig. Neben biologischen und genetischen Faktoren zählen dazu zum einen die sogenannten Verhältnisfaktoren, d. h. natürliche, politische, ökonomische und soziale Umweltbedingungen, sowie die Verhaltensfaktoren oder der Lebensstil, die sich entweder günstig oder ungünstig

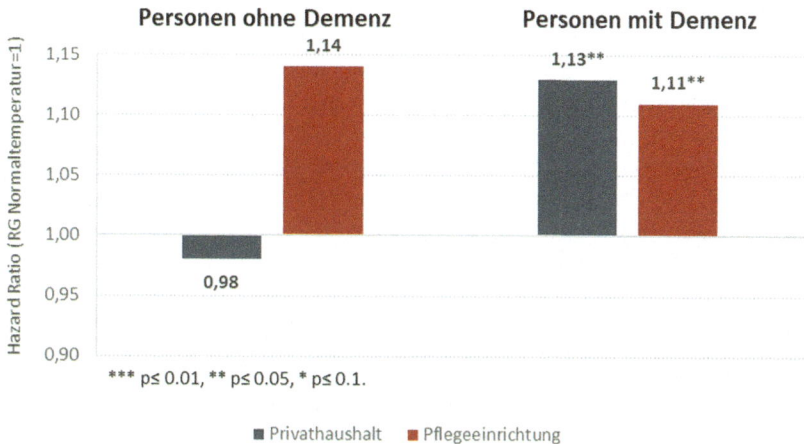

Abb. 2.3 Sofortiger Hitzeeffekt auf die Sterblichkeit im Vergleich zur Normaltemperatur bei Personen mit und ohne Demenz nach Wohnort. Basierend auf Daten der Allgemeinen Ortskrankenkassen (AOK) 2004–2010 und Deutscher Wetterdienst (DWD) 2004–2010; N = 182,384. (Quelle: Fritze, 2020)

auf die Gesundheit auswirken. Der vorliegende Beitrag hat gezeigt, dass es auf allen Ebenen Stellschrauben gibt, die die Modalitäten des Älterwerdens beeinflussen.

Ein Ansatz ist die Verringerung sozioökonomischer und regionaler Disparitäten, um regionale Unterschiede in Gesundheit und Sterblichkeit zu reduzieren und frühe Lebensumstände zu verbessern. Das Gesundheitssystem und die Höhe der Ausgaben für Gesundheitsleistungen bestimmen maßgeblich mit, wie gut wir der steigenden Zahl pflegebedürftiger und demenzkranker Personen in Zukunft begegnen. Nur auf Basis eines gut ausgebauten und ausgestatteten Versorgungssystems kann die adäquate Versorgung der Betroffenen gewährleistet werden. Hierzu zählt auch die Förderung von Initiativen, die die Ursachen und Behandlungsmöglichkeiten von Demenz weiter erforschen.

Wie stark gesundheitliche Beeinträchtigungen im Alter sind, hängt auch stark mit dem individuellen Lebensstil zusammen. Gesunde Ernährung, regelmäßige körperliche Aktivität, Nicht-Rauchen, gemäßigter Alkoholkonsum sowie regelmäßige soziale Kontakte sind altbekannte Zutaten, um u. a. das Risiko für kardiovaskuläre und zerebrale Krankheiten sowie Demenz zu verringern. In diesem Bereich gilt es, bestehende Präventionsmaßnahmen weiter auszubauen und neue Konzepte zu entwickeln.

Im hohen Alter sind die Wohnumstände von zentraler Bedeutung. Dabei sind die Förderung, der Ausbau und die Weiterentwicklung herkömmlicher wie auch alternativer Wohnkonzepte ein wichtiger Ansatz, um ein langes Leben in der eigenen Häuslichkeit zu gewährleisten. Qualitativ hochwertige Wohnungsstrukturen mit hoher thermischer Effizienz im Sommer sowie im Winter, eine altersgerechte Ausstattung zur Vermeidung von Stürzen und eine gute soziale Eingebundenheit führen zu hoher Lebensqualität und mehr Lebensjahren in physischer, mentaler und kognitiver Gesundheit.

Literatur

Barker D. J. P. (1994). *Mothers, babies and disease in later life.* BMJ Publishing Group.

Bleijenberg, N., Zuithoff, N. P. A., Smith, A. K., de Wit, N. J. & Schuurmans, M. J. (2017). Disability in the Individual ADL, IADL, and Mobility among Older Adults: A Prospective Cohort Study. *The Journal of Nutrition, Health & Aging, 21*(8), 897–903. https://doi.org/10.1007/s12603-017-0891-6 PMID: 28972242.

Ben-Shlomo, Y. & Kuh, D. (2002). *A life course approach to chronic disease epidemiology: Conceptual models, empirical challenges and interdisciplinary perspectives.* Oxford University Press.

Brodaty, H., Seeher, K. & Gibson, L. (2012). Dementia time to death: A systematic literature review on survival time and years of life lost in people with dementia. *International Psychogeriatrics, 24,* 1034.

Buchmann, N., Fink, A., Tegeler, C., Demuth, I., Doblhammer, G. & Steinhagen-Thiessen, E. (2019). Different treatment forms of type II diabetes and the risk of dementia in German health claims data. *Acta Diabetologica, 56,* 995–1003.

Christensen, K., Doblhammer, G., Rau, R. & Vaupel, J. W. (2009). Ageing populations: The challenges ahead. *The Lancet, 374,* 1196–1208.

Doblhammer, G. (2003). The late life legacy of very early life. *Rostock, MPIDR Workin Paper WP-2003-030.*

Doblhammer, G. & Fritze, T. (2015). Month of birth and dementia late in life. *KZfSS Kölner Zeitschrift für Soziologie und Sozialpsychologie, 67,* 217–240.

Doblhammer, G. & Vaupel, J. W. (2001). Lifespan depends on month of birth. *Proceedings of the National Academy of Sciences, 98,* 2934–2939.

Doblhammer, G., Kreft, D. & Dethloff, A. (2012). Gewonnene Lebensjahre. *Bundesgesundheitsblatt-Gesundheitsforschung-Gesundheitsschutz, 55,* 448–458.

Doblhammer, G., Van den Berg, G. J. & Fritze, T. (2013). Economic conditions at the time of birth and cognitive abilities late in life: evidence from ten European countries. *PloS one, 8,* e74915.

Doblhammer, G., Fritze, T. & Teipel, S. (2014). Spatial patterns of dementia prevalence and its vascular risk factors in Germany. Health among the elderly in Germany: New evidence on disease, disability and care need. *Series on population studies by the federal institute for population research, 46,* 51–67.

Doblhammer, G., Fink, A., Zylla, S. & Willekens, F. (2015a). Compression or expansion of dementia in Germany? An observational study of short-term trends in incidence and death rates of dementia between 2006/07 and 2009/10 based on German health insurance data. *Alzheimer's research & therapy, 7,* 66.

Doblhammer, G., Fink, A. & Fritze, T. (2015b). Short-term trends in dementia prevalence in Germany between the years 2007 and 2009. *Alzheimer's & Dementia: The Journal of the Alzheimer's Association, 11,* 291–299.

Doblhammer, G., Fink, A., Fritze, T. & Nerius, M. (2018). *2. Demographische Entwicklung und Epidemiologie von Demenzerkrankungen. Handbuch Alzheimer-Krankheit* (S. 13–34). De Gruyter.

Doblhammer, G. & Barth, A. (2018). Prevalence of morbidity at extreme old age in Germany: An observational study using health claims data. *Journal of the American Geriatrics Society, 66,* 1262–1268.

Drury, S. S., Theall, K., Gleason, M. M., Smyke, A. T., de Vivo, I., Wong, J. Y. Y., Fox, N. A., Zeanah, C. H. & Nelson, C. A. (2012). Telomere length and early severe social deprivation: Linking early adversity and cellular aging. *Molecular psychiatry, 17,* 719–727.

Fink, A. (2015). *Dementia and long-term care-an analysis based on German health insurance data. Health Among the Elderly in Germany-New Evidence on Disease, Disability and Care Need* (S. 139–156). Budrich.

Fink, A., Buchmann, N., Tegeler, C., Steinhagen-Thiessen, E., Demuth, I. & Doblhammer, G. (2017). Physical activity and cohabitation status moderate the link between diabetes mellitus and cognitive performance in a community-dwelling elderly population in Germany. *PloS one, 12,* e0187119.

Forsdahl, A. (1977). Are poor living conditions in childhood and adolescence an important risk factor for arteriosclerotic heart disease? *Journal of Epidemiology & Community Health, 31,* 91–95.

Fratiglioni, L., Paillard-Borg, S. & Winblad, B. (2004). An active and socially integrated lifestyle in late life might protect against dementia. *The Lancet Neurology, 3,* 343–353.

Fries, J. F. (2002). Aging, natural death, and the compression of morbidity. 1980. *Bulletin of the World Health Organization, 80,* 245.

Fritze, T., Doblhammer, G. & van den Berg, G. J. (2014). Can individual conditions during childhood mediate or moderate the long-term cognitive effects of poor economic enviroments at birth? *Social Science & Medicine, 119,* 240–248.

Fritze, T. (2020). The effect of heat and cold waves on the mortality of persons with dementia in Germany. *Sustainability, 12,* 3664.

Gruenberg, E. M. (1977). The failures of success. The Milbank Memorial Fund Quarterly. *Health and Society, 55*(1), 3–24.

Guxens, M., Mendez, M. A., Moltó-Puigmartí, C., Julvez, J., García-Esteban, R., Forns, J., Ferrer, M., Vrijheid, M., López-Sabater, M. C. & Sunyer, J. (2011). Breastfeeding, long-chain polyunsaturated fatty acids in colostrum, and infant mental development. *Pediatrics, 128,* 880–889.

Healy, J. D. (2003). Excess winter mortality in Europe: A cross country analysis identifying key risk factors. *Journal of Epidemiology & Community Health, 57,* 784–789.

Heidemann, C., Du, Y. & Scheidt-Nave, C. (2011). Diabetes mellitus in Deutschland. Hrsg. Robert Koch-Institut. *GBE kompakt, 2,* 3.

Holliday, M. A. (1986). *Body composition and energy needs during growth Postnatal growth neurobiology* (S. 101–117). Springer.

Kilimann, I. & Teipel, S. (2013). *Alzheimer-Krankheit Gedächtnisstörungen* (S. 239–263). Springer.

Kreft, D. (2015). Spatial patterns in German long-term care and their relationship with socioeconomic factors. *Health among the Elderly in Germany: New Evidence on Disease, Disability and Care Need*, 115–138.

Kreft, D. & Doblhammer, G. (2016). Expansion or compression of long-term care in Germany between 2001 and 2009? A small-area decomposition study based on administrative health data. *Population health metrics, 14*, 24.

Kreft, D. (2017). *Regional health inequalities in Germany: A spatial and temporal perspective of individual and contextual factors of death.* Doctorial Dissertation, University Rostock. https://doi.org/10.18453/rosdok_id00002804.

Kuzawa, C. W. (1998). Adipose tissue in human infancy and childhood: An evolutionary perspective. *American Journal of Physical Anthropology: The Official Publication of the American Association of Physical Anthropologists, 107*, 177–209.

Landrigan, P. J., Sonawane, B., Butler, R. N., Trasande, L., Callan, R. & Droller, D. (2005). Early environmental origins of neurodegenerative disease in later life. *Environmental Health Perspectives, 113*, 1230–1233.

Ledberg, A. (2020). *A large decrease in the magnitude of seasonal fluctuations in mortality explains part of the increase in longevity in Sweden during the 20th century.* medRxiv.

Leicht, H., Heinrich, S., Heider, D., Bachmann, C., Bickel, H., van den Bussche, H., Fuchs, A., Luppa, M., Maier, W. & Mösch, E. (2011). Net costs of dementia by disease stage. *Acta Psychiatrica Scandinavica, 124*, 384–395.

Manton, K. G. (1982). Changing concepts of morbidity and mortality in the elderly population. *The Milbank Memorial Fund Quarterly. Health and Society, 60*(2), 183–244.

Miller, D. B. & O'Callaghan, J. P. (2008). Do early-life insults contribute to the late-life development of Parkinson and Alzheimer diseases? *Metabolism, 57*, 44–49.

Nerius, M., Ziegler, U., Doblhammer, G. & Fink, A. (2019). *Trends in der Prävalenz von Demenz und Parkinson–Eine Analyse auf Basis aller gesetzlich versicherten Personen im Alter 65+ in Deutschland zwischen 2009 und 2012.* Das Gesundheitswesen.

Neuhauser, H. & Sarganas, G. (2015). Hoher Blutdruck: Ein Thema für alle. Hrsg. Robert Koch-Institut, *GBE kompakt, 6*, 4.

Oeppen, J. & Vaupel, J. W. (2002). *Broken limits to life expectancy.* American Association for the Advancement of Science.

Puth, M. T., Weckbecker, K., Schmid, M. & Münster, E. (2017). Prevalence of multimorbidity in Germany: Impact of age and educational level in a cross-sectional study on 19,294 adults. *BMC Public Health, 17*, 826.

Rau, R. (2006). *Seasonality in human mortality: A demographic approach.* Demographic research monographs 03; Springer Science & Business Media.

Rau, R. & Doblhammer, G. (2003). Seasonal mortality in Denmark: The role of sex and age. *Demographic Research, 9*, 197–222.

Rizzuto, D., Bellocco, R., Kivipelto, M., Clerici, F., Wimo, A. & Fratiglioni, L. (2012). Dementia after age 75: Survival in different severity stages and years of life lost. *Current Alzheimer Research, 9*, 795–800.

Robine, J.-M., Mathers, C. D. & Jagger, C. (2003). *Determining health expectancies.* Wiley Online Library.

Skajaa, N., Horváth-Puhó, E., Sundbøll, J., Adelborg, K., Rothman, K. J. & Sørensen, H. T. (2018). Forty-year seasonality trends in occurrence of myocardial infarction, ischemic stroke, and hemorrhagic stroke. *Epidemiology, 29*, 777–783.

Statistisches Bundesamt (2020). Lebenserwartung für neugeborene Mädchen 83,4 Jahre, für Jungen 78,6 Jahre [Pressemitteilung 29.09.2020]. https://www.destatis.de/DE/Presse/Pre ssemitteilungen/2020/09/PD20_377_12621.html. Zugegriffen: 28. Okt. 2020.

Westphal, C. & Doblhammer, G. (2012). The diffusion of smoking in East and West Germany: Smoking patterns by birth year. *Population, 67*, 653–670.

Westphal, C. & Doblhammer, G. (2014). Projections of trends in overweight in the elderly population in Germany until 2030 and international comparison. *Obesity facts, 7*, 57–68.

Winblad, B., Amouyel, P., Andrieu, S., Ballard, C., Brayne, C., Brodaty, H., Cedazo-Minguez, A., Dubois, B., Edvardsson, D. & Feldman, H. (2016). Defeating Alzheimer's disease and other dementias: A priority for European science and society. *The Lancet Neurology, 15*, 455–532.

World Health Organization (2015). *Fact sheet N 362: Dementia.* WHO Press.

World Health Organization (2019). *Projections of mortality and causes of death, 2016 to 2060.* WHO Press.

Wortmann, M. (2015). World Alzheimer report 2014: Dementia and risk reduction. *Alzheimer's & Dementia: The Journal of the Alzheimer's Association, 7*, 837.

Ziegler, U. & Doblhammer, G. (2010). *Projections of the number of people with dementia in Germany 2002 through 2047 Ageing, care need and quality of life* (S. 94–111). Springer.

Open Access Dieses Kapitel wird unter der Creative Commons Namensnennung 4.0 International Lizenz (http://creativecommons.org/licenses/by/4.0/deed.de) veröffentlicht, welche die Nutzung, Vervielfältigung, Bearbeitung, Verbreitung und Wiedergabe in jeglichem Medium und Format erlaubt, sofern Sie den/die ursprünglichen Autor(en) und die Quelle ordnungsgemäß nennen, einen Link zur Creative Commons Lizenz beifügen und angeben, ob Änderungen vorgenommen wurden.

Die in diesem Kapitel enthaltenen Bilder und sonstiges Drittmaterial unterliegen ebenfalls der genannten Creative Commons Lizenz, sofern sich aus der Abbildungslegende nichts anderes ergibt. Sofern das betreffende Material nicht unter der genannten Creative Commons Lizenz steht und die betreffende Handlung nicht nach gesetzlichen Vorschriften erlaubt ist, ist für die oben aufgeführten Weiterverwendungen des Materials die Einwilligung des jeweiligen Rechteinhabers einzuholen.

Wohnen und Gesundheit im Alter aus epidemiologischer Sicht

3

Judith Fuchs, Sonja Nowossadeck und Enno Nowossadeck

3.1 Hintergrund

Demografische Alterung

Fragen von Wohnen und Gesundheit im Alter haben in den letzten Jahren an Bedeutung gewonnen. Ursache hierfür ist die demografische Alterung, einer der wichtigsten demografischen Trends (Nowossadeck & Fiebig, 2017; Schwarz, 1997). Demografische Alterung bezeichnet die Verschiebung der Altersstruktur einer Bevölkerung zugunsten älterer und zuungunsten jüngerer Bevölkerungsgruppen (Schwarz, 1997; Dinkel, 2008). Dies dokumentiert sich im Anstieg des Anteils der Bevölkerung in der Altersgruppe 65 Jahre und älter an der Gesamtbevölkerung (vgl. Abb. 3.1). Eine der Ursachen für diesen Effekt ist der nachhaltige Anstieg der Lebenserwartung in Deutschland (Nowossadeck et al., 2019), der insbesondere aus einer Verringerung der Sterblichkeit in den hohen und höheren Altersgruppen resultiert (Doblhammer & Kreft, 2011; Rau et al., 2008), was zu einer Ausdehnung der Lebensspanne führt (Oeppen & Vaupel, 2002). Ein weiterer Grund ist das Altern stark besetzter Geburtskohorten (Scharein, 2012). Weil die geburtenstarken Jahrgänge der 1930er Jahre ab 2010 sukzessive das

J. Fuchs (✉) · E. Nowossadeck
Robert Koch-Institut, Berlin, Deutschland
E-Mail: fuchsj@rki.de

E. Nowossadeck
E-Mail: NowossadeckE@rki.de

S. Nowossadeck
Deutsches Zentrum für Altersfragen, Berlin, Deutschland
E-Mail: sonja.nowossadeck@dza.de

© Der/die Autor(en) 2022   31
A. Teti et al. (Hrsg.), *Wohnen und Gesundheit im Alter,* Vechtaer Beiträge zur
Gerontologie, https://doi.org/10.1007/978-3-658-34386-6_3

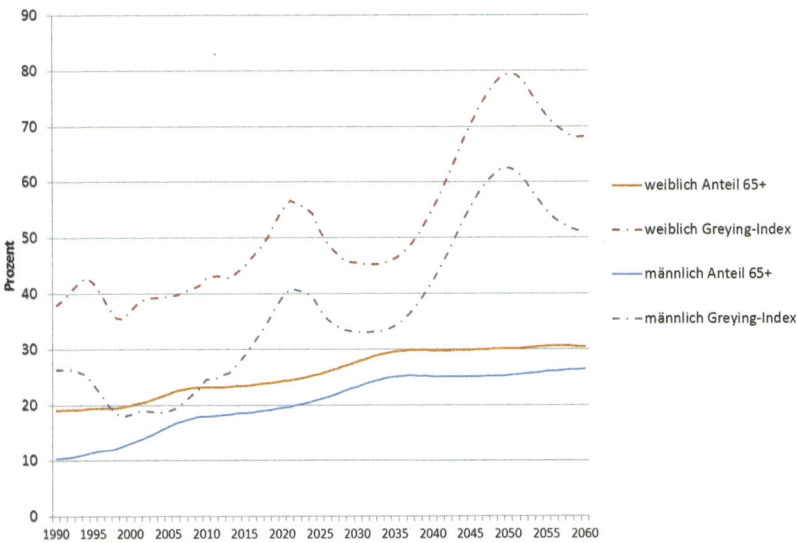

Abb. 3.1 Alterungsindikatoren 1990 bis 2060: Anteil der Altersgruppe ab 65 Jahren an der Gesamtbevölkerung und Greying-Index (Verhältnis der Zahl der Hochaltrigen (80 Jahre und älter) zu der Bevölkerung in der Altersgruppe 65–79 Jahre). (Quelle: Statistisches Bundesamt 2019, 2020c)

Alter von 80 Jahren erreichten, ist in den letzten Jahren der Anteil der Hochaltrigen (80 Jahre und älter) an der Altersgruppe der ab 65-Jährigen stark gestiegen (Abb. 3.1). In Folge verschob sich ab 2010 der Greying-Index, der das Verhältnis der über 80-Jährigen zu der Altersgruppe 65 bis 79 Jahre beschreibt (Menning et al., 2010), zugunsten der Hochaltrigengruppe. Ab dem Beginn der 2020er Jahre erreichen die schwächer besetzten Geburtskohorten der Mitte der 1940er Jahre die Altersschwelle von 80 Jahren. Gleichzeitig altern die jahrgangsstarken Babyboomer der 1960er Jahre ab Mitte der 2020er Jahre in die Altersgruppe 65–79 Jahre hinein. Deswegen wird der Greying-Index sinken, bis etwa zum Jahr 2030 (Abb. 3.1).

Von der demografischen Alterung ist das biologische Altern zu unterscheiden. Zelluläre Alternsprozesse führen zu Einschränkungen von Körperfunktionen und -strukturen. Infolge der Ausdehnung der Lebensspanne und weil akut lebensbedrohliche Erkrankungen wie koronare Herzkrankheit, Schlaganfall oder viele

Krebserkrankungen weniger häufig auftreten sowie immer mehr Menschen diese überleben, sind diese umso mehr von altersbedingten Einschränkungen und deren Folgen in zunehmender Schwere betroffen.

Regionale Aspekte

In vielen ländlichen Regionen ist die Bevölkerung im Durchschnitt älter: Der Anteil der älteren Bevölkerung und das Durchschnittsalter sind dort höher als in städtischen Regionen. Zudem wandern aus den ländlichen Regionen vor allem jüngere Menschen ab (Grünheid, 2015; Menning et al., 2010), sodass der Prozess der demografischen Alterung in diesen Regionen mit einer höheren Dynamik verläuft. Viele dieser Regionen weisen zudem eine niedrigere Bevölkerungsdichte auf, was mit größeren zu überwindenden Entfernungen zu Einrichtungen der Gesundheitsversorgung assoziiert ist. Prägnantes Beispiel dafür ist die mittlere Distanz zur nächsten Apotheke (Luftlinie). Wie aus Tab. 3.1 ersichtlich, beträgt diese Distanz in ländlichen Regionen im Durchschnitt 2065 m, hingegen in städtischen Regionen nur 862 m.

Tab. 3.1 Indikatoren der Bevölkerungsstruktur sowie der Gesundheitsversorgung in städtischen resp. ländlichen Regionen 2017

Indikator	Insgesamt	Städtischer Raum	Ländlicher Raum
Bevölkerung insg. (Mio.)	82,8	56,3	26,5
Anteil 65 Jahre und älter an der Bevölkerung insg. (%)	21,4	20,7	23,0
Mittleres Alter (Jahre)	44,0	43,4	45,3
Bevölkerungsentwicklung 2012–2017 (%)	+2,8	+3,6	+1,2
Bevölkerungsentwicklung 65+ 2012–2017 (%)	+6,0	+5,5	+6,8
Mittlere Distanz zu Apotheken (Luftlinie in Metern)	1248	862	2064
Krankenhausbetten je 1000 Einwohner	6,0	6,4	5,4
Ärzte je Einwohner	14,6	15,4	13,1
Hausärzte je Einwohner	6,3	6,2	6,4

Quelle: Stadt-/Landtyp: BBSR; Daten: Mittleres Alter: INKAR (BBSR, abgerufen am 10.07.2020); übrige Indikatoren: Statistisches Bundesamt, Online-Datenbank, abgerufen am 10.07.2020

3.2   Datengrundlagen

Zur Beschreibung der Wohnsituation von älteren und alten Menschen stehen eine Reihe von Datenquellen zur Verfügung, so z. B. vom Statistischen Bundesamt oder aus dem Mikrozensus, aber auch im Rahmen des siebten Altenberichts der Bundesregierung (Bundesministerium für Familie, 2017). Darüber hinaus finden sich Angaben zur Wohnsituation beispielsweise in den Studien des Deutschen Zentrums für Altersfragen (DZA), des Robert Koch-Instituts (RKI), des Deutschen Instituts für Wirtschaftsforschung mit dem Sozio-oekonomischen Panel (SOEP) und des Bundesinstituts für Bevölkerungsforschung (BIB).

3.3   Gesundheit im Alter

Gesundheit bedeutet für ältere und alte Menschen nicht einfach die Abwesenheit von Krankheit. Die Weltgesundheitsorganisation (WHO) hat mit der Internationalen Klassifikation der Funktionsfähigkeit, Behinderung und Gesundheit (ICF) (DIMDI, 2010) ein System vorgelegt, welches neben körperlichen und psychischen Erkrankungen die subjektive Gesundheit und gesundheitsbezogene Lebensqualität, körperliche und seelische Funktionsfähigkeit sowie Beeinträchtigungen von Alltagskompetenz und gesellschaftlicher Teilhabe beinhaltet. Die Umweltfaktoren bilden dabei die materielle, soziale und einstellungsbezogene Umwelt ab, in der Menschen leben und ihr Dasein entfalten. Dazu gehören z. B. Produkte und Technologien zur persönlichen Mobilität drinnen und draußen, zum Transport, zum Entwurf oder zur Konstruktion sowie Bauprodukte und Technologien von öffentlichen und privaten Gebäuden. Das Modell geht von Wechselwirkungen zwischen den einzelnen Komponenten aus. So kann beispielsweise ein Gesundheitsproblem wie Arthrose die Aktivitäten einer Person beeinträchtigen, wodurch auch in ihrer Umwelt Veränderungen (z. B. in Form von Wohnraumanpassung) erforderlich werden.

Gesundheitszustand älterer Menschen
Im Gesundheitsbericht für Deutschland (Robert Koch-Institut, 2015) beschreibt ein Kapitel die Gesundheit älterer Menschen in Deutschland. Ergebnisse bevölkerungsbezogener Studien zu Personen in Privathaushalten zeigen, dass über die Hälfte der Menschen in der zweiten Lebenshälfte ihre Gesundheit als gut oder sehr gut bewertet. Dies entspricht auch den Ergebnissen aus vielen anderen Ländern.

Auch wenn viele der Älteren ihren Gesundheitszustand positiv beurteilen, steigt mit zunehmendem Alter die Anzahl der gesundheitlichen Probleme an. Dabei stehen chronische Erkrankungen im Vordergrund, oft auch in Kombination miteinander (Multimorbidität). Analysen mit Daten der Studie Gesundheit aktuell (GEDA) 2014 zeigen, dass die häufigsten ärztlich diagnostizierten Erkrankungen das Herz-Kreislauf- und das Muskel-Skelett-Systems betreffen, die häufigsten Risikofaktoren sind Bluthochdruck, Fettstoffwechselstörungen und Adipositas (siehe Abb. 3.2). Bei allen Erkrankungen und Risikofaktoren nimmt die Häufigkeit in der Altersgruppe ab 80 Jahren im Vergleich zu der Altersgruppe 65 bis 79 Jahre zu. Besonders bei den Erkrankungen des Muskel-Skelett-Systems zeigen sich deutliche Geschlechterunterschiede; Frauen geben häufiger Arthrose und Osteoporose an als Männer. Bei Herz-Kreislauf-Erkrankungen ist es umgekehrt.

Demenzerkrankungen nehmen ab dem Alter von 65 Jahren deutlich zu (Robert Koch-Institut, 2015); Metaanalysen zeigen, dass die altersspezifische Prävalenz von etwas mehr als 1 % bei den 65- bis 69-Jährigen auf über 30 % bei den 90-Jährigen und Älteren ansteigt.

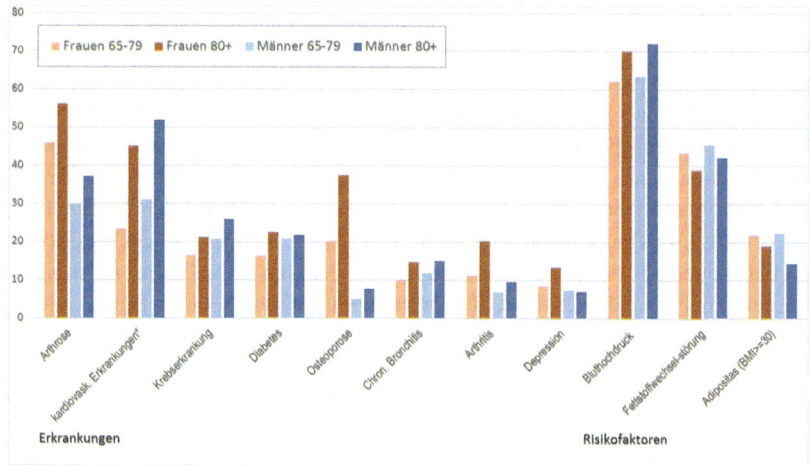

Abb. 3.2 Häufigkeit weit verbreiteter Erkrankungen und gesundheitlicher Risikofaktoren bei Personen ab 65 Jahren, in Prozent. (Quelle: GEDA14, eigene Berechnungen, Lebenszeitprävalenz für kardiovaskuläre Erkrankungen und Krebserkrankungen, alle anderen beziehen sich auf das Vorliegen in den letzten 12 Monaten, *Herzinfarkt oder andere koronare Herzerkrankung, Herzinsuffizienz, Schlaganfall)

Durch das Spektrum der verschiedenen Krankheiten und deren Kombinationen in Form von Multimorbidität kommt es zu Herausforderungen an die medizinische Versorgung älterer Menschen. Hinzu kommen altersassoziierte Gesundheitsprobleme wie Stürze, Inkontinenz und Einschränkungen der Seh- und Hörfähigkeit (Robert Koch-Institut, 2015).

Mit steigendem Alter nehmen neben Erkrankungen auch funktionelle Einschränkungen zu (Beller & Epping, 2020; Chatterji et al., 2015). Bei älteren Menschen liegen häufiger Schwierigkeiten in der Ausführung von basalen und instrumentellen Alltagsaktivitäten (ADL, IADL) vor als bei jüngeren. Eine Studie auf Basis der SHARE-Daten (Portela et al., 2020) zeigt auf, dass in Europa 23,8 % der Personen ab 65 Jahren mindestens eine Einschränkung in den instrumentellen Aktivitäten des täglichen Lebens aufweisen; bei Personen ab 85 Jahren steigt dieser Anteil auf 51,5 %. Frauen sind häufiger betroffen als Männer.

Pflegebedürftigkeit und Pflegesettings
Zunehmende gesundheitliche Einschränkungen können zu Pflegebedürftigkeit führen. Nach der Definition des Bundesgesundheitsministeriums (BMG) gilt eine Person als pflegebedürftig, die gesundheitlich bedingte Beeinträchtigungen der Selbstständigkeit oder der Fähigkeiten aufweist und deshalb der Hilfe durch andere bedarf (Bundesministerium für Gesundheit). Es handelt sich dabei um Personen, die körperliche, kognitive oder psychische Beeinträchtigungen oder gesundheitlich bedingte Belastungen oder Anforderungen nicht selbstständig kompensieren oder bewältigen können (Bundesministerium für Gesundheit). Pflegeleistungen aus der gesetzlichen oder privaten Pflegeversicherung werden nach Antrag und Überprüfung durch den Medizinischen Dienst der Krankenkassen bewilligt. In Deutschland lebten am 31.12.2019 4,25 Mio. Pflegebedürftige, die Leistungen aus der Pflegeversicherung bezogen, davon 4,00 Mio. Leistungen der gesetzlichen und 0,25 Mio. der privaten Pflegeversicherung (Bundesministerium für Gesundheit, 2020). Menschen mit zunehmendem Alter werden eher pflegebedürftig. Die Pflegequote, also der Anteil der Pflegebedürftigen an allen Personen einer Altersgruppe, liegt bei den 70- bis unter 75-Jährigen bei 6 % und steigt für die ab 90-Jährigen auf 71 %. Frauen ab dem 80. Lebensjahr weisen dabei eine deutlich höhere Pflegequote auf als Männer. Von den Menschen, die Leistungen aus der Pflegeversicherung erhalten, werden etwa die Hälfte zu Hause von Angehörigen, ein Viertel durch ambulante Pflegedienste und ein Viertel in stationären Einrichtungen versorgt. Die quantitative Verteilung der Pflegesettings unterscheidet sich zwischen ländlichen und städtischen Regionen nur geringfügig. Tab. 3.2 enthält die Anteile der Pflegebedürftigen in den verschiedenen Pflegesettings an der Gesamtzahl der Pflegebedürftigen für das Jahr 2017. Von

Tab. 3.2 Pflegebedürftige in der gesetzlichen Pflegeversicherung insgesamt und Anteil der Pflegesettings nach Geschlecht, 2017

Indikator	Insg.	Weiblich[a]	Männlich
Pflegebedürftige	3.414.378	2.146.460	1.267.918
Anteil Pflegebedürftiger (%)			
• in ambulanter Pflege	24,3	22,0	25,7
• in stationärer Pflege	24,0	19,1	26,9
• mit Pflegegeld	51,7	59,0	47,5

[a](einschließlich „ohne Angabe")
Datenbasis: (Statistisches Bundesamt, 2020d)

den 3,41 Mio. Pflegebedürftigen in der gesetzlichen Pflegeversicherung wurden 24,3 % in stationären Settings versorgt, also in institutionellen Wohnformen wie Pflegeheimen.

Mit zunehmendem Lebensalter steigt die Pflegebedürftigkeit stark an. In einer alternden Gesellschaft, in der sich die Altersstruktur zugunsten höherer und zuungunsten jüngerer Altersgruppen verschiebt, führt dies zu einer steigenden Zahl von Pflegebedürftigen sowie einem Anstieg der Pflegeraten (Pflegebedürftige pro 100.000 Einwohner). In Abb. 3.3 ist dieser Anstieg zu erkennen. Hierin sind die steigenden Pflegeraten für Frauen, Männer sowie für die Bevölkerung insgesamt dargestellt. Zwei Sachverhalte sind offensichtlich: Die Pflegeraten steigen an, und zwar mit einer stärkeren Zunahme im Jahr 2017 (die Pflegestatistik wird alle 2 Jahre erstellt und veröffentlicht). Zudem weisen Frauen höhere Pflegeraten auf als Männer. Beide Sachverhalte haben einen demografischen Hintergrund. Wie bereits dargestellt, altert die Bevölkerung: 2011 betrug das Durchschnittsalter 43,9 Jahre, 2017 waren es 44,4 Jahre. Dabei ist das Durchschnittsalter von Frauen mit 45,7 Jahren (2017) höher als das von Männern mit 43,0 Jahren. Der Anteil von Personen im Alter ab 60 Jahren ist von 26,7 % (2011) auf 27,9 % (2017) gestiegen. Der steile Anstieg 2017 gegenüber 2015 resultiert aus der Veränderung des Pflegebedürftigkeitsbegriffs mit dem zum 01.01.2017 in Kraft getretenen zweiten Pflegestärkungsgesetz, mit dem ein neues System mit fünf Pflegestufen eingeführt wurde. Durch dieses werden nicht mehr nur körperliche, sondern gleichermaßen auch geistige und psychische Beeinträchtigungen berücksichtigt (Granbom et al., 2016).

Ein Vergleich der rohen mit den altersstandardisierten Raten (vgl. Abb. 3.3), die den Einfluss der Veränderung der Altersstruktur ausschalten, zeigt, dass der

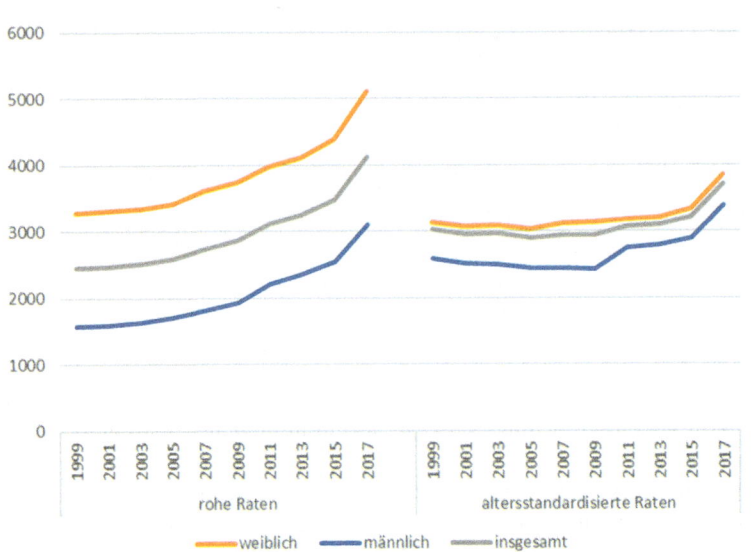

Abb. 3.3 Rohe und altersstandardisierte Raten von Pflegebedürftigen je 100.000 der Bevölkerung (altersstandardisiert mit Europabevölkerung, 2013). (Datenbasis: (Statistisches Bundesamt, 2020d), eigene Berechnungen)

Anstieg der Raten über alle untersuchten Zeiträume hinweg zwar geringer ausfällt, aber für den letzten Zeitraum ein im Vergleich zu den anderen Zeiträumen starker Anstieg bestehen bleibt.

Abb. 3.3 zeigt darüber hinaus, dass die großen Unterschiede in den Pflegeraten zwischen Frauen und Männern überwiegend auf die unterschiedliche Altersstruktur zurückzuführen sind. Wird die Altersstruktur herausgerechnet, sind die Unterschiede deutlich geringer.

3.4   Wohnen im Alter

Bei der Beschreibung der Wohnformen lassen sich drei Hauptwohntypen unterscheiden (Jann, 2015a):

- das **private** Wohnen (traditionelles Wohnen im Privathaushalt), in welchem sich die älteren Menschen auf dem offenen Wohnungsmarkt bewegen;

- das **organisierte** Wohnen, bei welchem Wohnangebote spezifisch für ältere Menschen angeboten werden; hierzu zählen Alterswohnungen, Alterssiedlungen, die verschiedenen Formen des betreuten Wohnens (begleitetes Wohnen, Altersresidenz, Wohnstift, Wohnen mit Service, Alten-Service-Häuser, Seniorenwohngemeinschaften, ambulant betreute Wohngemeinschaften, ambulant betreute Wohngemeinschaften für Menschen mit Demenz oder anderen Krankheitsbildern);
- das **institutionelle** Wohnen, bei welchem eine umfassende Pflege vertraglich garantiert ist; dazu gehören Alters- und Pflegeheime, Pflegewohngruppen oder Hospize.

Bei der Aufzählung der verschiedenen Bezeichnungen wird deutlich, dass es viele verschiedene Begrifflichkeiten für ähnliche Wohnformen gibt, aber im Einzelfall geprüft werden muss, was genau angeboten wird; ob eine eher selbstständige Haushaltsführung mit Unterstützung, z. B. durch Hausmeisterdienste, möglich ist oder ob eine Unterstützung in den Aktivitäten des täglichen Lebens erfolgen kann. Oft bieten Einrichtungen mittlerweile sowohl organisiertes Wohnen als auch Pflege an, sodass unter einem Dach vom fast selbstständigen Leben bis zur Rundum-Pflege alle Formen abgedeckt werden können.

Wohnen im privaten Haushalt
Im Jahr 2019 gab es in Deutschland 41,5 Mio. Privathaushalte. In fast einem Drittel davon (30,6 %) lebte mindestens eine Person, die 65 Jahre oder älter war. Ein Viertel (24,7 %) aller Privathaushalte wurde ausschließlich von älteren Menschen im Alter ab 65 Jahren gebildet (Statistisches Bundesamt, 2020a). Der überwiegende Teil der älteren Menschen lebt in einem Privathaushalt; für die Altersgruppe ab 65 Jahren sind dies 93 %, bei den über 90-Jährigen sind dies immer noch zwei Drittel.

Nach Ergebnissen des Mikrozensus 2019 leben von den Personen ab 65 Jahren, die in Privathaushalten wohnen, 53,8 % im eigenen Haus oder der eigenen Wohnung, 46,2 % zu Miete. Von den 11,6 Mio. Haushalten im Jahr 2019, deren Haupteinkommensbezieher 65 Jahre oder älter war, war etwa die Hälfte ein Einpersonenhaushalt (51,1 %). Entsprechend waren 5,7 Mio. Haushalte dieser Altersgruppe Mehrpersonenhaushalte: 45,9 % Zweipersonenhaushalte, 2,4 % Dreipersonenhaushalte und weniger als 1 % Haushalte mit vier und mehr Personen. Von den knapp 1,6 Mio. Haushalten, in denen Hochaltrige ab 85 Jahren lebten, waren fast drei Viertel (71,6 %) Einpersonenhaushalte und 28,4 % Mehrpersonenhaushalte, davon zum größten Teil Zweipersonenhaushalte (Statistisches Bundesamt, 2020a, eigene Berechnungen).

Je älter die Haushaltsmitglieder sind, desto kleiner werden auch die Haushalte. In Haushalten, deren Haupteinkommensbezieher 45 bis 54 Jahre alt war, lebten 2019 im Durchschnitt 2,44 Personen. In Haushalten der Altersgruppen 55 bis 64 Jahre waren es 1,90 Personen und in Haushalten der ab 65-Jährigen lediglich 1,53 Personen (Statistisches Bundesamt, 2020a).

Bei den Frauen lebt die Mehrheit alleine; dieser Anteil nimmt mit steigendem Alter zu; die Männer leben überwiegend in einem Zweipersonenhaushalt. Nach Berechnungen des Statistischen Bundesamtes und des Bundesinstitutes für Bevölkerungsforschung hat der Anteil der Alleinlebenden bei den Frauen zwischen 1991 und 2018 zugenommen (Abb. 3.4).

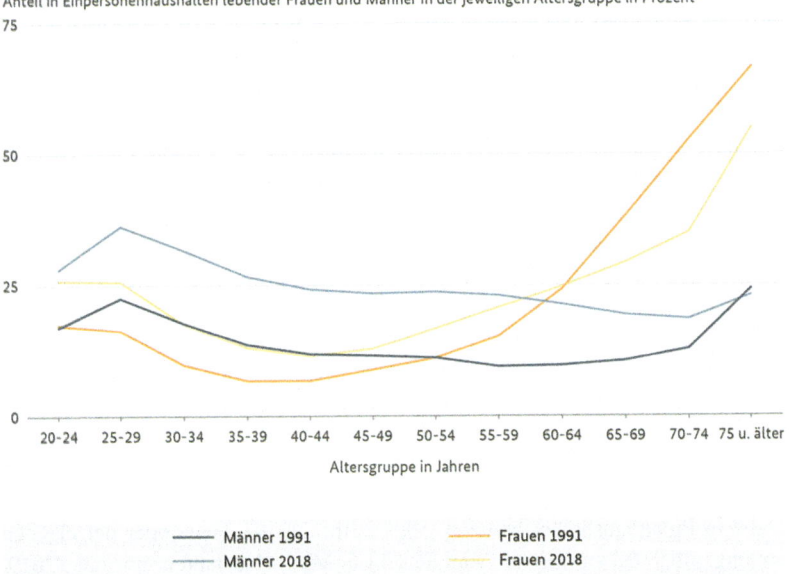

Abb. 3.4 Altersspezifische Häufigkeiten alleinlebender Männer und Frauen (1991 und 2018). (Quelle: https://www.bib.bund.de/Permalink.html?id=10339544)

Betreutes und institutionelles Wohnen
In stationären Einrichtungen oder alternativen Wohnformen leben 7 % der über 65-Jährigen. Im „betreuten Wohnen", einer Wohnform im eigenen Haushalt, unter barrierearmen Wohnbedingungen mit der Möglichkeit, ergänzende Dienstleistungen in Anspruch zu nehmen, leben etwa 2 % der ab 65-Jährigen, insbesondere Hochaltrige ab 80 Jahren. Deutlich weniger als 1 % aller über 65-Jährigen lebt in alternativen Wohnformen (Pflegewohngruppen, integriertem Wohnen oder gemeinschaftlichem Wohnen) (Bundesministerium für Familie, 2017).

In Einrichtungen der stationären Altenpflege leben 4,2 % der über 65-Jährigen. Mit zunehmendem Alter steigt aber die Wahrscheinlichkeit, in einer solchen Einrichtung zu leben: Von den 80- bis 84-Jährigen leben 6,2 %, von den 85- bis 90-Jährigen 13,7 % und von den über 90-Jährigen 29,3 % in einer stationären Einrichtung (Bundesministerium für Familie, 2017).

Ausstattung der Wohnungen in Privathaushalten
Die häuslichen Wohnbedingungen älterer Menschen haben sich in den letzten Jahrzehnten deutlich verbessert, wenn auch der Anteil an barrierearmem und damit altengerechtem Wohnraum noch deutlich zu gering ist (Nowossadeck & Engstler, 2017a). Mit den Daten des Deutschen Alterssurveys (DEAS) 2017 lassen sich Bedingungen der Barrierefreiheit in den Wohnungen der 40- bis 85-Jährigen analysieren.

Zu den wichtigsten Voraussetzungen für Alltagsmobilität im Wohnbereich gehört der **barrierefreie Zugang zur Wohnung bzw. zum Haus.** Ältere Menschen sind häufig eingeschränkt in ihrer Fähigkeit, Treppen zu steigen. So kann eine Wohnumgebung mit Barrieren die Mobilität beeinträchtigen, wenn zum Beispiel Hilfsmittel wie Rollatoren über mehrere Treppenabsätze transportiert werden müssen. Neben älteren können auch jüngere Menschen von der Barrierefreiheit des Wohnhauses profitieren, z. B. wenn sie Kinderwagen in obere Stockwerke transportieren müssen oder wenn sie ebenfalls in ihrer Mobilität beeinträchtigt sind (Nowossadeck & Engstler, 2017b). Im DEAS 2017 hat nur etwas mehr als ein Viertel der befragten 40- bis 85-Jährigen angegeben, einen barrierefreien Zugang zur Wohnung bzw. zum Haus zu haben (Abb. 3.5). Dabei gibt es zwischen den Altersgruppen keine gravierenden Unterschiede, auch bei Personen der ältesten Altersgruppe (70–85 Jahre) ist dieser Anteil mit 27,3 % relativ gering. Personen, die selbst funktionale Einschränkungen angeben, haben nicht häufiger einen barrierefreien Zugang zur Wohnung als nicht funktional eingeschränkte Befragte.

Ähnlich wie mit dem Zugang zur Wohnung verhält es sich mit der Bewegungsfreiheit innerhalb der Wohnung. **Stufen im Haus und höhere Schwellen**

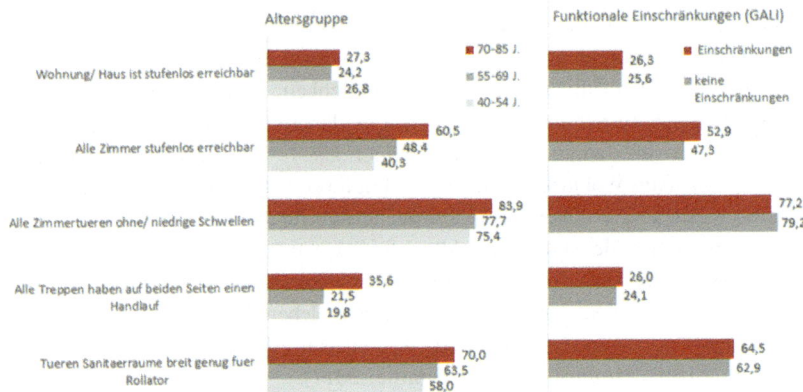

Abb. 3.5 Ausgewählte Merkmale der Barrierefreiheit innerhalb der Wohnungen der 40-bis 85-Jährigen nach Altersgruppe und funktionalen Einschränkungen, 2017. (Daten: DEAS 2017, gewichtete Daten, n = 5,358)

sind potenzielle Stolperfallen und Sturzauslöser und sie erschweren die Beweglichkeit mit Rollator innerhalb der Wohnung (Nowossadeck & Engstler, 2017b). Etwa die Hälfte aller Befragten (48,7 %) kann alle **Zimmer ohne Stufen** erreichen. Das trifft überdurchschnittlich häufig auf die älteste Gruppe (60,5 %) und auf Personen mit funktionalen Einschränkungen (52,9 %) zu. Bei etwa drei Viertel (78,5 %) der Befragten haben die Zimmertüren **keine oder nur niedrige Schwellen.** Auch hier sind die 70- bis 85-Jährigen mit 83,9 % häufiger vertreten, Befragte mit funktionalen Einschränkungen unterscheiden sich hingegen nicht vom Durchschnitt.

Beidseitige Handläufe bei Treppen erhöhen Sicherheit und Stabilität beim Treppensteigen für Menschen, die entweder beide Hände für einen sicheren Halt auf der Treppe benötigen oder die nur eine ihrer Hände benutzen können. Nur etwa jede und jeder vierte 40- bis 85-Jährige (24,5 %) hat diese beidseitigen Handläufe an Treppen. Die 70- bis 85-Jährigen können mit 35,6 % dieses Ausstattungsmerkmal überdurchschnittlich häufig nutzen im Vergleich zu jüngeren Altersgruppen (40 bis 54 Jahre: 19,8 %, 55 bis 69 Jahre: 21,5 %).

Knapp zwei Drittel (63,2 %) der Bäder der 40- bis 85-Jährigen haben eine **Badezimmertür, die mindestens 80 cm breit** und damit für den Zugang mit Rollator oder Rollstuhl geeignet ist. Bei der ältesten Gruppe der 70- bis 85-jährigen Befragten gaben 70 % an, einen barrierefreien Zugang zum Bad zu haben. Bei funktional eingeschränkten Befragten ist der Anteil nicht überdurchschnittlich groß (64,5 %).

Zusammenfassend lässt sich ableiten, dass mit zunehmender Altersgruppe die Merkmale barrierefreien Wohnens etwas häufiger erfüllt sind, aber trotzdem nicht in ausreichendem Maß. Befragten mit funktionalen Einschränkungen scheinen nicht automatisch über einen besseren Komfort in Hinblick auf Barrierefreiheit zu verfügen.

3.5   Wohnen und Gesundheit im Alter

Die gesellschaftlichen Herausforderungen entstehen weder nur aus der Tatsache, dass immer mehr Menschen ein hohes Alter erreichen, noch allein dadurch, dass biologisches Altern mit zunehmenden Einschränkungen von Körperfunktionen und -strukturen verbunden ist. Sie resultieren vielmehr aus der Kombination der genannten Prozesse. Eine zunehmende Anzahl alter und hochaltriger Menschen weist in der Folge immer mehr und stärkere gesundheitliche Einschränkungen auf.

Diese Zunahme gesundheitlicher Einschränkungen hat nicht nur Auswirkungen auf die Gesundheitsversorgung, sondern auch auf einen weiteren wichtigen Lebensbereich, das Wohnen. Je stärker die gesundheitlichen Einschränkungen ausfallen, umso größer sind wohnbezogene Auswirkungen. Werden zunächst „nur" barrierearme oder barrierefreie Wohnungen benötigt, gewinnen mit zunehmenden gesundheitsbedingten Einschränkungen andere Wohnformen an Bedeutung: vom betreuten Wohnen hin zum Leben in stationären Alten- und Pflegeeinrichtungen.

Umgekehrt haben Fragen des Wohnens im Alter auch Einfluss auf den Gesundheitszustand. Stürze und Sturzangst sind hierbei an erster Stelle zu nennen. Ungünstige Wohnlagen können zu einem Bewegungsmangel beitragen. Die Gestaltung von Wohnungen unter Berücksichtigung dieser und ähnlich gelagerter Problemlagen lässt sich unter dem Begriff „altersgerechtes Wohnen" subsumieren: Wohnen in der Stadt und auf dem Land (insbesondere in stark ländlichen Regionen), Wohnen in Miet- und Eigentumswohnungen sowie in Gemeinschaftsunterkünften bringt altersbedingte Herausforderungen mit sich, denen zunehmend besser gerecht zu werden ist. Abb. 3.6 zeigt die Wechselbeziehungen auf.

Wohnen und Gesundheit stehen vor allem im höheren Lebensalter in einer engen Beziehung. Gute oder weniger gute Wohnverhältnisse und Wohnumgebungen können die Gesundheit Älterer positiv oder negativ beeinflussen. Andererseits

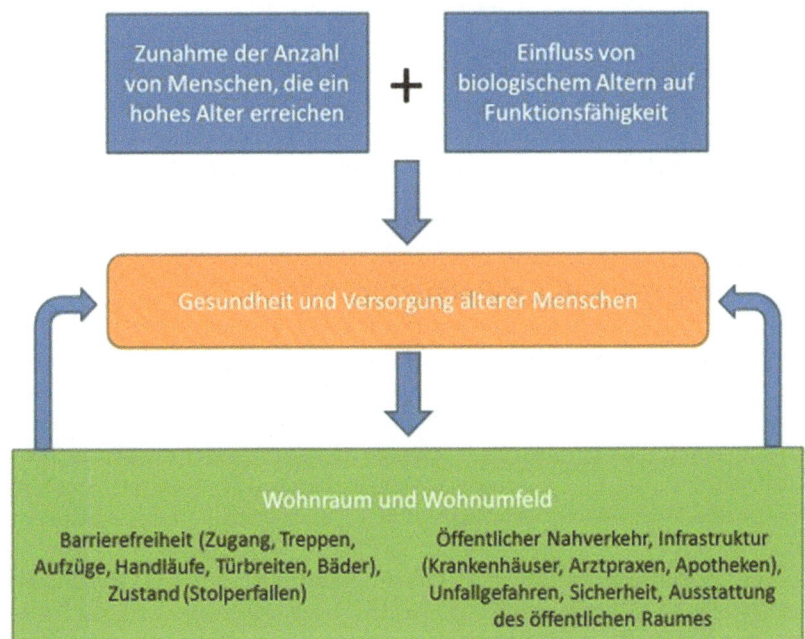

Abb. 3.6 Zusammenhänge zwischen demografischen Faktoren, Wohnung und Gesundheit älterer Menschen

führen gesundheitliche Einschränkungen dazu, dass Ältere in der Wahl der Wohnform zunehmend eingeschränkt sind. Erforderlich werdende Barrierearmut oder Barrierefreiheit von Wohnungen und Wohnumgebungen sind einerseits Möglichkeiten, Auswirkungen gesundheitlicher Einschränkungen auf das Alltagsleben und die Lebensqualität zu reduzieren, und andererseits Ereignisse wie Stürze oder Unfälle in der Wohnung, die Auswirkungen auf die Gesundheit haben (life changing injuries), zu vermeiden. Aus stärkeren gesundheitlichen Einschränkungen resultiert die Notwendigkeit, die eigene Wohnung zu verlassen und in anderen Wohnformen zu leben/leben zu müssen. Diese Beziehungen zwischen Wohnen und Gesundheit werden im Folgenden beleuchtet.

Wohnungs- und wohnumgebungsbedingte Verletzungen durch Stürze
Stürze treten bei zu Hause lebenden älteren Personen häufig auf, international wird geschätzt, dass jede dritte Person ab 65 Jahren einmal im Jahr stürzt

(Tinetti et al., 1988). Die Folgen sind meistens geringfügig, aber etwa jeder zehnte Sturz verursacht behandlungsbedürftige Verletzungen (Icks et al., 2005). Für Deutschland liegen Daten zur Häufigkeit von Stürzen älterer Menschen in Privathaushalten aus verschiedenen Studien vor. Analysen auf Basis von Daten aus DEGS1 und der Studie „Activity and Function of the Elderly in Ulm" (ActiFE-Ulm), zeigen, dass Frauen häufiger stürzen als Männer und dass ein Zehntel aller Befragten zwischen 65 und 80 Jahren mehr als einmal im letzten Jahr gestürzt ist (Rapp et al., 2014).

Die Ursachen für Stürze sind vielfältig und können in zwei Hauptkategorien eingeteilt werden: in persönliche (intrinsische) und umgebungsbezogene (extrinsische) Faktoren. Zu den intrinsischen Faktoren zählen vor allem Balance- und Gangstörungen, Erkrankungen, die die Mobilität einschränken (z. B. Schlaganfall, Arthrose, Multiple Sklerose), Beeinträchtigungen des Sehens, der Kognition oder medikamentöse Einflüsse, z. B. durch Psychopharmaka, Sedativa oder bestimmte Herz-Kreislauf-Medikamente, sowie die gleichzeitige Anwendung vieler verschiedener Medikamente (Polypharmazie) (Balzer et al., 2012).

Zu den umgebungsbezogenen Faktoren gehören Einflüsse aus dem häuslichen Umfeld und der Wohnumgebung. In den allermeisten Wohnungen und Wohnumgebungen lauern potenzielle Gefahrenquellen, die je nach körperlicher und/oder kognitiver Verfassung älterer Menschen zu Stürzen führen können. Umweltfaktoren spielen bei schätzungsweise 30 bis 50 % der Stürze eine Rolle (Pighills et al., 2019); das Vorhandensein von Gefahrenquellen ist allerdings nicht verantwortlich für das Sturzgeschehen, maßgeblich ist die Interaktion zwischen den persönlichen Fähigkeiten und den umgebenden Gefahrenquellen (Lord et al., 2006).

Risikofaktoren im häuslichen und außerhäuslichen Bereich
Im Folgenden werden die wichtigsten Faktoren aus der Umwelt bzw. dem Wohnraum und -umfeld beschrieben (Balzer et al., 2012; Ambrose et al., 2013; Jansenberger, 2011; Todd & Skelton, 2004; Deutsche Gesellschaft für Allgemeinmedizin und Familienmedizin (DEGAM), 2004), die bei allen älteren Menschen, aber besonders für Menschen mit Erkrankungen (z. B. Arthrose oder Herzerkrankungen) oder Funktionseinschränkungen (z. B. Limitationen der Mobilität, Seheinschränkungen) problematisch werden können, weil sie z. B. zu Einschränkungen in ihrer Mobilität, zu Unfällen oder Stürzen führen können.

Mangelnde Beleuchtung: Sowohl in häuslichen als auch in der außerhäuslichen Umgebung können aufgrund von schlechter Ausleuchtung Stolperfallen nicht erkannt werden. Blendlicht (Gegenlicht) kann dazu führen, dass Barrieren und Hindernisse nicht rechtzeitig wahrgenommen werden.

Treppen: Gewohnte Stufenhöhen und -tiefen sind für viele Ältere gut bewältigbar; sind Stufen allerdings höher oder tiefer als üblich oder die Stufenkanten nicht sichtbar, kann es zu Stürzen kommen. Auch enge, steile oder stark gewendelte Treppen stellen ein Unfallrisiko dar.

Fehlende Haltemöglichkeiten: Fehlen in Badezimmern (Duschen, Wannen oder WC), an Treppen oder Gefällen angemessene Haltemöglichkeiten, kann es bei intrinsischen Risikofaktoren wie z. B. Gangunsicherheiten zum Stolpern oder Fallen kommen.

Bodenbeschaffenheit: Unebenheiten und Kanten sowie rutschige Bodenbeläge, rutschende Teppiche, zu hohe oder lockere Türschwellen, feuchte und/oder glatte Fußböden stellen ein Sicherheitsrisiko dar.

Stolperfallen und Hindernisse: Lose Kabel auf dem Boden, lose Teppiche, Teppichkanten und -falten, zu hohe Bade- oder Duschwannenränder sowie lose herumliegende Gegenstände oder Haustiere können zum Stolpern und Hinfallen führen. Auch zu hohe oder zu niedrige Betten und/oder Stühle sowie Rollstühle oder Rollatoren ohne angemessene Bremswirkung tragen zum Sturzgeschehen bei.

Wetterbedingte Einflüsse: In Winterzeiten führen nicht geräumte oder gestreute Gehwege wegen Schnee oder Eis zu Stürzen. Gleiches gilt für glatte Böden, die bei Nässe besonders rutschig werden.

Zusammenfassend gilt, dass sowohl die Wohnung/das Haus als auch das Wohnumfeld von zu Hause lebenden älteren Menschen eine Reihe von Risiken bergen.

Screening-Maßnahmen zur Identifizierung von Risikofaktoren sind vielfältig. Die aufgeführten Umweltfaktoren werden z. B. in vielen Empfehlungen zur Sturzprophylaxe angesprochen, so z. B. von der Deutschen Gesellschaft für Allgemeinmedizin (DEGAM, 2004), und liefern Ansatzpunkte für Präventionsmaßnahmen (Hamm et al., 2016). Je nach Risikofaktor werden entsprechende Maßnahmen/Interventionen angeboten. So rät die DEGAM, das häusliche Umfeld zu optimieren, indem zum Beispiel die Beleuchtung angepasst, Stolperfallen beseitigt, Handläufe am Treppengeländer, ein rutschfester Bodenbelag oder ein Treppenlift angebracht werden.

Wohnform und Pflege

Am prägnantesten zeigt sich der Zusammenhang zwischen Wohnform und gesundheitlichen Einschränkungen in spezifischen Wohnangeboten für ältere Menschen und in institutionellen Wohnformen, in welchen eine (umfassende)

Pflege gewährleistet wird. Das Wohnen und Leben in institutionellen Pflegeein-richtungen und nicht in der eigenen Wohnung stellt eine bedeutende Umstellung im Leben älterer Menschen und ein Umzug in eine Pflegeeinrichtung im höheren Alter eine Herausforderung dar. Andererseits kann diese Wohnform mögli-cherweise dazu beitragen, dass ein Leben ermöglicht wird, das in privaten Wohnformen (Wohnen im Privathaushalt) weniger oder kaum noch möglich wäre oder nur mit massiven Einschränkungen und Risiken für den Gesundheitszustand und das Wohlergehen.

Wohnmobilität im Alter und „aging in place"
Zunehmende altersbedingte gesundheitliche Einschränkungen können einen Wohnungswechsel nach sich ziehen bzw. erforderlich machen. Dieser als Wohn-mobilität im Alter bezeichnete Prozess der Anpassung der Wohnsituation an in höheren Lebensjahren veränderte Wohnbedürfnisse soll altersgerechtes Wohnen besser ermöglichen. Unter altersgerechtem Wohnen wird nicht nur eine barrie-refreie resp. barrierearme Wohnung verstanden, sondern auch ein barrierefreies resp. barrierereduziertes Wohnumfeld, das ortsnahe Verfügbarkeit wesentlicher Infrastruktureinheiten sowie soziale und pflegerische Unterstützungsangebote aufweist (Kremer-Preiß et al., 2011). In diesem Sinne motivierte Umzüge setzen eine entsprechende Verfügbarkeit von altersgerechten Wohnungen in ausrei-chender Qualität und Quantität voraus. Wie die DEAS-Analyseergebnisse (siehe Kap. 4) zeigen, stehen altersgerechter Wohnraum und insbesondere barrierefreie Wohnungen in nicht ausreichendem Maße zur Verfügung. Dieses Manko kann durch Neubau wie auch Umbau von bestehenden Wohnungen reduziert werden. Weil ältere Menschen zumeist das Verbleiben in ihrer eigenen Wohnung oder dem eigenen Wohnumfeld präferieren („aging in place"), wird in einer alternden Gesellschaft der Wohnungsumbau weiter an Bedeutung gewinnen.

Sollte sich ein Umbau in eine altersgerechte Wohnung nicht realisieren las-sen, stellt ein entsprechender Umzug eine Option dar. Durch diese individuelle Wohnmobilität können sich Verbesserungen der Wohnsituation (d. h. der Woh-nung und des Wohnumfelds) wie auch des subjektiven Wohnerlebens ergeben (Oswald et al., 2011; Teti et al., 2013). Ziel dieses Umzugs können alle drei eingangs genannten Wohnformen sein.

Abb. 3.7 zeigt die Zahl derjenigen Menschen, die aus ihrer Gemeinde fortge-zogen sind, nach Altersjahren je 100.000 Einwohner. Diese Fortzugsraten lagen für das Jahr 2018 in einem Bereich zwischen 1000 und 4500 Fortzügen je 100.000 Einwohner. Insgesamt verließen im Jahr 2018 im Mittel ca. 22 Menschen im Alter ab 50 Jahren je 1000 gleichaltrige Einwohner ihre Heimatgemeinde.

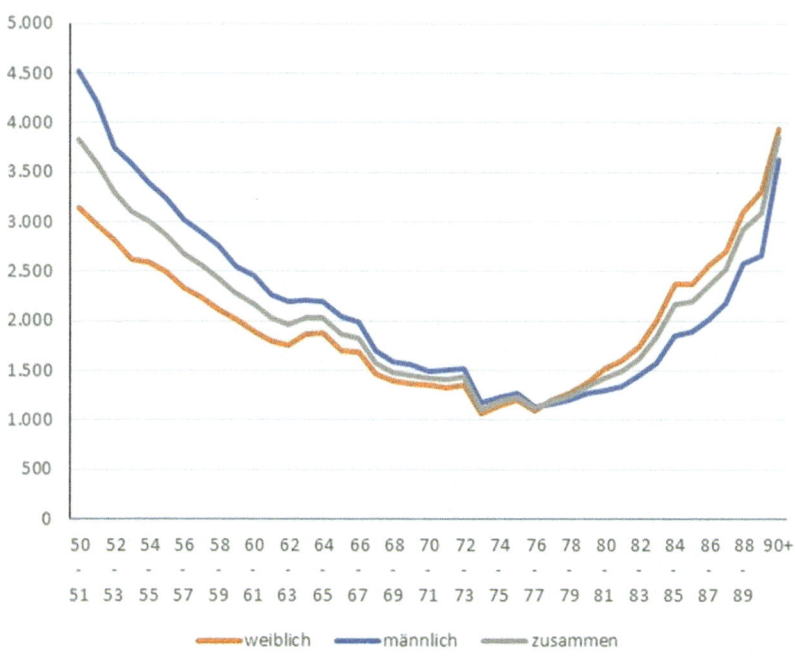

Abb. 3.7 Fortgezogene über Gemeindegrenzen nach Altersjahren je 100.000 gleichaltrige Einwohner, 2018. (Quelle: (Statistisches Bundesamt, 2020b, c), eigene Berechnungen)

Die Fortzugsraten erreichen für Menschen im Alter von ca. 75 Jahren einen Tiefstwert, steigen aber mit höherem Alter wieder deutlich an. Die Wanderungsstatistik des Statistischen Bundesamtes, der diese Daten entstammen, gibt zwar keine Auskunft über die Motive der Wanderungen oder darüber, in welche der drei oben genannten Hauptwohntypen (privates Wohnen, organisierte oder institutionelle Wohnformen) die Umzüge erfolgten. Die Vermutung, dass hierbei die gesundheitsbedingte Wohnmobilität im Alter eine wesentliche Rolle spielt, liegt jedoch nahe.

3.6 Herausforderungen für das gesunde Wohnen im Alter

Gesundes Wohnen im Alter umfasst, wie oben dargestellt, eine ganze Reihe von Faktoren, die auf individueller und gesellschaftspolitischer Ebene beeinflussbar oder steuerbar sind.

Der Gesundheitszustand und die Funktionsfähigkeit älterer Menschen variieren sehr stark und werden auch durch die soziale Lage geprägt (Chatterji et al., 2015). Für gesunde, aktive Menschen stellen beispielsweise Stufen keine Herausforderung dar, wohl aber für Menschen, die gesundheitsbedingte Mobilitätseinschränkungen aufweisen (Höpflinger, 2018). Auch kann die Barrierefreiheit von Wohnungen und Wohnumgebungen durch die soziale Lage bestimmt sein (Kümpers & Alisch, 2018).

Gesundheitszustand und Wohnbedingungen können sich wechselseitig beeinflussen, indem z. B. krankheitsbedingte Einschränkungen, wie Kurzatmigkeit aufgrund von Herz-Kreislauf-Erkrankungen oder Schmerzen aufgrund von Arthrose, den Bewegungsradius innerhalb und außerhalb der Wohnung bestimmen. Umgekehrt können ungünstige Wohnverhältnisse die Mobilität beeinträchtigen oder Stürze fördern, was wiederum den Gesundheitszustand kurz- und langfristig beeinträchtigen kann. Der Erhalt der Mobilität, die durch Wohnraumanpassungen und ein barrierearmes Umfeld gefördert wird, ist ein wichtiger Faktor, um möglichst gesund und unabhängig zu bleiben (Simonsick et al., 2005).

Auch beim Wohnen sind materielle Voraussetzungen mitbestimmend (Höpflinger, 2018). Angesichts der zu erwartenden demografischen und epidemiologischen Entwicklung in den kommenden Jahren stellen Bereitstellung von altersgerechten Wohnformen und Gewährleistung eines sicheren und barrierearmen Wohnumfelds eine bleibende Herausforderung dar.

Auf individueller Basis können Aufklärungskampagnen z. B. dazu beitragen, dass Unfälle und Stürze in der Wohnung oder im Wohnumfeld vermieden werden und ältere Menschen sich sicher zu Hause und im Umfeld bewegen können. Ein „One size fits all", also Maßnahmen, von denen alle älteren Menschen gleichermaßen profitieren, gibt es nicht, aber Barrierefreiheit und eine gute Infrastruktur bilden die Ausgangsbedingungen für ein langes, selbstständiges Leben im Privathaushalt. Ähnliches trifft auch für das betreute und institutionelle Wohnen zu. Zu berücksichtigen bleibt, dass Menschen mit kognitiven Einschränkungen andere Formen der Unterstützung benötigen als Aufklärung, Beseitigung von Barrieren oder einer gut ausgebauten Infrastruktur. Hier wurden beispielsweise Möglichkeiten entwickelt, wie Orientierungsschwierigkeiten, die mit einer

Demenz einhergehen, durch die Anordnung von Räumen oder der Farbgebung begegnet wird (Marquardt, 2014).

Über die formalen Wohnbedingungen hinaus sind auch die subjektiven Wohnbedürfnisse von Bedeutung, so wie es auch das Person-Environment-Fit-Modell im Alterskontext thematisiert (Oswald et al., 2005). Die Eignung des Lebensraums hängt also von der gegenseitigen Anpassung zwischen individuellen Bedürfnissen und formalen Gegebenheiten ab (Fernandez-Carro et al., 2015; Jann, 2015b). Damit einhergehen das subjektive Wohlbefinden und die Lebenszufriedenheit.

Literatur

Ambrose, A. F., Paul, G. & Hausdorff, J. M. (2013). Risk factors for falls among older adults: A review of the literature. *Maturitas, 75*(1), 51–61. https://doi.org/10.1016/j.maturitas. 2013.02.009.

Balzer, K., Bremer, M., Schramm, S., Lühmann, D. & Raspe, H. (2012). *Sturzprophylaxe bei älteren Menschen in ihrer persönlichen Wohnumgebung. HTA-Bericht 116.* Deutsches Institut für Medizinische Dokumentation und Information (DIMDI).

Beller, J. & Epping, J. (2020). Disability trends in Europe by age-period-cohort analysis: Increasing disability in younger cohorts. *Disability and Health Journal:100948.* https:// doi.org/10.1016/j.dhjo.2020.100948.

Bundesministerium für Familie, Senioren, Frauen und Jugend (Hrsg.) (2017). Siebter Altenbericht zur Lage der älteren Generation in der Bundesrepublik Deutschland: Sorge und Mitverantwortung in der Kommune – Aufbau und Sicherung zukunftsfähiger Gemeinschaften und Stellungnahme der Bundesregierung.

Bundesministerium für Gesundheit Begriffe A–Z: Pflegebedürftigkeit. https://www.bun desgesundheitsministerium.de/service/begriffe-von-a-z/p/pflegebeduerftigkeit.html. Zugegriffen: 06. Okt. 2021.

Bundesministerium für Gesundheit (2020). Zahlen und Fakten zur Pflegeversicherung. https://www.bundesgesundheitsministerium.de/fileadmin/Dateien/3_Downloads/Statis tiken/Pflegeversicherung/Zahlen_und_Fakten/Zahlen_und_Fakten_der_SPV_Juni_2 021_bf.pdf.

Chatterji, S., Byles, J., Cutler, D., Seeman, T. & Verdes, E. (2015). Health, functioning, and disability in older adults–present status and future implications. *Lancet (London, England), 385*(9967), 563–575. https://doi.org/10.1016/s0140-6736(14)61462-8.

Deutsche Gesellschaft für Allgemeinmedizin und Familienmedizin (DEGAM) (2004). Ältere Sturzpatienten. *DEGAM-Leitlinie, 4*, 25.

DIMDI (2010). ICF – Internationale Klassifikation der Funktionsfähigkeit, Behinderung und Gesundheit. https://www.dimdi.de/static/de/klassifikationen/icf/icfhtml2005/.

Dinkel, R. H. (2008). Was ist demographische Alterung? Der Beitrag der demographischen Parameter zur demographischen Alterung in den alten Bundesländern seit (1950). In: H. Häfner & U. M. Staudinger (Hrsg.), *Was ist Alter(n)? Neue Antworten auf eine scheinbar einfache Frage* (S. 97–117). Springer.

Doblhammer, G. & Kreft, D. (2011). Länger leben, länger leiden? *Bundesgesundheitsblatt – Gesundheitsforschung – Gesundheitsschutz, 54*(8), 907. https://doi.org/10.1007/s00103-011-1315-0.

Fernandez-Carro, C., Modenes, J. A. & Spijker, J. (2015). Living conditions as predictor of elderly residential satisfaction. A cross-European view by poverty status. *European Journal of Ageing, 12*(3), 187–202. https://doi.org/10.1007/s10433-015-0338-z.

Granbom, M., Iwarsson, S., Kylberg, M., Pettersson, C. & Slaug, B. (2016). A public health perspective to environmental barriers and accessibility problems for senior citizens living in ordinary housing. *BMC Public Health, 16*(1), 772. https://doi.org/10.1186/s12889-016-3369-2.

Grünheid, E. (2015). Regionale Aspekte des demografischen Wandels. Hrsg. vom Bundesinstitut für Bevölkerungsforschung. urn:nbn:de:bib-var-2015-025.

Hamm, J., Money, A. G., Atwal, A. & Paraskevopoulos, I. (2016). Fall prevention intervention technologies: A conceptual framework and survey of the state of the art. *Journal of Biomedical Informatics, 59*, 319–345. https://doi.org/10.1016/j.jbi.2015.12.013.

Höpflinger, F. (2018). Wohnen und Wohnmobilität im Alter. In: K. Schroeter, C. Vogel & H. Künemund (Hrsg.), *Handbuch Soziologie des Alter(n)s. Springer Reference Sozialwissenschaften.* (S. 1–24). Springer VS. https://doi.org/10.1007/978-3-658-09630-4_21-1.

Icks, A., Becker, C. & Kunstmann, W. (2005). Sturzprävention bei Senioren: Eine interdisziplinäre Aufgabe. *Dtsch Arztebl, 102*(A-2150/B-1812/C-1716), 31–32.

Jann, A. (2015a). Age-Wohnmatrix. *Zeitschrift für Gerontologie und Geriatrie, 48*(2), 164–168. https://doi.org/10.1007/s00391-013-0566-9.

Jann, A. (2015b). Reflexionen zur Frage des guten Wohnens beim Älterwerden. *Zeitschrift für Gerontologie und Geriatrie, 48*(3), 270–274. https://doi.org/10.1007/s00391-014-0656-3.

Jansenberger, H. (2011). *Sturzprävention in Therapie und Training.* Thieme.

Kremer-Preiß, U., Mehnert, T. & Stolarz, H. (2011). Wohnen im Alter – Marktprozesse und wohnungspolitische Handlungsbedarf. *Forschungen des Bundesministerium für Verkehr, Bau und Stadtwicklung (BMVBS),* Heft 147.

Kümpers, S. & Alisch, M. (2018). Ungleichheiten des Alter(n)s in sozialräumlicher Perspektive. In: C. Bleck, A. van Rießen & R. Knopp (Hrsg.), *Alter und Pflege im Sozialraum.* Springer VS. https://doi.org/10.1007/978-3-658-18013-3_4.

Lord, S. R., Menz, H. B. & Sherrington, C. (2006). Home environment risk factors for falls in older people and the efficacy of home modifications. *Age and Ageing, 35*(2), ii55–ii59. https://doi.org/10.1093/ageing/afl088.

Marquardt, G. (2014). Dementia-Friendly Architecture. *Bridging the boundaries: Human experience in the natural and built environment and implications for research, policy, and practice, 5*, 33.

Menning, S., Nowossadeck, E. & Maretzke, S. (2010). Regionale Aspekte der demografischen Alterung. *Report Altersdaten 1–2/2010.* Deutsches Zentrum für Altersfragen.

Nowossadeck, E. & Fiebig, J. (2017). „Älter, weniger, bunter": der demografische Wandel in Deutschland. *UMID: Umwelt und Mensch – Informationsdienst, 2*(2017), 62–72.

Nowossadeck, E., von der Lippe, E. & Lampert, T. (2019). Entwicklung der Lebenserwartung in Deutschland – Aktuelle Trends. *Journal of Health Monitoring, 4*(1), 41–48.

Nowossadeck, S. & Engstler, H. (2017a). Barrierefreiheit in den Wohnungen der 40- bis 85-Jährigen. *DZA-Fact Sheet.* Deutsches Zentrum für Altersfragen.

52   J. Fuchs et al.

Nowossadeck, S. & Engstler, H. (2017b). Wohnung und Wohnkosten im Alter. In: K. Mahne, J. K. Wolff, J. Simonson & C. Tesch-Römer (Hrsg.), *Altern im Wandel*. Springer VS. https://doi.org/10.1007/978-3-658-12502-8_19.

Oeppen, J. & Vaupel, J. W. (2002). Broken limits to life expectancy. *Science, 296*(5570), 1029–1031. https://doi.org/10.1126/science.1069675.

Oswald, F., Hieber, A., Wahl, H.-W. & Mollenkopf, H. (2005). Ageing and person-environment fit in different urban neighbourhoods. *European journal of ageing, 2*(2), 88–97. https://doi.org/10.1007/s10433-005-0026-5.

Oswald, F., Jopp, D., Rott, C. & Wahl, H. W. (2011). Is aging in place a resource for or risk to life satisfaction? *The Gerontologist, 51*(2), 238–250. https://doi.org/10.1093/geront/gnq096.

Pighills, A., Drummond, A., Crossland, S. & Torgerson, D. J. (2019). What type of environmental assessment and modification prevents falls in community dwelling older people? *BMJ, 364*, l880. https://doi.org/10.1136/bmj.l880.

Portela, D., Almada, M., Midão, L. & Costa, E. (2020). Instrumental Activities of Daily Living (iADL) limitations in Europe: An assessment of SHARE Data. *International Journal of Environmental Research and Public Health, 17*(20), 7387. https://doi.org/10.3390/ijerph17207387.

Rapp, K., Freiberger, E., Todd, C., Klenk, J., Becker, C., Denkinger, M., Scheidt-Nave, C. & Fuchs, J. (2014). Fall incidence in Germany: Results of two population-based studies, and comparison of retrospective and prospective falls data collection methods. *BMC geriatrics, 14*(1), 105. https://doi.org/10.1186/1471-2318-14-105.

Rau, R., Soroko, E., Jasilionis, D. & Vauper, J. W. (2008). Continued reductions in mortality at advanced ages. *Population and Development Review, 34*(4), 747–768.

Robert Koch-Institut (2015). *Gesundheit in Deutschland. Gesundheitsberichterstattung des Bundes. Gemeinsam getragen von RKI und Destatis*. RKI.

Scharein, M. G. (2012). Altersstruktur, Fertilität, Mortalität und Migration – Vier Komponenten befeuern den demografischen Wandel. *Bevölkerungsforschung Aktuell, 33*(1), 23–24.

Schwarz, K. (1997). Bestimmungsgründe der Alterung einer Bevölkerung – Das deutsche Beispiel. *Zeitschrift für Bevölkerungswissenschaft, 22*, 347–359.

Simonsick, E. M., Guralnik, J. M., Volpato, S., Balfour, J. & Fried, L. P. (2005). Just get out the door! Importance of walking outside the home for maintaining mobility: Findings from the women's health and aging study. *Journal of the American Geriatrics Society, 53*(2), 198–203. https://doi.org/10.1111/j.1532-5415.2005.53103.x.

Statistisches Bundesamt (2019). *Bevölkerungsentwicklung bis 2060. Ergebnisse der 14 koordinierten Bevölkerungsvorausberechnung*. Statistisches Bundesamt.

Statistisches Bundesamt (2020a). *Bevölkerung und Erwerbstätigkeit 2019. Haushalte und Familien. Ergebnisse des Mikrozensus*. Statistisches Bundesamt.

Statistisches Bundesamt (2020b). *Bevölkerung und Erwerbstätigkeit. Wanderungen, Fachserie 1, Reihe 1.2*. Statistisches Bundesamt.

Statistisches Bundesamt (2020c). Fortschreibung des Bevölkerungsstandes. http://www.gbe-bund.de/. Zugegriffen: 16. Okt. 2020.

Statistisches Bundesamt (2020d). Pflegestatistik – Ambulante und stationäre Pflegeeinrichtungen: Grunddaten, Personalbestand, Pflegebedürftige, Empfänger und Empfängerinnen von Pflegegeldleistungen. http://www.gbe-bund.de. Zugegriffen: 25. Sept. 2020.

Teti, A., Grittner, U., Kuhlmey, A. & Blüher, S. (2013). Wohnmobilität im Alter. *Zeitschrift für Gerontologie und Geriatrie, 47*(4), 320. https://doi.org/10.1007/s00391-013-0538-0.

Tinetti, M. E., Speechley, M. & Ginter, S. F. (1988). Risk factors for falls among elderly persons living in the community. *The New England Journal of Medicine, 319*(26), 1701–1707. https://doi.org/10.1056/nejm198812293192604.

Todd, C. & Skelton, D. (2004). *What are the main risk factors for falls among older people and what are the most effective interventions to prevent these falls?* Health Evidence Network report.

Open Access Dieses Kapitel wird unter der Creative Commons Namensnennung 4.0 International Lizenz (http://creativecommons.org/licenses/by/4.0/deed.de) veröffentlicht, welche die Nutzung, Vervielfältigung, Bearbeitung, Verbreitung und Wiedergabe in jeglichem Medium und Format erlaubt, sofern Sie den/die ursprünglichen Autor(en) und die Quelle ordnungsgemäß nennen, einen Link zur Creative Commons Lizenz beifügen und angeben, ob Änderungen vorgenommen wurden.

Die in diesem Kapitel enthaltenen Bilder und sonstiges Drittmaterial unterliegen ebenfalls der genannten Creative Commons Lizenz, sofern sich aus der Abbildungslegende nichts anderes ergibt. Sofern das betreffende Material nicht unter der genannten Creative Commons Lizenz steht und die betreffende Handlung nicht nach gesetzlichen Vorschriften erlaubt ist, ist für die oben aufgeführten Weiterverwendungen des Materials die Einwilligung des jeweiligen Rechteinhabers einzuholen.

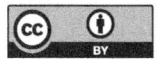

Einsamkeit im Alter: die geografische und psychosoziale Perspektive

4

Volker Cihlar, Anna Reinwarth und Sonia Lippke

4.1 Hintergrund: Einsamkeit im höheren Erwachsenenalter

Manche Menschen fühlen sich einsamer als andere (Mund et al., 2020). Trotz dieser gewissen Stabilität interindividueller Unterschiede ist das Empfinden von *Einsamkeit* von individuellen und differenziellen Veränderungen in allen Altersgruppen geprägt (Mund et al., 2020). Einsamkeit stellt einen negativen und stressreichen emotionalen Zustand dar, der aus der Diskrepanz zwischen gewünschtem und aktuellem Ausmaß der sozialen Verbundenheit eines Menschen entsteht (Cacioppo & Hawkley, 2009). Dabei wird die gefühlte Einsamkeit unterschieden von Alleinsein und mangelnder Netzwerkeinbindung (Wohn- und Lebenssituation) oder objektiver sozialer Isolation (Hawkley et al., 2009). Diese können objektiv, von außen beobachtet, müssen jedoch nicht negativ wahrgenommen werden. Alleinsein ist nicht automatisch ein negativer Zustand, sondern kann

---

Die Originalversion des Kapitels wurde revidiert. Ein Erratum ist verfügbar unter https://doi.org/10.1007/978-3-658-34386-6_19

V. Cihlar (✉)
Bundesinstitut für Bevölkerungsforschung (BiB), Wiesbaden, Deutschland
e-mail: volker.cihlar@bib.bund.de

A. Reinwarth
Universitätsmedizin der Johannes Gutenberg-Universität, Mainz, Deutschland
e-mail: anna.reinwarth@unimedizin-mainz.de

S. Lippke
Jacobs University, Bremen, Deutschland
e-mail: s.lippke@jacobs-university.de

© Der/die Autor(en) 2022, korrigierte Publikation 2023
A. Teti et al. (Hrsg.), *Wohnen und Gesundheit im Alter,*
Vechtaer Beiträge zur Gerontologie, https://doi.org/10.1007/978-3-658-34386-6_4

auch sehr förderlich wirken und selbstgewählt sein. Dagegen ist Einsamkeit ein rein subjektiver Zustand, der durch Unwohlsein bis zum Leidensdruck gekennzeichnet ist und eine funktionale Bedeutung hat: Einsamkeit kann die Funktion haben, Menschen zu motivieren, sich mit anderen Menschen zu vernetzen und die Qualität dieser Beziehungen zu optimieren, sodass sich die Betroffenen (wieder) besser bzw. gut verstanden fühlen und in Resonanz mit anderen Menschen kommen (Cacioppo & Cacioppo, 2018; Damsgaard et al., 2020).

Damit soll Einsamkeit nicht nur als Risiko, sondern genauso als Ressource verstanden werden wie andere *persönlichkeitsbezogene Ressourcen* (z. B. Schutter et al., 2020). Persönlichkeitsfaktoren und Einsamkeit wurden wiederholt als zusammenhängend gefunden, wobei Extraversion (r = −0,370), Verträglichkeit (r = −0,243), Gewissenhaftigkeit (r = −0,202) und Offenheit (r = −0,107) mit weniger Einsamkeit zusammenhingen und Neurotizismus (r = 0,358) im positiven Zusammenhang mit Einsamkeit stand (Buecker et al., 2020). Dies ist inhaltlich nachvollziehbar, da Menschen, die beispielsweise eine höhere Verträglichkeit aufweisen, stärker in der Lage sind, auf andere Menschen zuzugehen, ihnen positiv und offen zu begegnen und nach Enttäuschungen auch zu verzeihen (Schutter et al., 2020).

Die *Evolutionary Theory of Loneliness* (Cacioppo & Cacioppo, 2018) erklärt das Erleben von Einsamkeit durch eine Kombination aus Anlage (d. h. Persönlichkeit, Gene) und Umweltfaktoren. Einsamkeit kann als Warnsignal anzeigen, dass soziale Beziehungen gefährdet oder bereits beschädigt sind. Sie hat die evolutionsbiologische Funktion, einsamen Menschen den Impuls zu geben, sich mit für sie bedeutsamen Menschen zu verbinden und Beziehungen (wieder-) herzustellen, zu verbessern oder neu aufzubauen. Damit legt Einsamkeit eine wichtige Grundlage für Verhaltensinitiierung und kann als Risikowahrnehmung eine Änderungsmotivation sein und intentionsbildend wirken.

Gesellschaftlich ist Einsamkeit ein Indikator dafür, dass nicht nur einzelne Menschen ausgeschlossen werden, sondern dass sich ganze soziale Gruppenverbindungen, also der gesellschaftliche Zusammenhalt, auflösen. *Finanzielle Ressourcen* wie Einkommen können der Einsamkeit entgegenwirken, indem Menschen bspw. an Kulturveranstaltungen teilnehmen (Lippke et al., 2020). Wenn jedoch Bevölkerungsgruppen wie Rentner und Rentnerinnen mit geringen Bezügen sich nicht in der Lage fühlen, an der Gesellschaft zu partizipieren, dann ist dies zum einen eine individuelle, aber auch eine gesellschaftliche Herausforderung (Hajek & König, 2020).

Einsamkeit weist Zusammenhänge mit der *Wohn- und Lebenssituation* auf: Alleinleben (in einem Einpersonenhaushalt) kann mit psychischen Belastungen und weniger Kontaktmöglichkeiten einhergehen (Gyasi et al., 2020). In einer

Studie mit Daten aus England hat sich gezeigt, dass der Wohnort selbst nicht relevant ist, jedoch der Deprivationsscore bzw. die relative Benachteiligung des Wohnumfeldes: Höhere Einsamkeitsniveaus wurden in stärker benachteiligten Gebieten gefunden. Generell ist jedoch der Wohnort weniger von Bedeutung als individuelle Faktoren (Shovestul et al., 2020).

Menschen ohne Kinder und ohne Partner/Partnerin sowie diejenigen, die in einem Einpersonenhaushalt leben, berichten häufiger von Einsamkeit (Beutel et al., 2017; Gyasi et al., 2020). Jedoch können sich Menschen auch mit Partner einsam fühlen: Bei subjektiv eingeschätzter, niedriger Partnerschaftsqualität, z. B. weil es häufig zu Meinungsverschiedenheiten kommt, fühlen sich verheiratete Menschen einsamer als bei hoch bewerteter Partnerschaftsqualität (Hsieh & Hawkley, 2018; Warner & Kelley-Moore, 2012). Partnerschaft kann als protektiver Faktor wirken und scheint nicht durch Freundschaften kompensierbar zu sein (Hsieh & Hawkley, 2018). Eine Studie aus Deutschland konnte zwar zeigen, dass Partnerschaftsstatus und die Zufriedenheit mit dem Alleinsein mit zunehmendem Alter weniger bedeutend waren (Böger & Huxhold, 2020), jedoch bleibt die Frage offen, ob Partnerschaft allgemein negativ mit Einsamkeit korreliert ist oder ob die *Qualität* der Partnerschaft stärker von Bedeutung ist: Anzunehmen ist, dass eine Partnerschaft nur dann als Ressource wirkt, wenn sie von hoher Qualität und nicht durch häufige *Meinungsverschiedenheiten* geprägt ist.

Partnerlosigkeit und das Leben in einem *Einpersonenhaushalt* können mit der Gefahr der Vereinzelung einhergehen, wenn aufgrund von Berentung der gewohnte Kontakt zu Arbeitskollegen entfällt. Auch wenn der Übergang in den Ruhestand nicht automatisch mit einem Anstieg von Einsamkeit verbunden ist, haben Analysen gezeigt, dass die Interaktion aus Ruhestand und Einsamkeit negative Auswirkungen auf die psychische und körperliche Gesundheit nehmen kann (Segel-Karpas et al., 2018). Damit gewinnt Einsamkeit als Risikofaktor in der Übergangsphase in den Ruhestand an Bedeutung.

Gesundheitliche Ressourcen sind eine wichtige Voraussetzung, um Einsamkeit vorzubeugen oder sie zu überwinden: Menschen, die sich als einsam wahrnehmen und darüber hinaus aufgrund von Mobilitätseinschränkungen ihre Wohnung nicht verlassen sowie aufgrund von Sinneseinschränkungen auch nicht technikvermittelt sozial eingebunden sind, laufen Gefahr, dass ihre Einsamkeit bestehen bleibt oder sich sogar noch verstärkt (Smith, 2020). In Deutschland ist jeder zehnte Mensch von Einsamkeit betroffen (Beutel et al., 2017) und dies gleichermaßen vor einigen Dekaden und heutzutage bzw. vor der Covid-19-Pandemie. Einsamkeit zeigt relativ stabile Verläufe, sodass Menschen, die sich über eine gewisse Zeit einsam fühlen, oft längerfristig in diesem Zustand verbleiben (Mund et al., 2020). Unterstützung, um der Einsamkeit entgegenzuwirken, muss aus anderen Lebensbereichen, wie z. B. Familie, bürgerschaftlichem Engagement oder

Vereinsstrukturen, kommen (Penninkilampi et al., 2018). Welche spezifischen Konstellationen sich bei Menschen im Übergang in den Ruhestand hinsichtlich Einsamkeit zeigen, hat bisher wenig Aufmerksamkeit erfahren und soll entsprechend untersucht werden, indem insbesondere das *Wohnumfeld* und die *Wohn- und Lebenssituation* sowie *sozioökonomische Faktoren* und *Gesundheit* im Zusammenhang mit Einsamkeit genauer betrachtet werden.

4.2   Stichprobe, Fragestellung und Methodik

Die empirische Untersuchung basiert auf den Daten der Panelstudie *Transitions and Old Age Potential (TOP)*. Diese umfasst drei Befragungszeitpunkte im Abstand von jeweils drei Jahren zwischen 2013 und 2019 von Personen der deutschsprachigen Wohnbevölkerung, welche zwischen 1942 und 1958 geboren und telefonisch befragt wurden (Mergenthaler et al., 2021). Einsamkeit wurde erstmals zum dritten Messzeitpunkt erfasst, weshalb die Analysestichprobe die Stichprobe des dritten Befragungszeitpunktes darstellt (N = 1.559).

Die Fragestellung dieses Beitrags bezieht sich auf den Zusammenhang der Wohn- und Lebenssituation mit dem Empfinden von Einsamkeit älterer Menschen. In Bezug auf diese Fragestellung werden zunächst Einsamkeitsgefühle in der Übergangsphase zwischen Erwerbstätigkeit und Ruhestand im Zusammenhang mit potenziellen Einflussfaktoren analysiert. Dazu werden die Einzelitems der UCLA Loneliness Scale-Kurzform (Hughes et al., 2004) und deren Verteilung über vielfältige Indikatoren des Wohnumfelds, der Lebenssituation, von Ressourcen sowie von soziodemografischen Merkmalen mithilfe von Varianz- und Häufigkeitsanalysen untersucht. Im Anschluss wird der Indexwert der UCLA Loneliness Scale als abhängige Variable in einer schrittweisen linearen Regressionsanalyse in fünf Modellen verwendet, um den multivariaten Vorhersagewert derjenigen Variablen zu ermitteln, die sich in der deskriptiven Analyse als aussagekräftig herausgestellt haben.

Die UCLA Loneliness Scale (Russell et al., 1978) setzt sich in der verwendeten Kurzform (Hughes et al., 2004) aus drei Variablen zusammen: soziale Isolation (*SI*), das Gefühl, außen vor zu sein, (*AS*) und fehlende Gesellschaft anderer (*FG*). Die Variable SI ist durch die Frage *Wie häufig fühlen Sie sich sozial isoliert?* definiert. Die Frage *Wie häufig haben Sie das Gefühl, außen vor zu sein?* wurde allen Teilnehmern zur Erfassung von AS gestellt, während FG durch die Frage *Wie häufig haben Sie das Gefühl, dass Ihnen die Gesellschaft anderer fehlt?* erfasst wurde. Tab. 4.1 zeigt die Verteilung der drei Items in der Stichprobe. Aufgrund der geringen Anteile in den Kategorien *oft* und *manchmal* wurden diese beiden Kategorien für die deskriptive Analyse zur Kategorie *oft/manchmal*

Tab. 4.1 Verteilung der Einsamkeitsgefühle SI, AS und FG über Wohn- und Lebenssituation sowie über Ressourcen.

(Fortsetzung)

	Soziale Isolation (SI)				Außen vor sein (AS)				Gesellschaft anderer fehlt (FG)			
	Oft/Manchmal %/M(SA)	Selten %/M(SA)	Nie %/M(SA)	Signifikanz	Oft/Manchmal %/M(SA)	Selten %/M(SA)	Nie %/M(SA)	Signifikanz	Oft/Manchmal %/M(SA)	Selten %/M(SA)	Nie %/M(SA)	Signifikanz
Gesamt	10,5%	30,7%	58,8%	n. a.	17,8%	46,8%	35,4%	n. a.	27,5%	40,5%	32,0%	n. a.
Wohnen (geografisch)												
Wohnregion												
Westdeutschland	10,1%	31,1%	58,8%		17,4%	47,8%	34,8%		27,3%	41,1%	31,7%	
Ostdeutschland (inkl. Berlin)	12,6%	28,3%	59,1%		19,8%	41,3%	38,9%		28,3%	27,7%	34,0%	
Siedlungsstrukturelle Kreistypen								*				
Kreisfreie Großstädte	10,1%	30,6%	59,3%		17,0%	44,2%	38,8%		26,3%	42,0%	31,7%	
Städtische Kreise	10,0%	31,1%	59,0%		19,0%	46,5%	34,5%		26,9%	40,6%	32,5%	
Ländliche Kreise	11,0%	31,1%	58,0%		16,7%	48,9%	34,5%		29,5%	40,5%	29,9%	
Ländliche Kreise (dünn besiedelt)	12,3%	29,4%	58,3%		16,7%	50,7%	32,5%		28,9%	37,4%	33,6%	
Gemeindegröße												
<2.000	9,5%	35,3%	55,2%		12,9%	59,5%	27,6%		31,0%	36,2%	32,8%	
2.000–4.999	10,3%	27,7%	62,0%		19,3%	47,6%	33,0%		26,3%	39,0%	34,7%	
5.000–19.999	11,0%	33,2%	55,8%		17,8%	48,4%	33,8%		27,6%	43,5%	28,9%	
20.000–49.999	10,7%	25,8%	63,6%		18,2%	45,3%	36,4%		29,0%	36,6%	34,4%	
50.000–99.999	8,0%	23,9%	68,2%		16,9%	33,7%	49,4%		25,8%	37,1%	37,1%	
100.000–499.999	10,7%	32,1%	57,1%		20,1%	45,2%	34,8%		24,6%	42,9%	32,5%	
>= 500.000	10,7%	31,5%	57,7%		14,2%	43,9%	41,9%		29,5%	39,6%	30,9%	
Wohnen (demografisch)												
Haushaltsgröße								***				***
1 Person	13,0%	32,4%	54,6%		24,4%	40,7%	34,9%		38,4%	34,1%	27,5%	
2 Personen	9,8%	30,2%	60,0%		15,4%	48,0%	36,5%		23,8%	42,2%	34,0%	
3 und mehr Personen	8,5%	29,6%	62,0%		16,3%	54,6%	29,1%		23,2%	46,5%	30,3%	
Zusammenleben mit Partner												
Ja	9,3%	30,3%	60,4%		15,2%	49,1%	35,7%		23,6%	42,5%	33,8%	
Nein	17,0%	26,4%	56,6%		22,6%	43,4%	34,0%		26,4%	47,2%	26,4%	
Leben												
Erwerbstätigkeit								***				***
Erwerbstätig	8,5%	32,1%	59,4%		16,3%	49,7%	34,0%		26,5%	43,2%	30,3%	
Nicht erwerbstätig	11,3%	30,7%	58,0%		19,2%	45,6%	35,2%		28,3%	39,3%	32,5%	
Ruhestand												
Im Ruhestand	10,7%	30,0%	59,3%		17,5%	46,3%	36,2%		28,1%	39,4%	32,5%	
Nicht im Ruhestand	9,8%	33,3%	56,8%		18,7%	48,9%	32,4%		25,0%	44,9%	30,1%	
Familienstand								***				***
Verheiratet	10,1%	30,2%	59,7%		15,3%	49,0%	35,7%		23,9%	42,5%	33,6%	
Nicht verheiratet	11,4%	31,9%	56,8%		23,4%	41,7%	34,9%		35,6%	36,0%	28,4%	
Partnerschaft												**
Mit Partner	9,8%	30,6%	59,6%		15,4%	48,7%	36,0%		24,2%	42,1%	33,7%	
Ohne Partner	12,7%	30,6%	56,7%		25,3%	40,6%	34,0%		37,5%	35,9%	26,6%	
Anzahl an Kindern	1,59 (1,24)	1,67 (1,15)	1,82 (1,16)	*	1,65 (1,14)	1,73 (1,15)	1,82 (1,21)		1,63 (1,22)	1,72 (1,16)	1,90 (1,13)	'
Anzahl an Einzelkindern	2,17 (2,38)	2,00 (1,86)	2,18 (2,11)		2,07 (2,08)	2,09 (2,03)	2,23 (2,13)		2,17 (2,14)	2,10 (2,03)	2,13 (2,07)	
Ehrenamtliches Engagement												
Ja	8,8%	31,9%	59,3%		16,3%	49,4%	34,3%		27,2%	41,1%	31,7%	
Nein	12,2%	29,5%	58,4%		19,3%	44,1%	36,6%		27,7%	39,8%	32,5%	

Tab. 4.1 (Fortsetzung)

	Soziale Isolation (SI)				Einsamkeitsgefühl Außen vor sein (AS)				Gesellschaft anderer fehlt (FG)			
	Oft/Manchmal %/M(SA)	Selten %/M(SA)	Nie %/M(SA)	Signifikanz	Oft/Manchmal %/M(SA)	Selten %/M(SA)	Nie %/M(SA)	Signifikanz	Oft/Manchmal %/M(SA)	Selten %/M(SA)	Nie %/M(SA)	Signifikanz
Gesamt	10,5%	30,7%	58,8%	n. a.	17,8%	46,8%	35,4%	n. a.	27,5%	40,5%	32,0%	n. a.
Körperliche Aktivität				**				**				**
Ausreichend aktiv	9,1%	29,8%	61,1%		15,8%	47,3%	36,9%		25,3%	40,5%	34,2%	
Unzureichend aktiv	13,6%	32,9%	53,5%		22,2%	45,7%	32,1%		32,3%	40,8%	26,9%	
Soziodemografie												
Alter				*								*
60–68	10,9%	31,3%	57,8%		17,7%	49,0%	33,3%		26,4%	43,8%	29,9%	
69–77	10,1%	30,1%	59,9%		17,9%	44,4%	37,7%		28,6%	37,1%	34,3%	
Geschlecht				*				*				*
Weiblich	12,1%	29,0%	58,8%		19,5%	46,2%	34,3%		30,4%	38,2%	31,4%	
Männlich	8,9%	32,3%	58,8%		16,0%	47,4%	36,6%		24,6%	42,8%	32,7%	
Bildung (Jahre)	13,60 (3,17)	13,90 (3,24)	13,96 (3,17)		13,49 (3,12)	13,97 (3,24)	14,01 (3,15)		13,84 (3,19)	13,96 (3,22)	13,87 (3,17)	
Sozioökonomie												
Einkommen (€)				**				***				*
<= 1.650	14,7%	33,0%	52,3%		22,7%	44,9%	32,4%		31,4%	38,2%	30,3%	
1.651 bis 2.500	10,2%	31,1%	58,7%		18,6%	49,4%	32,1%		28,0%	42,0%	30,0%	
>= 2.501	7,5%	29,6%	62,9%		12,6%	46,0%	41,3%		24,1%	40,6%	35,3%	
Soz.-ökonom. Status				**				***				
Armutsgefährdung	19,9%	34,2%	45,9%		25,3%	45,2%	29,5%		31,5%	40,4%	28,1%	
Mittlere Einkommen	9,9%	30,9%	59,2%		17,3%	47,4%	35,3%		28,2%	40,4%	31,4%	
Reichtum	6,0%	31,0%	63,1%		14,3%	42,9%	42,9%		15,5%	40,5%	44,0%	
Wohneigentum				*				*				
Eigentümer	9,3%	30,8%	59,9%		17,0%	47,7%	35,3%		26,5%	41,0%	32,5%	
Kein Eigentümer	14,1%	30,0%	55,9%		20,2%	43,8%	36,0%		30,6%	38,6%	30,8%	
Gesundheit												
Physische Gesundheit	46,29 (10,62)	47,84 (9,82)	48,47 (9,76)	*	46,21 (10,51)	48,22 (9,66)	48,71 (9,79)	**	47,78 (9,96)	48,11 (9,64)	48,14 (10,14)	
Mentale Gesundheit	49,07 (10,86)	54,83 (8,25)	57,57 (7,33)	***	50,79 (10,36)	55,86 (8,23)	58,23 (7,09)	***	52,53 (9,65)	56,44 (7,84)	57,82 (7,32)	***
Funktionale Gesundheit (Schwere Gegenstände heben und tragen)				**				***				**
Eingeschränkt	13,0%	32,4%	54,6%		23,3%	46,8%	29,9%		32,1%	38,3%	29,6%	
Nicht eingeschränkt	8,6%	29,4%	62,0%		13,6%	46,8%	39,6%		23,9%	42,2%	33,9%	
Funktionale Gesundheit (Treppensteigen)				*				***				
Eingeschränkt	13,6%	33,2%	53,2%		24,7%	45,7%	29,6%		29,0%	42,3%	28,7%	
Nicht eingeschränkt	9,6%	29,9%	60,5%		15,7%	47,1%	37,2%		27,0%	39,9%	33,1%	
Persönlichkeit												
Verträglichkeit	3,48 (0,46)	3,42 (0,47)	3,56 (0,46)	***	3,49 (0,46)	3,48 (0,46)	3,56 (0,47)	**	3,51 (0,45)	3,45 (0,47)	3,58 (0,47)	***
Offenheit	3,18 (0,59)	3,18 (0,53)	3,27 (0,56)	**	3,13 (0,57)	3,20 (0,55)	3,31 (0,55)	***	3,17 (0,55)	3,19 (0,55)	3,32 (0,56)	***
Neurotizismus	2,59 (0,57)	2,36 (0,54)	2,22 (0,53)	***	2,47 (0,58)	2,34 (0,53)	2,19 (0,55)	***	2,43 (0,55)	2,31 (0,53)	2,20 (0,55)	***
Extraversion	3,24 (0,48)	3,28 (0,50)	3,47 (0,50)	***	3,26 (0,52)	3,35 (0,49)	3,50 (0,49)	***	3,34 (0,50)	3,30 (0,50)	3,54 (0,48)	***
Gewissenhaftigkeit	3,39 (0,48)	3,41 (0,46)	3,56 (0,46)	***	3,40 (0,50)	3,47 (0,46)	3,58 (0,45)	***	3,44 (0,47)	3,45 (0,47)	3,60 (0,44)	***

N=1.161–1.555; *p<0,05; **p<0,01; ***p<0,001; alle angegebenen Prozentwerte sind Zeilenprozente.

zusammengefasst. Ähnlich geringe Anteile in diesen Ausprägungen zeigen sich in der Auswertung aktueller Daten des Sozio-oekonomischen Panels (SOEP), in dem ein Großteil der Bevölkerung nur selten oder nie Einsamkeitsgefühle berichtet. Etwa 5 % der Befragten fühlen sich oft sozial isoliert (11 % manchmal). Knapp 7 % berichten, oft das Gefühl zu haben, sich außen vor zu fühlen (etwa 20 % manchmal), während 9,5 % der befragten Personen oft die Gesellschaft anderer fehlt (31,4 % manchmal; Eyerund & Orth, 2019). Betrachtet man ausschließlich Personen über 60 Jahre, zeigen sich kaum andere Muster. Auch in dieser Altersgruppe empfindet ungefähr jeder/jede Zehnte (10,8 %) sehr oft oder oft Einsamkeitsgefühle (Eyerund & Orth, 2019).

Der Index der UCLA Loneliness Scale wurde als Mittelwert der drei beschriebenen Einzelitems gebildet (vgl. Luhmann & Hawkley, 2016). Dafür wurden den Antworten jeweils die Werte 3 (oft), 2 (manchmal), 1 (selten) und 0 (niemals) zugeordnet. Der Mittelwert des Index für die vorliegende Analysestichprobe beträgt 0,8 (SA = 0,62), was ungefähr der Ausprägung *selten* entspricht.

Zentrale unabhängige und kontrollierende Variablen. **Alter** zu T3 ist eine kontinuierliche, nach Panelmortalität gültige Variable zwischen 60 und 77 Jahren (M = 68,4; SA = 4,7). Das **Geschlecht** wurde von den Interviewern erfasst. Der Frauenanteil der Stichprobe liegt bei 49,8 %. Die **Bildung** wurde einmal zu T1 anhand der Anzahl der Jahre in schulischer und beruflicher Ausbildung erfragt (M = 13,9; SA = 3,19). Die **Haushaltsgröße** wurde für die deskriptiven Analysen kategorial und für die multivariaten Analysen kontinuierlich (Spanne: 1 bis 9) verwendet und bezeichnet die Anzahl von Personen, die im eigenen Haushalt dauerhaft leben (M = 1,9; SA = 0,73). Die Anzahl der eigenen **Kinder** wurde als kontinuierliche Variable verwendet und weist eine Spanne von 0 bis 6 auf (M = 1,8; SA = 1,17).

Für die Erfassung des **Einkommens** wurde das monatliche Haushaltsnetto-äquivalenzeinkommen[1] verwendet (M = 2.297,21; SA = 1.310,07). Für die deskriptiven Analysen wurde zusätzlich eine Einkommensvariable auf Haushalt-sebene mit drei Kategorien gebildet, die jeweils das untere, mittlere und obere Drittel der Verteilung zusammenfasst. Aus den siedlungsstrukturellen Kreistypen (Bundesinstitut für Bau-, Stadt- und Raumforschung, 2012) wurde die dichotome

---

[1] Das Haushaltsnettoäquivalenzeinkommen adjustiert das verfügbare monatliche Haushalts-einkommen nach der Anzahl und dem Alter der Haushaltsmitglieder und wurde anhand der modifizierten OECD-Skala (OECD, 2020) berechnet. Diese Skala gewichtet das Haus-haltseinkommen für das erste erwachsene Haushaltsmitglied mit 1, für jeden weiteren Erwachsenen mit 0,5 und für Kinder bzw. Jugendliche bis unter 15 Jahren mit 0,3. Das Haus-haltsnettoäquivalenzeinkommen ergibt sich durch die Division des Haushaltseinkommens durch die Summe dieser Personengewichte (Sackreuther et al., 2016).

Variable **Stadt/Land** gebildet, die das Wohnen in der Stadt (kreisfreie Groß-
städte und städtische Kreise; 69,4 %) oder auf dem Land (ländliche Kreise mit
Verdichtungsansätzen und dünn besiedelte ländliche Kreise) darstellt. Das Wohnen im westlichen (84,1 %) und im östlichen Landesteil wurde in die Variable
West/Ost eingeteilt. Um den **sozioökonomischen Status** darzustellen, wurde eine
Dreiteilung in Armutsgefährdung (10,1 %), mittlere Einkommen (84,2 %) und
Reichtum (5,7 %) vorgenommen. Als armutsgefährdet gelten dabei Personen, die
ein Einkommen von weniger als 60 % des medianen Nettoäquivalenzeinkommens
der Stichprobe (Md = 2.000 €) aufweisen. Von Reichtum wird bei mehr als
200 % des medianen Nettoäquivalenzeinkommens der Stichprobe ausgegangen
(vgl. Statistisches Bundesamt, 2020).

Die Einteilung der **körperlichen Aktivität** wurde nach den Richtlinien des
American College of Sports Medicine vorgenommen (Garber et al., 2011).
Neben Empfehlungen für Häufigkeit und Umfang wird dabei zusätzlich zwischen
den sportmotorischen Fähigkeiten unterschieden. Die Erfassung der körperlichen
Aktivität erfolgte in der vorliegenden Studie jedoch nicht fähigkeitszentriert, sondern lediglich nach Häufigkeit und Umfang, anhand der Frage *Wie oft sind Sie
30 min oder länger körperlich aktiv, zum Beispiel beim Sport?* mit den Antwortmög-
lichkeiten 1) *Weniger als einmal wöchentlich*, 2) *Ein- bis zweimal wöchentlich*, 3)
Drei- bis viermal wöchentlich, 4) *Fünfmal wöchentlich oder mehr*. In Anwendung
der Empfehlungen von Garber et al. (2011) wurde eine *ausreichende* körperliche
Aktivität bei einer wöchentlichen Häufigkeit von mindestens drei- bis viermal im
empfohlenen und erfragten Umfang angenommen (67,3 %), während eine ein-
oder zweimal pro Woche oder weniger durchgeführte Aktivität als *unzureichend
aktiv* gewertet wurde.

Um dem reinen Vorhandensein einer Partnerschaft die Dimension der **Partnerschaftsqualität** hinzuzufügen, wurde das Item *Und wie sehen Sie Ihre
Partnerschaft? Wir haben oft Meinungsverschiedenheiten* verwendet (Mergenthaler et al., 2021). Dabei wurden Personen, die diese Frage mit 1) *Stimme voll und
ganz zu* und 2) *Stimme eher zu* beantworteten, einer *Partnerschaft mit Meinungsverschiedenheiten* zugeordnet (23,2 %), während für die Antworten 3) *Stimme
eher nicht zu* und 4) *Stimme überhaupt nicht zu* eine Zuordnung zu einer *Partnerschaft ohne Meinungsverschiedenheiten* vorgenommen wurde (52,2 %). 24,6 %
der Stichprobe haben keinen Partner.

Die *physische* (M = 48,0; SA = 9,88) und *mentale* (M = 55,8; SA = 8,50)
Gesundheit wurden mit dem standardisierten SF12v2 erfasst (Ware et al., 1996).
Die **Persönlichkeit**smerkmale *soziale Verträglichkeit, Offenheit gegenüber neuen
Erfahrungen, Neurotizismus, Extraversion* und *Gewissenhaftigkeit* wurden mit-
hilfe des Big Five Dimensional Circumplex Questionnaires gemessen (Hofstee

et al., 1992) und mit jeweils drei Items auf einer 4er-Likert-Skala erfasst. Für die Berechnung der fünf Dimensionen wurde der Mittelwert der jeweiligen drei Einzelitems verwendet.

Die Bildung und Verteilung aller Einzelitems können unter Mergenthaler et al. (2021) eingesehen werden.

4.3 Ergebnisse

4.3.1 Einsamkeitsgefühle in der Übergangsphase in den Ruhestand

Die nachfolgenden Analysen sollen klären, welche Faktoren mit der Verbreitung von Einsamkeitsgefühlen zusammenhängen. Hierfür werden verschiedene Indikatoren bezüglich der *geografischen* und *demografischen Wohnsituation* sowie Faktoren der *Lebenssituation, soziodemografische* und *-ökonomische Aspekte, Gesundheitszustand* und Facetten der *Persönlichkeit* deskriptiv näher betrachtet. Dazu werden die Gefühle der *sozialen Isolation, außen vor zu sein* und das *Fehlen der Gesellschaft anderer* in Bezug zu den genannten Indikatoren gesetzt. Im Jahr 2019 fühlen sich 10,6 % der 60- bis 77-Jährigen oft/manchmal *sozial isoliert (SI)*. Weitere 30,7 % empfinden selten und 58,8 % der Befragten nie dieses Gefühl.

Betrachtet man spezifische Aspekte des *Wohnens* (Tab. 4.1), lassen sich bezüglich der Wohnregion keine Unterschiede finden: Personen aus Westdeutschland berichten nicht öfters von SI als Personen aus Ostdeutschland. Weiterhin lässt sich kein Unterschied zwischen Personen, die in der Stadt oder in ländlichen Regionen leben, finden. Auch unterschiedliche Haushaltsgrößen stehen nicht mit der Verbreitung von SI in Zusammenhang.

Der Anteil an Personen, die sich sozial isoliert fühlen, unterscheidet sich bedeutsam hinsichtlich unterschiedlicher *sozioökonomischer Status*. 7,5 % der Personen mit einem Haushaltsnettoäquivalenzeinkommen größer oder gleich 2.501 € geben an, sich oft/manchmal sozial isoliert zu fühlen, während es in der Einkommensgruppe kleiner oder gleich 1.650 € 14,7 % sind ($\chi^2(4) = 16,69$; p = 0,002; V = 0,08). Noch deutlichere Unterschiede werden im Hinblick auf extreme sozioökonomische Status erkennbar: Während 6 % der Personen, die in Reichtum leben, oft/manchmal von SI berichten, sind es 19,9 % der armutsgefährdeten Personen ($\chi^2(4) = 18,78$; p = 0,001; V = 0,08).

Der Anteil an Personen, die sich sozial isoliert fühlen, variiert ebenfalls beachtlich mit dem Ausmaß an *körperlicher Aktivität*. SI ist vor allem bei Personen mit einer unzureichenden körperlichen Aktivität verbreitet ($\chi^2(2) = 10,77$;

p = 0,005; V = 0,08). Ein weiterer bemerkenswerter Unterschied in der Verteilung von SI zeigt sich außerdem bezüglich der Gesundheit: Befragte, die sich oft/manchmal sozial isoliert fühlen, weisen durchschnittlich einen schlechteren physischen wie auch mentalen *Gesundheitsstatus* auf.

Weiterhin zeigt sich hinsichtlich SI, dass Personen mit einer stärkeren Ausprägung der *Persönlichkeitseigenschaften* Verträglichkeit ($\eta^2 = 0{,}02$), Extraversion ($\eta^2 = 0{,}04$) und Offenheit ($\eta^2 = 0{,}01$) seltener von SI berichten. Personen, die eine stärkere Ausprägung in Neurotizismus ($\eta^2 = 0{,}04$) aufweisen, fühlen sich häufiger sozial isoliert (Tab. 4.1).

Sich außen vor zu fühlen (AS) stellt ein weiteres Einsamkeitsgefühl der Skala dar. 17,8 % der Befragten berichten, oft/manchmal dieses Gefühl zu haben, während 46,8 % der Befragten selten das Gefühl, außen vor zu sein, verspüren. 35,4 % fühlen sich nie außen vor (Tab. 4.1).

Die Verbreitung von AS variiert beachtlich mit der *Haushaltsgröße.* 24,4 % der Personen, die alleine leben, fühlen sich oft/manchmal außen vor. 15,4 % bzw. 16,3 % der Personen aus Zwei- bzw. Drei- oder mehr Personenhaushalten berichten davon, dieses Gefühl oft/manchmal zu empfinden ($\chi^2(4) = 20{,}40$; p < 0,001; V = 0,08). Bei der Betrachtung weiterer *Wohnaspekte* zeigt sich kein Unterschied. Ein bedeutsamer Unterschied lässt sich hingegen zwischen *verheirateten* und nicht verheirateten Personen finden. So fühlen sich 15,3 % der Personen in einer Ehe oft/manchmal außen vor, während 23,4 % der nicht verheirateten Personen dies verspüren ($\chi^2(2) = 15{,}85$; p < 0,001; V = 0,10).

Das Auftreten von AS differiert zwischen Personen unterschiedlicher *Einkommensklassen:* 22,7 % der Personen mit einem Haushaltsnettoäquivalenzeinkommen unter 1.651 € berichten, oft/manchmal das Gefühl zu haben, außen vor zu sein, während 12,6 % der Befragten mit einem Einkommen größer als 2.500 € sich oft/manchmal außen vor fühlen ($\chi^2(4) = 21{,}64$; p < 0,001; V = 0,09).

Im Hinblick auf *körperliche Aktivität* zeigt sich, dass sich unzureichend aktive Personen häufiger außen vor fühlen als Personen mit ausreichender körperlicher Aktivität ($\chi^2(2) = 9{,}91$; p = 0,007; V = 0,08). Ebenfalls unterscheidet sich die Verteilung zwischen Personen hinsichtlich der *Gesundheit.* So weisen Befragte, die oft/manchmal von AS berichten, im Durchschnitt eine schlechtere physische sowie mentale Gesundheit im Vergleich zu Befragten auf, die sich selten oder nie außen vor fühlen.

In Bezug auf die *Persönlichkeit* variiert das Gefühl AS ebenfalls bedeutsam, indem stärkere Ausprägungen von Verträglichkeit ($\eta^2 = 0{,}01$), Offenheit ($\eta^2 = 0{,}01$) sowie von Extraversion ($\eta^2 = 0{,}03$) mit seltener erlebten Gefühlen des Außen-vor-Seins einhergehen. Personen mit einer stärkeren Ausprägung von Neurotizismus ($\eta^2 = 0{,}03$) fühlen sich häufiger außen vor (Tab. 4.1).

Als drittes Einsamkeitsgefühl wurde das *Fehlen der Gesellschaft anderer (FG)* untersucht. Dieses Gefühl verspüren 27,4 % der Befragten oft/manchmal, weitere 40,7 % selten, während 32 % nie das Gefühl aufweisen, dass ihnen die Gesellschaft anderer fehlt. Die Verteilung von FG variiert hierbei zwischen Befragten, die in Haushalten von unterschiedlicher Größe leben: So fehlt Personen, die *alleine leben* (38,4 %), häufiger die Gesellschaft anderer als Personen, die in einem Haushalt mit zwei (23,8 %) oder in einem Haushalt mit drei bzw. mehr Personen (23,2 %) leben ($\chi^2(4) = 32,90$; p < 0,001; V = 0,10). Die Verteilung von FG zeigt keine Unterschiede zwischen Personen aus *West- und Ostdeutschland* sowie zwischen Personen aus unterschiedlichen *siedlungsstrukturellen Kreistypen*.

FG unterscheidet sich jedoch statistisch bedeutsam zwischen *verheirateten* und unverheirateten Personen. So fehlt 23,9 % der verheirateten Personen oft/manchmal die Gesellschaft anderer, während dies bei unverheirateten Personen um ca. 12 Prozentpunkte höher liegt (s. Tab. 4.1; $\chi^2(2) = 22,63$; p = 0,001; V = 0,12). Zudem unterscheidet sich das Auftreten von FG hinsichtlich der *Kinderanzahl:* Personen, denen die Gesellschaft anderer oft/manchmal fehlt, haben durchschnittlich weniger Kinder als Personen, die selten oder nie von fehlender Gesellschaft anderer berichten (F(2;970,3) = 6,50; p = 0,002; $\eta^2 = 0,01$). Hinsichtlich der *Enkelkinderzahl* zeigen sich keine Unterschiede.

Ein weiterer bedeutsamer Unterschied von FG wird zwischen Personen mit unterschiedlichem *sozioökonomischen Status* erkennbar: 31,5 % der Befragten, die aufgrund ihres Einkommens als armutsgefährdet gelten, verspüren oft/manchmal FG, während lediglich ungefähr halb so viele der Befragten mit hohem Einkommen in dieser Ausprägung davon berichten (s. Tab. 4.1; $\chi^2(4) = 10,05$; p = 0,04; V = 0,06). Ebenfalls unterscheidet sich die Verteilung von FG über ausreichend *körperlich aktive* und unzureichend aktive Personen hinweg, indem 25,3 % der ausreichend aktiven Personen berichten, oft/manchmal FG zu empfinden, während dies 32,3 % der unzureichend aktiven Personen tun ($\chi^2(2) = 11,65$; p = 0,003; V = 0,09). Hinsichtlich der *Gesundheit* zeigt sich, dass Befragte, denen die Gesellschaft anderer oft/manchmal fehlt, von einer geringeren mentalen Gesundheit berichten als Personen, denen selten oder nie die Gesellschaft anderer fehlt (F(2;918,4) = 42,09; p < 0,001; $\eta^2 = 0,06$). In Hinblick auf die physische Gesundheit zeigt sich kein Unterschied.

Im Bereich soziodemografischer Merkmale besteht innerhalb unterschiedlicher *Alters*gruppen sowie hinsichtlich des *Geschlechts* eine lediglich geringe, jedoch statistisch bedeutsame unterschiedliche Verteilung von FG. So berichten 28,6 % der 69- bis 77-Jährigen oft/manchmal von FG, während dies bei den 60- bis 68-Jährigen 26,4 % sind ($\chi^2(2) = 7,34$; p = 0,025; V = 0,07). Weiterhin berichten

Frauen (30,4 %) häufiger als Männer (24,6 %) oft/manchmal das Gefühl von FG ($\chi^2(2) = 6,88$; $p = 0,032$; $V = 0,07$).

Über *Persönlichkeitseigenschaften* hinweg zeigen sich Unterschiede in der Verteilung von FG, indem ein höherer Grad von Verträglichkeit ($\eta^2 = 0,02$), Offenheit ($\eta^2 = 0,01$) sowie von Extraversion ($\eta^2 = 0,05$) mit einem weniger ausgeprägten Gefühl von FG einhergeht. Eine höhere Ausprägung hinsichtlich Neurotizismus ist hingegen mit einem gesteigerten Gefühl fehlender Gesellschaft anderer assoziiert (s. Tab. 4.1; $\eta^2 = 0,03$).

4.3.2 Zusammenhänge von Wohn- und Lebensumfeld sowie Ressourcen mit Einsamkeit

Um zentrale Zusammenhänge mit Einsamkeit in der Übergangsphase in den Ruhestand unter Kontrolle eventueller Einflussgrößen zu analysieren, wurden in fünf linearen Regressionsmodellen die Variablenblöcke *Wohnen, Leben, Ressourcen* und *soziodemografische Merkmale* in unterschiedlichen Kombinationen als unabhängige und Kontrollvariablen eingesetzt. Als abhängige Variable wurde dabei durchgehend der Index für Einsamkeit der UCLA Loneliness Scale verwendet.

Modell 1 zeigt den Zusammenhang von Wohnen mit Einsamkeit unter Kontrolle für die soziodemografischen Variablen *Alter, Geschlecht* und *Bildung* (Tab. 4.2). Geografische Aspekte hängen in diesem Modell nicht mit der Einsamkeit zusammen, sodass weder städtisches oder ländliches Wohnen noch das Wohnen in West- oder Ostdeutschland Unterschiede zeigen. Die Haushaltsgröße weist allerdings einen statistisch bedeutsamen Unterschied auf, indem eine Zunahme der Haushaltsgröße mit einer Abnahme des Einsamkeitsindex und damit einer als geringer empfundenen Einsamkeit einhergeht. Die deskriptiven Analysen in Abschnitt 4.3.1 zeigen bereits, dass insbesondere das Alleinleben, also das Leben in einem Einpersonenhaushalt, negativ mit den Einsamkeitsgefühlen zusammenhängt. Dies spiegelt sich in der multivariaten Analyse zunächst wider. Jedoch gilt es zu beachten, dass das Modell 1 nur sehr wenig Varianz aufklärt und statistisch nicht bedeutsam ist ($F_{M1}(6;1.550) = 1,811$; $p = 0,093$; $R^2_{korr} = 0,003$).

Für die Analyse in Modell 2 wurde der Block *Leben* hinzugefügt. Dabei zeigt sich, dass durch die Kontrolle von Partnerschaft und Partnerschaftsqualität sowie der Anzahl eigener Kinder der Zusammenhang zwischen Haushaltsgröße und Einsamkeit verschwindet. In einer Partnerschaft ohne häufige Meinungsverschiedenheiten zu leben, weist gegenüber keiner Partnerschaft einen deutlich

Tab. 4.2 Ergebnisse der linearen Regressionsanalyse (AV: UCLA Loneliness Scale).

	Modell 1			Modell 2			Modell 3			Modell 4			Modell 5		
	β	SE	Sig.	β	SE	Sig.	β	SE	Sig.	β	SE	Sig.	β	SE	Sig.
Wohnen															
Stadt/Land	0,015	0,035		0,019	0,035		–	–		–	–		0,015	0,033	
West/Ost	0,011	0,044		0,003	0,044		–	–		–	–		0,009	0,041	
Haushaltsgröße	-0,059	0,023	*	0,008	0,026		–	–		–	–		-0,054	0,021	*
Leben															
Partner mit MV[a]	–	–		0,002	0,051		–	–		-0,036	0,043		–	–	
Partner ohne MV[b]	–	–		-0,155	0,046	***	–	–		-0,131	0,038	***	–	–	
Anzahl Kinder	–	–		-0,083	0,014	**	–	–		-0,065	0,013	**	–	–	
Ressourcen															
Armutsgefährdung[c]	–	–		–	–		0,057	0,050	*	0,052	0,050	*	0,064	0,051	**
Reichtum[c]	–	–		–	–		-0,027	0,066		-0,024	0,065		-0,027	0,066	
Körperliche Aktivität	–	–		–	–		-0,037	0,032		-0,030	0,031		-0,038	0,032	
Gesundheit (physisch)	–	–		–	–		-0,067	0,002	**	-0,064	0,002	**	-0,065	0,002	**
Gesundheit (mental)	–	–		–	–		-0,300	0,002	***	-0,287	0,002	***	-0,296	0,002	***
Soziale Verträglichkeit	–	–		–	–		-0,057	0,039		-0,044	0,039		-0,056	0,039	
Offenheit	–	–		–	–		-0,004	0,029		-0,002	0,029		-0,003	0,029	
Neurotizismus	–	–		–	–		0,151	0,028	***	0,153	0,028	***	0,153	0,028	***
Extraversion	–	–		–	–		-0,113	0,036	***	-0,127	0,036	***	-0,115	0,036	***
Gewissenhaftigkeit	–	–		–	–		-0,086	0,037	**	-0,086	0,036	**	-0,086	0,037	**
Soziodemografie															
Alter (Jahre)	-0,007	0,003		-0,012	0,003		0,032	0,003		0,020	0,003		0,024	0,003	
Geschlecht	-0,030	0,032		-0,007	0,033		-0,065	0,030		-0,033	0,031		-0,053	0,031	
Bildung (Jahre)	-0,035	0,005		-0,020	0,005		-0,005	0,005		0,003	0,005		-0,004	0,005	
R²	0,007			0,034			0,216			0,234			0,219		
Korr. R²	0,003			0,028			0,209			0,225			0,211		
F	1,811			5,999***			30,938***			27,693***			25,494***		
N	1.550			1.550			1.471			1.471			1.470		

Stadt (0), Land (1); West (0), Ost (1); Körperliche Aktivität: ausreichend (0), unzureichend (1); weiblich (0), männlich (1).

[a] Partnerschaft mit häufigen Meinungsverschiedenheiten (Ref.: kein Partner); [b] Partnerschaft ohne häufige Meinungsverschiedenheiten (Ref.: kein Partner); MV=Meinungsverschiedenheiten; [c] Ref.: Mittlere Einkommen.

* p < 0,05; ** p < 0,01; *** p < 0,001.

verringerten Wert auf der Einsamkeitsskala auf ($\beta = -0,155$; $p < 0,001$). Demgegenüber hat eine Partnerschaft mit häufigen Meinungsverschiedenheiten keinen Vorteil gegenüber dem Zustand, partnerlos zu sein ($\beta = 0,002$; $p = 0,951$). Mit steigender Anzahl an Kindern ist der Zusammenhang mit der Einsamkeitsskala statistisch bedeutsam negativ ($\beta = -0,083$; $p = 0,001$). Dieses Modell besitzt einen signifikanten Aufklärungswert ($F_{M2}(9;1.550) = 5,999$; $p < 0,001$; $R^2_{korr} = 0,028$).

Finanzielle, gesundheitliche und persönlichkeitsbezogene Ressourcen wurden in Modell 3 unter Kontrolle für soziodemografische Merkmale analysiert. Personen, die ein Einkommen von unter 60 % des medianen Haushaltsnettoäquivalenzeinkommens aufweisen, zeigen im Vergleich zu Personen mit mittleren Einkommen eine höhere Einsamkeit ($\beta = 0,057$; $p = 0,017$). Das Kriterium für Einkommensreichtum zu erfüllen, weist hingegen keinen Unterschied bezüglich der Einsamkeit im Vergleich zu Personen mit mittleren Einkommen auf. Armutsgefährdung zeigt also im Vergleich zu mittleren und hohen bis sehr hohen Einkommen eine erhöhte Einsamkeitswahrscheinlichkeit. In Bezug auf Gesundheit und gesundheitsförderndes Verhalten resultiert, dass die Ausprägung physischer und mentaler Gesundheit mit den Werten der Einsamkeitsskala zusammenhängt. Insbesondere die mentale Gesundheit ist dabei stark mit Einsamkeit assoziiert ($\beta = 0,300$; $p < 0,001$). Das Ausmaß an regelmäßiger körperlicher Aktivität tritt hinter dem Gesundheitszustand zurück und ist bei gleichzeitiger Kontrolle der anderen Variablen nicht mehr statistisch bedeutsam korreliert mit Einsamkeit. Die Persönlichkeitsmerkmale Extraversion ($\beta = -0,113$; $p < 0,001$) und Gewissenhaftigkeit ($\beta = -0,086$; $p = 0,002$) sind negativ mit der Einsamkeitsskala korreliert, sodass eine stärkere Ausprägung im jeweiligen Persönlichkeitsmerkmal mit geringeren Einsamkeitswerten einhergeht. Neurotizismus ($\beta = 0,151$; $p < 0,001$) ist hingegen positiv verbunden, sodass eine stärkere Ausprägung von Neurotizismus mit einer stärkeren Ausprägung von Einsamkeit einhergeht. Im Bereich der soziodemografischen Merkmale zeigt die Variable *Geschlecht,* dass Männer durch geringere Einsamkeitswerte gekennzeichnet sind als Frauen. Modell 3 weist eine Varianzaufklärung von 20,9 % auf (Tab. 4.2).

Um zu überprüfen, ob die statistisch bedeutsamen Effekte des Blocks *Leben* auch unter Berücksichtigung der *Ressourcen* bestehen bleiben, wurden diese beiden Blöcke in Modell 4 unter Kontrolle von *soziodemografischen Merkmalen* analysiert. Während sich erwartungsgemäß die Erklärungskraft gegenüber den vorhergehenden Modellen erhöht ($R^2_{korr} = 0,225$), bleibt die Bedeutsamkeit der einzelnen Koeffizienten wie in den Modellen 2 und 3 bestehen. Konkret zeigt sich, dass die Partnerschaftsqualität und die Anzahl an Kindern auch unter Berücksichtigung der Ressourcen einen statistisch signifikanten Zusammenhang mit den Werten der Einsamkeitsskala aufweisen (Tab. 4.2). Die finanziellen, gesundheitlichen und persönlichkeitsbezogenen Ressourcen besitzen außerdem vergleichbare Werte zum dritten Modell. Ein Unterschied zwischen Modell 3 und 4 besteht im Bereich der soziodemografischen Merkmale, indem der Zusammenhang mit Geschlecht durch Hinzunahme des Blocks *Leben* nicht mehr signifikant ist.

Modell 5 analysiert die simultanen Interkorrelationen von *Wohnen* und *Ressourcen* unter Kontrolle für *soziodemografische Merkmale*. Bei einer Varianzaufklärung von 21,1 % hängt ein Anstieg in der Haushaltsgröße mit reduzierten Werten auf der Einsamkeitsskala zusammen, während geografische Indikatoren keine Korrelation mit Einsamkeit aufweisen. Im Bereich der *Ressourcen* zeigen Armutsgefährdung ($\beta = 0,064$, $p = 0,008$), physische ($\beta = -0,065$; $p = 0,008$) und mentale Gesundheit ($\beta = -0,296$; $p < 0,001$) sowie die Persönlichkeitsmerkmale Neurotizismus ($\beta = 0,153$; $p < 0,001$), Extraversion ($\beta = -0,115$; $p < 0,001$) und Gewissenhaftigkeit ($\beta = -0,086$; $p = 0,002$) Zusammenhänge mit den Werten der Einsamkeitsskala. Geschlecht korreliert in diesem Modell dahingehend mit Einsamkeit, dass Männer geringere Werte aufweisen als Frauen ($\beta = -0,053$; $p = 0,034$).

4.4 Interpretation und Diskussion der Ergebnisse

Die *Evolutionary Theory of Loneliness* (Cacioppo & Cacioppo, 2018) beschreibt das Auftreten von Einsamkeit als eine Kombination aus Anlage (z. B. Persönlichkeit) und Umwelt (z. B. Partnerschaft) und wurde entsprechend als Grundlage der Untersuchung genutzt. In der vorliegenden Studie konnten wir zeigen, dass theoriekonform Persönlichkeitsmerkmale und weitere vorhandene Ressourcen sowie die Wohn- und Lebensumwelt im Zusammenspiel für das Empfinden von Einsamkeit bedeutsam sind.

Die Analysen weisen darauf hin, dass sich die Rolle der Haushaltsgröße für das Empfinden von Einsamkeit durch das Leben in einer Partnerschaft bzw. durch das Eingebettetsein in eine Familie verringert. Dies überrascht kaum, da Menschen innerhalb Beziehungen selten alleine wohnen und sich bereits dadurch in Gesellschaft anderer befinden. Jedoch zeigt sich hier ein beachtenswerter Effekt: Während Menschen mit seltenen Meinungsverschiedenheiten in der Partnerschaft bedeutsam seltener von Einsamkeit berichten als Menschen ohne Partnerschaft (dazu z. B. auch Hsieh & Hawkley, 2018; Warner & Kelley-Moore, 2012), weisen diejenigen mit häufigen Meinungsverschiedenheiten mit ihrem Partner keinen Unterschied zu den Partnerlosen hinsichtlich subjektiv empfundener Einsamkeit auf. Dies bedeutet, dass die Qualität der Partnerschaft eine entscheidende Rolle spielt und es falsch wäre anzunehmen, dass jegliche Partnerschaft vor Einsamkeit schützt. Mit anderen Worten: Auch gemeinsam kann man einsam sein (dazu z. B. Hajek & König, 2020; Hsieh & Hawkley, 2018; Pinquart & Sörensen, 2001; Warner & Kelley-Moore, 2012). Nur eine subjektiv auch als qualitativ hochwertig eingeschätzte Partnerschaft bringt also Vorteile mit sich. Dies weist auf die immense Bedeutung der Paarbeziehung, insbesondere in der Übergangsphase in den Ruhestand, hin, in der bereits durch den Verlust der sozialen Rolle des Berufs eine sozioemotionale Umstellung erfolgen muss. Die Beziehung zum Partner rückt dadurch stärker in den Vordergrund und kann dazu beitragen, diese Umstellung erfolgreich zu meistern. Sollten durch den Übergang in den Ruhestand z. B. Gefühle von sozialer Isolation oder des Außen-vor-Seins eintreten, könnte eine hohe Beziehungsqualität eine Pufferwirkung entfalten (Gyasi et al., 2020; Hajek & König, 2020). Bestehen jedoch häufig Meinungsverschiedenheiten, vermag die Partnerschaft das Gefühl der Isolation nicht zu verhindern oder zu beseitigen (Hsieh & Hawkley, 2018; Warner & Kelley-Moore, 2012).

Das Vorhandensein von Kindern trägt darüber hinaus zu einem geringeren Einsamkeitsempfinden bei, auch wenn der Effekt nicht so groß ist wie derjenige der Partnerschaftsqualität. Dies könnte dadurch begründet sein, dass in der Übergangsphase in den Ruhestand die eigenen Kinder bereits selbst erwachsen sind und eventuell durch eine räumliche Distanz nur seltener Austausch besteht. Trotzdem stellt sich das grundsätzliche Eingebettetsein in eine Familie mit Kindern und evtl. auch Enkelkindern (auch wenn dies in der vorliegenden Studie nicht nachgewiesen werden konnte) als Faktor gegen Einsamkeit heraus (van den Beutel et al., 2017; Broek & Tosi, 2020; Gyasi et al., 2020). Der Bereich des *Lebens* weist gegenüber dem geografischen *Wohnen* eine übergeordnete Bedeutsamkeit auf, sodass es weniger wichtig erscheint, wo man wohnt als wie man lebt.

Die analysierten *Ressourcen* weisen eine entscheidende Bedeutung für das Empfinden von Einsamkeit auf. Die finanzielle Ausstattung und die körperliche sowie mentale Gesundheit hängen bereits mit subjektiv erlebten Einsamkeitsgefühlen zusammen. Auch im multivariaten Analysemodell zeigt sich dementsprechend, dass soziale Partizipationsmöglichkeiten offensichtlich stark von finanziellen und gesundheitlichen Gegebenheiten abhängen: Menschen, die hinsichtlich dieser Variablen Einschränkungen aufweisen, sind stärker gefährdet, im Zuge der Entberuflichung einsam zu werden. Dass sich diese Ressourcen wichtiger als das kalendarische Alter herausstellen, spiegelt bisherige Evidenzen wider (z. B. Luhmann & Hawkley, 2016). Außerdem weist dies darauf hin, dass nicht das Älterwerden an sich problematisch ist, sondern dass eine nicht zufriedenstellende Ausstattung mit finanziellen Möglichkeiten, körperlichen und geistigen Fähigkeiten den Aktionsradius von Menschen in der Übergangsphase in den Ruhestand allgemein einschränkt. Handeln zu können stellt die Voraussetzung für das Handeln an sich dar.

Wie wichtig das Handeln für jeden Menschen selbst ist, berichtet bereits die politische Theoretikerin Hannah Arendt in ihrem Werk *Vita activa oder vom tätigen Leben,* indem sie darauf verweist, dass der Austausch zwischen Menschen in Wort und Tat als höchste Form des Tätigseins zu werten ist (Arendt, 1960). Nur wer handelt und Initiative ergreift, kann aktiv zeigen, wer er ist und schöpft daraus Anerkennung (Arendt, 1960). Eine limitierte Partizipation, ein Nicht-handeln-Können aufgrund eingeschränkter Mittel, führt deshalb vor Augen, wie eine unfreiwillig erlebte soziale Isolation der Person Schaden zufügen kann (Kruse, 2017).

Persönlichkeitseigenschaften als anlagebedingte Ressourcen zeigen außerdem, dass emotional stabile, extravertierte und gewissenhafte Menschen wesentlich seltener von Einsamkeit berichten. Ein Mensch, dessen Wesen es ist, auf andere zuzugehen, sich in neue Situationen zu begeben und sich in diesen einzubringen, weist dementsprechend seltener subjektiv erlebte Einsamkeit auf. Darüber hinaus scheint es außerdem förderlich, ein geringeres Maß an Neurotizismus aufzuweisen, also weniger ängstlich, reizbar und launisch in bestimmten Situationen zu sein. Denn emotionale Stabilität kann helfen, mit Schwierigkeiten umzugehen und der subjektiven sozialen Isolation entgegenzuwirken.

Bemerkenswerterweise zeigt sich in der Analyse, dass diese Ressourcen keinen Ersatz für die *Lebensgestaltung* hinsichtlich enger Beziehungen darstellen. Selbst mit einer guten Ausstattung an Ressourcen behält der Bereich der Lebensgestaltung seine Bedeutung. Entsprechend kann eine Stärkung von Ressourcen für die Vermeidung von Einsamkeit zwar als wichtig gelten, jedoch das Leben in einer qualitativ hochwertigen Beziehung und das Eingebettetsein in eine Familie keinesfalls ersetzen. Schließlich zeigt sich dazu ergänzend, dass auch beim Vorhandensein von Ressourcen das Alleinwohnen ein für sich stehender Risikofaktor für Einsamkeit in der Gruppe der älteren Erwachsenen ist. Bei der Gestaltung des Übergangs in den Ruhestand sollte also darauf geachtet werden, dass sowohl die finanziellen als auch die gesundheitlichen Ressourcen gesichert werden. Gleichermaßen wichtig erscheint es aber, Wert auf eine qualitativ hochwertige Paarbeziehung und den Kontakt zu den eigenen Kindern zu legen. Dabei offen für und neugierig auf neue Erfahrungen zu bleiben und sich diesen gewissenhaft und positiv zu widmen, kann als Gesamtbasis dabei helfen, Einsamkeit in der Phase der Umstellung auf den Ruhestand zu vermeiden.

4.5   Ausblick und Empfehlungen

Einsamkeit stellt sich als ein mehrdimensionales Phänomen dar, das vornehmlich dadurch determiniert wird, wie jemand lebt, was er hat und wie er ist. Einsamkeit tritt unabhängig von geografischem *Wohnen* auf. Es könnte allerdings sein, dass regionale Deprivationskennzahlen einen Zusammenhang mit Einsamkeit aufweisen. Dies konnte in der vorliegenden Studie nicht untersucht werden, stellte sich jedoch bereits in England als Einflussfaktor heraus (Shovestul et al., 2020) und gibt für Deutschland eine weiterführende Fragestellung auf. Unsere Studie konnte lediglich zeigen, dass das Wohnen im städtischen oder ländlichen Raum sowie in Ost- oder Westdeutschland keine Unterschiede hinsichtlich Einsamkeit erkennen ließ. Kleinräumige, sozialraumorientierte Analysen könnten deshalb vielversprechend für die Zukunft sein.

Zur Vermeidung von Einsamkeit in der Übergangsphase in den Ruhestand ist zu empfehlen, die Mehrdimensionalität zu beachten: Der Verlust der sozialen Rolle des Erwerbstätigen kann per se bereits einen Ausschluss aus einem Lebensbereich darstellen. In diesem Übergang scheint es deshalb wichtig zu sein, die eigene Paarbeziehung zu optimieren und in Kommunikation zu einer qualitativ hochwertigen Partnerschaft zu gelangen oder diese zu erhalten. Darüber hinaus sollten gesundheitsfördernde Maßnahmen bzw. ein gesunder Lebensstil dazu beitragen, die eigene Handlungs- und Partizipationsfähigkeit zu gewährleisten, um dadurch an gesellschaftlichen Prozessen teilhaben zu können. Politische Akteure sind dementsprechend dazu angehalten, den öffentlichen Raum so zu gestalten, dass Menschen auch nach dem Übergang in den Ruhestand an und in ihm partizipieren können. Hierbei sollten auch Menschen mit geringen finanziellen Ressourcen berücksichtigt werden, sodass Partizipation keine Frage des Geldes darstellt. Barrierefreiheit für gesundheitlich Eingeschränkte trägt ein Weiteres zur Beteiligung möglichst vieler am öffentlichen Raum bei. Beratungsstellen und Selbsthilfegruppen, die Menschen im Übergang in den Ruhestand mit notwendigen Informationen und Beteiligungsoptionen versorgen, könnten außerdem dazu beitragen, dass Einsamkeit im höheren Erwachsenenalter handlungsrelevant vermieden werden kann.

In Zeiten der Covid-19-Pandemie sind insbesondere die Partizipationsmöglichkeiten im öffentlichen Raum sowie soziale Kontakte eingeschränkt. Erste Studien weisen darauf hin, dass der persönliche Kontakt Älterer zu wichtigen Personen nur unzureichend durch technische Kontakte kompensiert werden kann. Pavlova und Kliemisch (2020) konnten zeigen, dass Einsamkeitsgefühle nur bei denjenigen Älteren verringert waren, die persönliche und nicht lediglich technologievermittelte Kontakte in der Zeit der Covid-19-Beschränkungen realisieren konnten. Dies verdeutlicht, wie zentral sich der Kontakt zu emotional nahen Personen für die Vermeidung von Einsamkeit darstellt.

Politische Entscheidungsträger sollten dementsprechend darauf achten, dass trotz der gebotenen Regeln zur Beschränkung von sozialen Kontakten die Beziehungen zu wichtigen Menschen persönlich gepflegt werden können und darüber hinaus das Aufrechterhalten von finanziellen und gesundheitlichen Ressourcen in die Überlegungen einfließen und unbedingt Berücksichtigung finden sollten. Die Teilhabe am öffentlichen Raum ist nach wie vor mit gewissen Einschränkungen verbunden. Eine Öffnung sollte jedoch im Lichte der Vermeidung von unfreiwillig erfahrener Isolation und erlebter Einsamkeit mithilfe neuer, kreativer Lösungen optimiert gestaltet werden, sodass Menschen aller Altersgruppen die Teilhabe am öffentlichen Leben (wenn auch in veränderter Form) realisieren können.

Hannah Arendt weist bereits in ihrem oben zitierten Buch darauf hin, dass im Lateinischen *Leben* „unter Menschen sein" bedeutet (*inter homines esse*), während *Sterben* durch „aufhören unter Menschen zu sein" (*desinere inter homines esse*) ausgedrückt wird (Arendt, 1960; Kruse, 2017). So ist zu empfehlen, dass bei aller Schwierigkeit und gebotenen Vorsicht während der Covid-19-Pandemie trotzdem genügend Räume für Beziehung, Entfaltung und Teilhabe geschaffen werden sollten.

Literatur

Arendt, H. (1960). *Vita activa oder vom tätigen Leben*. Kohlhammer.

Beutel, M. E., Klein, E. M., Brähler, E., Reiner, I., Jünger, C., Michal, M. & Tibubos, A. N. (2017). Loneliness in the general population: Prevalence, determinants and relations to mental health. *BMC Psychiatry, 17*(1), 1–7.

Böger, A. & Huxhold, O. (2020). The changing relationship between partnership status and loneliness: Effects related to aging and historical time. *The Journals of Gerontology: Series B, 75*(7), 1423–1432.

Buecker, S., Maes, M., Denissen, J. J. & Luhmann, M. (2020). Loneliness and the big five personality traits: A meta-analysis. *European Journal of Personality, 34*(1), 8–28.

Bundesinstitut für Bau-, Stadt- und Raumforschung (2012). *Raumordnungsbericht 2011*. Bundesinstitut für Bau-, Stadt- und Raumforschung im Bundesamt für Bauwesen und Raumordnung (BBSR/BBR).

Caciopppo, J. T. & Cacioppo, S. (2018). Loneliness in the modern age: An evolutionary theory of loneliness (ETL). In: J. Olson (Hrsg.), *Advances in experimental social psychology* (Bd. 58, S. 127–197). Academic Press.

Cacioppo, J. T. & Hawkley, L. C. (2009). Perceived social isolation and cognition. *Trends in Cognitive Sciences, 13*(10), 447–454.

Damsgaard, J. B., Overgaard, C. M. L. & Birkelund, R. (2020). Personal recovery and depression, taking existential and social aspects into account. A struggle with institutional structures, loneliness and identity. *International Journal of Social Psychiatry*, online first.

Eyerund, T. & Orth, A. K. (2019). *Einsamkeit in Deutschland: Aktuelle Entwicklung und soziodemographische Zusammenhänge*, IW-Report, No. 22/2019. Institut der deutschen Wirtschaft.

Garber, C. E., Blissmer, B., Deschenes, M. R., Franklin, B. A., Lamonte, M. J., Lee, I.-M. & Swain, D. P. (2011). American College of Sports Medicine position stand. Quantity and quality of exercise for developing and maintaining cardiorespiratory, musculoskeletal, and neuromotor fitness in apparently healthy adults: Guidance for prescribing exercise. *Medicine & Science in Sports & Exercise, 43*, 1334–1359.

Gyasi, R. M., Abass, K. & Adu-Gyamfi, S. (2020). How do lifestyle choices affect the link between living alone and psychological distress in older age? Results from the AgeHeaPsyWel-HeaSeeB study. *BMC Public Health, 20*, 859.

Hajek, A. & König, H. H. (2020). Which factors contribute to loneliness among older Europeans? Findings from the survey of health, ageing and retirement in Europe. *Archives of Gerontology and Geriatrics, 89*(104080).

Hawkley, L. C., Thisted, R. A. & Cacioppo, J. T. (2009). Loneliness predicts reduced physical activity: Cross-sectional and longitudinal analyses. *Health Psychology, 28*(3), 354–363.

Hofstee, W. K. B., de Raad, B. & Goldberg, L. R. (1992). Integration of the Big Five and circumplex approaches to trait structure. *Journal of Personality & Social Psychology, 63*(1), 146–163.

Hsieh, N. & Hawkley, L. (2018). Loneliness in the older adult marriage: Associations with dyadic aversion, indifference, and ambivalence. *Journal of Social and Personal Relationships, 35*(10), 1319–1339.

Hughes, M. E., Waite, L. J., Hawkley, L. C. & Cacioppo, J. T. (2004). A short scale for measuring loneliness in large surveys. *Research on Aging, 24*(6), 655–672.

Kruse, A. (2017). *Lebensphase hohes Alter. Verletzlichkeit und Reife*. Springer.

Lippke, S., Ricken, L., Zschucke, E., Hessel, A. & Schüz, N. (2020). Gesundheit und Lebenszufriedenheit bei Erwerbsminderungsrentnern und -rentnerinnen: Die Bedeutung von finanziellen Ressourcen und Einsamkeit. *Die Rehabilitation, 59*(6), 341–347.

Luhmann, M. & Hawkley, L. C. (2016). Age differences in loneliness from late adolescence to oldest old age. *Developmental Psychology, 52*(6), 943–959.

Mergenthaler, A., Konzelmann, L., Cihlar, V., Micheel, F., Reinwarth, A., Bohnen, C. & Schneider, N. F. (2021). *TOP – Transitions and old age potential: Methodenbericht zur dritten Welle der Studie*. Bundesinstitut für Bevölkerungsforschung.

Mund, M., Freuding, M. M., Möbius, K., Horn, N. & Neyer, F. J. (2020). The stability and change of loneliness across the life span. A meta-analysis of longitudinal studies. *Personality and Social Psychology Review, 24*(1), 24–52.

OECD (2020). *What are equivalence scales?* Aufgerufen am 17. Dezember 2020 unter: https://www.oecd.org/economy/growth/OECD-Note-EquivalenceScales.pdf.

Pavlova, M. K. & Kliemisch, S. (2020). *Soziale Kontakte und Technologienutzung älterer Menschen in der Corona-Krise*. Online-Vortrag gehalten am 02. September 2020 auf der Jahrestagung der Deutschen Gesellschaft für Gerontologie und Geriatrie.

Penninkilampi, R., Casey, A. N., Singh, M. F. & Brodaty, H. (2018). The association between social engagement, loneliness, and risk of dementia: A systematic review and meta-analysis. *Journal of Alzheimer's Disease, 66*(4), 1619–1633.

Pinquart, M. & Sörensen, S. (2001). Influences on loneliness in older adults: A meta-analysis. *Basic and Applied Social Psychology, 23*(4), 245–266.

Russell, D., Peplau, L. A. & Ferguson, M. L. (1978). Developing a measure of loneliness. *Journal of Personality Assessment, 42*(3), 290–294.

Sackreuther, I., Schröber, J., Cihlar, V., Mergenthaler, A., Micheel, F. & Schill, G. (2016). *TOP – Transitions and Old Age Potential. Methodenbericht zur Studie. BiB Daten- und Methodenberichte 1/2016.* Bundesinstitut für Bevölkerungsforschung.

Schutter, N., Koorevaar, L., Holwerda, T. J., Stek, M. L., Dekker, J. & Comijs, H. C. (2020). 'Big Five'personality characteristics are associated with loneliness but not with social network size in older adults, irrespective of depression. *International Psychogeriatrics, 32*(1), 53–63.

Segel-Karpas, D., Ayalon, L. & Lachman, M. E. (2018). Loneliness and depressive symptoms: The moderating role of the transition into retirement. *Aging & Mental Health, 22*(1), 135–140.

Shovestul, B., Han, J., Germine, L. & Dodell-Feder, D. (2020). Risk factors for loneliness: The high relative importance of age versus other factors. *PloS ONE, 15*(2): e0229087.

Smith, K. (2020). The association between loneliness, social isolation and inflammation: A systematic review and meta-analysis. *Neuroscience & Biobehavioral Reviews, 112*, 519–541.

Statistisches Bundesamt (2020). *Sozialberichterstattung.* https://www.destatis.de/DE/Themen/Gesellschaft-Umwelt/Soziales/Sozialberichterstattung/_inhalt.html. Zugegriffen: 05. Aug. 2020.

van den Broek, T. & Tosi, M. (2020). The more the merrier? The causal effect of high fertility on later-life loneliness in Eastern Europe. *Social Indicators Research, 149*, 733–748.

Ware, J., Jr., Kosinski, M. & Keller, S. D. (1996). A 12-item short-form health survey: Construction of scales and preliminary tests of reliability and validity. *Medical Care, 34*(3), 220–233.

Warner, D. F. & Kelley-Moore, J. (2012). The social context of disablement among older adults: Does marital quality matter for loneliness? *Journal of health and social behavior, 53*(1), 50–66.

Open Access Dieses Kapitel wird unter der Creative Commons Namensnennung 4.0 International Lizenz (http://creativecommons.org/licenses/by/4.0/deed.de) veröffentlicht, welche die Nutzung, Vervielfältigung, Bearbeitung, Verbreitung und Wiedergabe in jeglichem Medium und Format erlaubt, sofern Sie den/die ursprünglichen Autor(en) und die Quelle ordnungsgemäß nennen, einen Link zur Creative Commons Lizenz beifügen und angeben, ob Änderungen vorgenommen wurden.

Die in diesem Kapitel enthaltenen Bilder und sonstiges Drittmaterial unterliegen ebenfalls der genannten Creative Commons Lizenz, sofern sich aus der Abbildungslegende nichts anderes ergibt. Sofern das betreffende Material nicht unter der genannten Creative Commons Lizenz steht und die betreffende Handlung nicht nach gesetzlichen Vorschriften erlaubt ist, ist für die oben aufgeführten Weiterverwendungen des Materials die Einwilligung des jeweiligen Rechteinhabers einzuholen.

Teil II
Gesundheit und Pflege im höheren Lebensalter

Wohn- und Lebensformen bei Hochaltrigen – eine heterogene Gruppe?

5

Stefan Mauritz

5.1 Einleitung

Aufgrund der gestiegenen Lebenserwartung nimmt die Zeit zu, die Menschen gemeinsam mit ihrem Partner oder ihrer Partnerin jenseits von Erwerbsarbeit und Kindererziehung verbringen (Tesch-Römer, 2010) und mit der längeren Lebenszeit werden auch komplexe Beziehungsbiografien mit verschiedenen Partnerschaften häufiger (Klaus & Mahne, 2019). Dadurch rücken die Lebensverhältnisse der über 80-Jährigen in den Fokus familiensoziologischer Forschung. Unter einer Lebensform versteht man „einen sozialen Beziehungszusammenhang, der durch Muster der Organisation des alltäglichen Zusammenlebens repräsentiert wird" (Huinink & Schröder, 2014, S. 79). Sowohl den Lebensformen als auch den Wohnverhältnissen (privates oder institutionelles Wohnen) kommt im hohen Alter eine besondere Bedeutung zu: Zum einen hat die Stärke des sozialen Netzwerks einen positiven Einfluss auf die Lebenszufriedenheit (Bennet & Riedel, 2013), zum anderen sind insbesondere die (Ehe-)Partner*innen am häufigsten in die häusliche Pflege involviert (Schneekloth, 2006). Darüber hinaus wächst der Anteil der Pflegebedürftigen, die stationär in Pflegeeinrichtungen betreut werden, mit zunehmendem Alter an (Tesch-Römer & Engstler, 2020). Sowohl die

Universität zu Köln, NRW Forschungskolleg GROW – Wohlbefinden bis ins hohe Alter. Das NRW Forschungskolleg GROW wird gefördert durch das Ministerium für Kultur und Wissenschaft des Landes Nordrhein-Westfalen.

S. Mauritz (✉)
NRW Forschungskolleg GROW, Universität zu Köln, Köln, Deutschland
E-Mail: stefan.mauritz@uni-köln.de

© Der/die Autor(en) 2022
A. Teti et al. (Hrsg.), *Wohnen und Gesundheit im Alter,* Vechtaer Beiträge zur Gerontologie, https://doi.org/10.1007/978-3-658-34386-6_5

Lebens- als auch die Wohnformen stellen somit einen wichtigen Indikator für die Versorgungslage der Hochaltrigen dar.

Dennoch sind insbesondere die Lebensformen im hohen Alter wenig erforscht, da sich viele Studien zur Pluralisierung der Lebensformen hauptsächlich mit jüngeren Altersgruppen beschäftigen (z. B. Dorbritz et al., 2018; Grünheid, 2017; Wagner & Valdés Cifuentes, 2014). Auch Beiträge zum späteren Erwachsenenalter differenzieren Lebensformen selten bei Personen über 85 Jahren (z. B. Engstler & Klaus, 2017) oder berücksichtigen nur eine kleine Anzahl an Kategorien (z. B. Lengerer, 2016).

Dieser Beitrag geht deshalb der Frage nach, wie vielfältig die Lebens- und Wohnformen im hohen Alter sind. Zunächst wird dazu eine Typologie der Lebensformen vorgeschlagen, die an die besonderen Anforderungen im hohen Alter angepasst ist. Auf deren Grundlage wird die Verteilung der Hochaltrigen auf die Lebensformen empirisch überprüft. Um die Vielfalt im hohen Alter adäquat beschreiben zu können, wird abschließend ein Heterogenitätsmaß für die Verteilungen auf die verschiedenen Lebens- und Wohnformen berechnet. Die Hochaltrigenstudie NRW80+ stellt dafür eine aktuelle und repräsentative Datengrundlage dar.

5.2 Typologie der Lebensformen und Forschungsstand

Nach Huinink und Wagner (1998, S. 89) können Lebensformen durch Haushaltstyp, Haushaltszusammensetzung, sozialrechtliche Stellung, Partnerschaftsstatus und Kinderzahl bestimmt werden. Umfassende Klassifikationen wie diese stoßen jedoch zum einen empirisch an ihre Grenzen, zum anderen berücksichtigen sie altersspezifische Unterschiede, wie etwa die im hohen Alter wegfallenden Dimensionen der Berufstätigkeit oder der Kindererziehung, nicht ausreichend (Amann, 2004, S. 31). In der hier vorgeschlagenen Typologie wird deshalb auf die Erfassung der sozialrechtlichen Stellung und auf eine haushaltsbasierte Konzeption von Lebensformen (wie z. B. im Mikrozensus, vgl. Statistisches Bundesamt 2017) verzichtet. Eine Fokussierung auf Privathaushalte lässt die Bewohner*innen von Pflegeeinrichtungen unberücksichtigt, die im Alter eine nennenswerte Gruppe ausmachen (Tesch-Römer & Engstler, 2020). Zudem können dadurch Lebensformen, bei denen Partner*innen in getrennten Haushalten leben (sogenannte

Living-Apart-Together-Beziehungen, LAT[1]), nicht adäquat erfasst werden. Insbesondere nach Verwitwung oder Scheidung von vorangegangenen koresidenziellen Ehen in einem gemeinsamen Haushalt können diese Partnerschaften eine wichtige Lebensform im hohen Alter darstellen (vgl. de Jong Gierveld, 2004).

Die hier verwendete Typologie der Lebensformen gliedert sich in mehrere Analyseebenen. Da Partner*innen zu den wichtigsten Sozialkontakten im hohen Alter gehören, wird auf der ersten Analyseebene der Partnerschaftsstatus unterschieden. Unabhängig von Familienstand und Haushaltsform ergeben sich somit zwei Oberkategorien: Personen in Partnerschaften und Partnerlose. Auf der zweiten Analyseebene wird der Haushaltstyp betrachtet. Liegt eine Partnerschaft vor, wird unterschieden, ob das Paar in einem gemeinsamen Haushalt (koresidenzielle Partnerschaft) oder getrennten Haushalten (LAT) lebt. Auf der feinsten Analyseebene wird schließlich die Haushaltszusammensetzung in den Blick genommen und dahin gehend differenziert, ob die Personen in den verschiedenen Partnerschaftsformen bzw. die partnerlosen Personen mit anderen Haushaltsmitgliedern (z. B. Kindern, Freund*innen oder Pflegekräften) zusammenleben. Insgesamt können somit schließlich sechs Lebensformen unterschieden werden: 1) Personen, die ausschließlich mit ihrem*ihrer Partner*in zusammenleben, 2) Personen, die mit ihrem*ihrer Partner*in und weiteren Haushaltsmitgliedern zusammenwohnen, 3) Personen, die eine LAT-Partnerschaft führen und alleine leben, 4) Personen, die eine LAT-Partnerschaft haben und mit anderen Haushaltsmitgliedern zusammenleben, 5) Personen die ohne Partner*in ausschließlich allein leben und 6) Personen, die keine*n Partner*in haben, aber mit anderen Haushaltsmitgliedern zusammenwohnen. Abb. 5.1 veranschaulicht die beschriebene Typologie des hier verwendeten Lebensformbegriffs.

Aus vorangegangener Forschung ist bekannt, dass die Pluralität der Lebensformen in der Altersgruppe der 59 bis 62-Jährigen besonders hoch ist, da in dieser Lebensphase die Kinder sukzessive den elterlichen Haushalt verlassen; mit weiter zunehmendem Alter sinkt die Vielfalt jedoch wieder (Wagner & Valdés Cifuentes, 2014; Wagner et al., 2001). Für die 70 bis 85-Jährigen konnte zwischen 2002 und 2008 eine abnehmende Heterogenität festgestellt werden (Engstler & Tesch-Römer, 2010). Im Alter von 55 bis 79 Jahren machen Paare ohne Kinder die dominante Lebensform aus, während es bei den über 80-Jährigen die Alleinstehenden in Einpersonenhaushalten sind (Dorbritz et al., 2018).

Durch die gestiegene Lebenserwartung ist der Anteil an Personen, die ein Alter von 70 Jahren in einer Ehe oder einer nichtehelichen Lebensgemeinschaft

---

[1] Siehe für ausführliche Erläuterungen zu LAT-Beziehungen z. B. den Beitrag von Levin und Trost (1999).

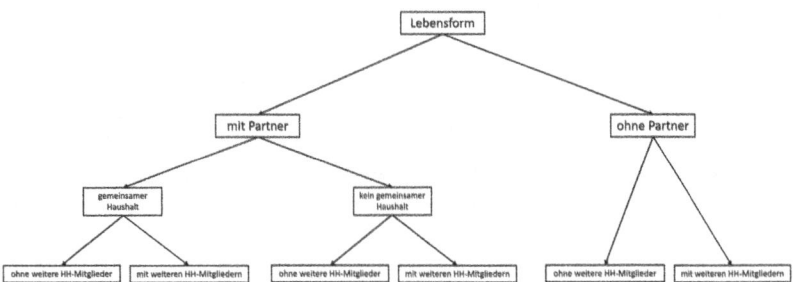

Abb. 5.1 Lebensformen im hohen Alter. (Quelle: eigene Darstellung)

erreichen, seit 1996 gewachsen und entsprechend ist der Anteil der Partnerlosen in dieser Altersgruppe zurückgegangen (Engstler & Klaus, 2017; vgl. Grünheid, 2017). Dennoch nimmt die Zahl der in einer Partnerschaft lebenden Personen insgesamt mit zunehmendem Alter ab; aufgrund der höheren Lebenserwartung ist der Anteil der partnerlosen Frauen im Alter jedoch höher als der Anteil der Männer (Lengerer, 2016). Dieser Geschlechterunterschied zeigt sich auch beim Familienstand: Während der Großteil der hochaltrigen Männer verheiratet ist, sind Frauen im hohen Alter mehrheitlich verwitwet. Nur wenige der über 80-Jährigen sind geschieden oder waren nie verheiratet (Nowossadeck & Engstler, 2013).

Die Mehrheit der Bevölkerung bis zu einem Alter von 79 Jahren lebt in Mehrpersonenhaushalten (in der Regel mit ihren Partner*innen), während bei den über 80-Jährigen die Alleinlebenden in Einpersonenhaushalten dominieren (Menning, 2007). Auch LAT-Beziehungen kommt dabei eine wachsende Bedeutung zu: So leben Partner*innen bei den über 80-Jährigen in mehr als jeder achten Partnerschaft nicht in einem gemeinsamen Haushalt (Mauritz & Wagner, 2021). Über 70 % der älteren pflegebedürftigen Personen werden zu Hause betreut und nur etwa 4 % der über 65-Jährigen leben in stationären Einrichtungen; allerdings nimmt der Anteil von stationär versorgten Pflegebedürftigen mit steigendem Alter deutlich zu (Tesch-Römer & Engstler, 2020).

5.3   Daten und Methode

Als Datengrundlage für diesen Beitrag dient die Studie „Lebensqualität und Wohlbefinden hochaltriger Menschen in Nordrhein-Westfalen (NRW80+)" (Wagner et al., 2018). Das Projekt ist Teil des Kompetenzfelds „Altern und demographischer Wandel" am Cologne Center for Ethics, Rights, Economics and Social Sciences of Health (ceres) der Universität zu Köln.[2] Die von 2017 bis 2018 durchgeführte Repräsentativbefragung der über 80-Jährigen in NRW enthält Angaben von 1.863 Personen, die aus den Meldeamtsdaten von 94 Kommunen gezogen wurden. Die Befragungspersonen wurden zwischen 1915 und 1937 geboren und waren zum Befragungszeitpunkt zwischen 80 und 102 Jahren alt (Mittelwert: 86,5 Jahre). Die Stichprobe wurde nach Alter und Geschlecht stratifiziert, sodass sich eine annähernd gleiche Verteilung der Geschlechter und eine überproportionale Berücksichtigung der Älteren (85 Jahre und älter) ergibt. Um diese Verzerrung auszugleichen, werden Stichprobengewichte verwendet (Gabler & Ganninger, 2010). Die Vorteile dieses Datensatzes liegen darin, dass zusätzlich zu den Bewohner*innen von Privathaushalten auch Personen in Pflegeeinrichtungen (n = 211) berücksichtigt wurden und durch die Durchführung von Proxy-Interviews mit Verwandten oder Pflegekräften (n = 176) auch schwer zugängliche, gesundheitlich beeinträchtigte Personen einbezogen werden konnten.

Die verwendeten Informationen zu Alter und Geschlecht wurden den Meldeamtsdaten entnommen. Zur Erfassung des Partnerschaftsstatus wurden die Personen gefragt, ob sie derzeit einen festen Partner oder eine feste Partnerin haben. Bei den Variablen zur Haushaltszusammensetzung konnten die Befragten bis zu drei Personen nennen, die in ihrem Haushalt leben, und ihre Beziehung zu diesen (z. B. Partner*in, Kind oder Bekannte*r) angeben. Beides wurde verwendet, um die Zugehörigkeit zu einer bestimmten Lebensform der oben dargestellten Typologie zu ermitteln. Die Einteilung der Wohnformen folgte der Einschätzung der Interviewer*innen. Hierbei wird unterschieden, ob die Befragten in Privathaushalten, ambulanten bzw. stationären Pflegeeinrichtungen oder altersspezifischen Wohnformen wie Seniorenresidenzen leben. Tab. 5.1 zeigt eine Übersicht der Stichprobenverteilung.

Neben deskriptiven Statistiken zur Verteilung der Hochaltrigen auf die verschiedenen Lebens- und Wohnformen wird zur Untersuchung der distributiven

---

[2] Die Studie wird von Susanne Zank, Christiane Woopen und Michael Wagner geleitet und vom Ministerium für Kultur und Wissenschaft des Landes Nordrhein-Westfalen gefördert.

Tab. 5.1
Stichprobenbeschreibung
NRW80+

Variable	Prozentsatz	Fallzahl
Alter		
80–84 Jahre	39,1	728
85–89 Jahre	33,6	625
90+ Jahre	27,4	510
Geschlecht		
männlich	49,8	927
weiblich	50,2	936
Partnerstatus		
mit Partner*in	44,3	822
ohne Partner*in	55,7	1.032
Haushaltsgröße		
Einpersonenhaushalt	51,9	962
Mehrpersonenhaushalt	48,1	892
Wohnstatus		
Privater Haushalt	88,7	1.652
Institutionelle Versorgung	11,3	211

Quelle: NRW80+; n = 1.863.

Vielfalt das Entropie-Maß berechnet (Franzmann & Wagner, 1999). Dabei handelt es sich um ein Verteilungsmaß für die Intragruppenheterogenität, das definiert wird als die Summe der Anteilswerte einer Verteilung, die mit ihrem Logarithmus gewichtet werden. Das Maß kann standardisiert werden, indem der Wert durch den erreichbaren Maximalwert geteilt wird (Coulter, 1989). Dies gewährleistet eine höhere Vergleichbarkeit zwischen den Gruppen. Zur Berechnung der Entropie wird Franzmann und Wagner (1999, S. 78) folgend diese Formel verwendet:

$$H_{st} = \left(- \sum_{i=1}^{k} p_i log_2 p_i \right) / log_2 K$$

Hierbei steht H für die Entropie, p für die Anteile der Verteilung und K für die Anzahl der Kategorien. Das standardisierte Entropie-Maß reicht vom Minimalwert 0, wenn sich alle Untersuchungseinheiten auf eine Kategorie konzentrieren, bis zum Maximalwert 1, wenn sich die Einheiten gleichmäßig auf alle Kategorien verteilen.

5.4   Ergebnisse

Tab. 5.2 zeigt die Verteilung der Hochaltrigen auf die verschiedenen Lebensformen entsprechend der Typologie getrennt nach Altersgruppen und Geschlecht. Insgesamt lebt der überwiegende Teil der Hochaltrigen partnerlos und ohne weitere Haushaltsmitglieder (52,2 %). Etwa ein Drittel der Hochaltrigen lebt ausschließlich mit dem*der Partner*in zusammen (33,9 %) und ein kleinerer Anteil teilt einen Haushalt ohne Partner*in mit anderen Personen (7,0 %). Jedoch lassen sich deutliche Alters- und Geschlechterunterschiede feststellen. Mit zunehmendem Alter nimmt der Anteil der Personen, die in einer Partnerschaft leben, unabhängig vom Haushaltstyp ab und der Anteil der Partnerlosen steigt. Während in der Gruppe der 80 bis 84-Jährigen die Personen, die ausschließlich mit ihrem*ihrer Partner*in zusammenleben, mit 45,3 % die dominante Lebensform ausmachen, entfallen in der Altersgruppe 85–89 Jahre nur ein Viertel der Hochaltrigen auf diese Kategorie und ein größerer Anteil lebt partnerlos mit oder ohne weitere Mitbewohner*innen. Obwohl sich also qualitative Veränderungen ergeben haben, verteilen sich die 80 bis 84-Jährigen und die 85 bis 89-Jährigen in ähnlichem Ausmaß auf die verschiedenen Kategorien. Die Heterogenität der Lebensformen ist deshalb zwischen den beiden Altersgruppen nahezu identisch (0,62). In der Altersgruppe 90+nimmt die Vielfalt hingegen deutlich ab (0,49): Fast 75 % der über 90-Jährigen leben partnerlos allein.

Der Anteil der partnerlosen Frauen ist dabei besonders hoch. Während die über 80-jährigen Männer zu 71,3 % eine Partnerschaft führen, sind es weniger als ein Viertel der Frauen. Mit Blick auf die Heterogenität der Lebensformen werden weitere Unterschiede zwischen Männern (0,60) und Frauen (0,54) deutlich. Unter den Männern stellen solche Personen, die exklusiv mit ihrem*ihrer Partner*in zusammenwohnen, die dominante Lebensform dar (60,8 %), bei den Frauen sind es die Partnerlosen ohne weitere Haushaltsmitglieder (67,4 %). Allerdings verteilen sich die Männer vielfältiger über die anderen Lebensformen. So befinden sich 7,0 % der Männer in einer LAT-Partnerschaft ohne Mitbewohner*innen und 3,1 % leben trotz koresidenziellem*koresidenzieller Partner*in mit anderen Personen zusammen.

Tab. 5.2 Verteilung der Lebensformen (Anteile in %)

Lebensform	Alter in Jahren			Geschlecht		Gesamt
	80–84	85–89	90+	männl.	weibl.	
Partnerschaften	52,6	31,9	16,2	71,3	23,4	40,8
a) Koresidenzielle Partnerschaften	46,8	26,3	12,7	63,9	19,2	35,4
1) Koresidenzielle*r Partner*in ohne weitere Haushaltsmitglieder	45,3	25,0	10,8	60,8	18,6	33,9
2) Koresidenzielle*r Partner*in mit weiteren Haushaltsmitgliedern	1,5	1,3	1,9	3,1	0,6	1,5
b) Nicht-koresidenzielle Partnerschaften (LAT)	5,8	5,6	3,5	7,4	4,2	5,4
3) LAT-Partner*in ohne weitere Haushaltsmitglieder	5,5	5,2	3,4	7,0	4,0	5,1
4) LAT-Partner*in mit weiteren Haushaltsmitgliedern	0,3	0,4	0,1	0,4	0,2	0,3
Partnerlose	47,4	68,1	83,8	28,7	76,6	59,2
5) Partnerlos ohne weitere Haushaltsmitglieder	42,3	58,8	74,5	25,5	67,4	52,2
6) Partnerlos mit weiteren Haushaltsmitgliedern	5,1	9,3	9,3	3,2	9,2	7,0
Gesamt	100	100	100	100	100	100
Fallzahlen	722	624	508	922	932	1.854
Heterogenität (Entropiemaß, standardisiert)	0,62	0,62	0,49	0,60	0,54	0,63

Quelle: NRW80+; gewichtete Häufigkeiten.

Die Mehrheit der Paare lebt dabei in einem gemeinsamen Haushalt, jedoch führen auch 5,4 % der Hochaltrigen eine LAT-Beziehung. Andere Haushaltsmitglieder sind bei dieser Partnerschaftsform selten. Ähnlich wie bei den koresidenziellen Partnerschaften geht der Anteil der LAT-Beziehungen mit steigendem Alter zurück. Wieder ist der Anteil der Männer, die eine LAT-Partnerschaft führen, deutlich höher als der Anteil der Frauen.

Im Gegensatz zu hochaltrigen Personen, die in einer Partnerschaft leben, ist der Anteil der Partnerlosen, die ihren Haushalt mit anderen Personen teilen, vergleichsweise hoch. So leben 9,3 % der über 85-Jährigen partnerlos mit anderen Personen zusammen, wobei der Anteil der Frauen wesentlich höher ist als der Anteil der Männer. Die Haushaltszusammensetzung bei den Lebensformen mit anderen Haushaltsmitgliedern gibt darüber weiteren Aufschluss (hier nicht gezeigt): Über 86 % dieser Haushaltsmitglieder gehören zur Familie der Hochaltrigen. Den überwiegenden Anteil (67,0 %) machen die Familienmitglieder der zweiten Generation, insbesondere die Kinder (und ggf. deren Partner*innen), aus.

Tab. 5.3 Verteilung der Wohnformen (Anteile in %)

Wohnform	Alter in Jahren			Geschlecht		Gesamt
	80–84	85–89	90+	männl	weibl	
Privathaushalt	91,8	80,5	62,8	91,0	80,2	84,1
Mehrgenerationenhaus	1,0	1,4	1,5	1,1	1,2	1,2
Seniorenresidenz	0,6	2,6	2,1	0,8	1,8	1,4
Betreutes Wohnen	1,9	3,4	5,1	2,1	3,3	2,9
Alten- bzw. Pflegeheim	4,6	11,8	27,5	5,0	13,1	10,2
Sonstige Heimeinrichtungen (z. B. Hospiz)	0,2	0,2	1,0	–	0,4	0,3
Gesamt	100	100	100	100	100	100
Fallzahlen	718	615	491	908	916	1.824
Heterogenität (Entropiemaß, standardisiert)	0,21	0,40	0,55	0,23	0,39	0,34

Quelle: NRW80+; gewichtete Häufigkeiten.

Weitere 12,3 % der Hochaltrigen, die mit anderen Personen zusammenleben, teilen ihren Haushalt auch mit Familienmitgliedern der dritten Generation, also ihren Enkel*innen. Ein kleinerer Anteil lebt mit Familienmitgliedern derselben Generation wie Geschwistern bzw. Cousins/Cousinen (7,1 %) oder mit Freund*innen und Bekannten (4,4 %) zusammen. Pflegekräfte, die mit im Haushalt leben, stellen 9,2 % der weiteren Haushaltsmitglieder dar.

Tab. 5.3 zeigt die Verteilung der Hochaltrigen auf die verschiedenen Wohnformen getrennt nach Alter und Geschlecht. Der klassische Privathaushalt macht dabei die dominante Wohnform im hohen Alter aus. In der Altersgruppe 80–84 Jahre leben über 90 % der Hochaltrigen in privaten Haushalten, in der Altersgruppe der über 90-Jährigen sind es noch immer 62,8 %. Alten- bzw. Pflegeheime, die Betreuung für Personen anbieten, die keinen eigenen Haushalt mehr führen können, machen die Wohnform aus, die unter den Hochaltrigen am zweithäufigsten ist. Analog zum Rückgang des Anteils an Personen, die in Privathaushalten leben, nimmt der Anteil von Pflegeheimbewohner*innen mit steigendem Alter zu. In der jüngsten Altersgruppe machen die Heimbewohner*innen 4,6 % der Hochaltrigen aus, in der Altersgruppe 90+ sind es 27,5 %.

Andere Wohnformen sind unter den Hochaltrigen deutlich weniger verbreitet. Allerdings nimmt auch der Anteil der Personen, die in ambulant betreuten Haus-

und Wohngemeinschaften, in Mehrgenerationenhäusern sowie Hospizeinrichtungen leben, mit steigendem Alter zu. Frauen leben dabei häufiger in Wohnformen, die ambulante oder stationäre Betreuungsmöglichkeiten anbieten, als Männer. Da in der jüngsten Altersgruppe die meisten Menschen in privaten Haushalten leben, ist die Vielfalt hier am geringsten. Durch die steigende Bedeutung von Wohnformen mit Betreuungsleistungen wächst die Heterogenität der Wohnformen mit zunehmendem Alter jedoch deutlich an. Ebenso ist die Entropie bei Frauen höher als bei Männern, da sie sich vielfältiger über die verschiedenen Wohnformen und insbesondere die Pflegeeinrichtungen verteilen.

5.5   Fazit und Diskussion

Können die Hochaltrigen anhand dieser Ergebnisse also als heterogene Gruppe beschrieben werden? Die drei wichtigsten Lebensformen im hohen Alter sind das partnerlose Alleinleben, das ausschließliche Zusammenleben mit dem*der Partner*in und das partnerlose Zusammenleben mit anderen (vorwiegend familialen) Personen. Besonders Frauen leben dabei deutlich häufiger ohne Partner*in als Männer, was mit den Befunden vorangegangener Forschung in Einklang steht (vgl. Lengerer, 2016; Nowossadeck & Engstler, 2013). In heterosexuellen Partnerschaften sind Frauen einerseits im Durchschnitt jünger als ihre Partner und haben andererseits eine höhere Lebenserwartung (Lengerer, 2016, S. 22). Beides führt dazu, dass Frauen ihre Partner häufiger überleben und alleinstehend zurückbleiben. Daraus resultiert zudem ein sehr unausgeglichenes Geschlechterverhältnis auf dem Partnermarkt im hohen Alter, das Männer bei der Partnersuche stark begünstigt. Selbst wenn Männer also ihre Partnerinnen überleben, ist die Chance, eine neue Partnerin zu finden, für sie wesentlich höher als für Frauen einen Partner (Klaus & Mahne 2019, S. 361).

Während der Anteil der Partnerschaften mit zunehmendem Alter immer weiter zurückgeht, steigt der Anteil an Personen, die allein oder mit anderen Haushaltsmitgliedern zusammenleben. Da es sich bei diesen Haushaltsmitgliedern mehrheitlich um die Kinder der Hochaltrigen handelt, liefert besonders die wachsende Pflegebedürftigkeit eine wichtige Erklärung dafür, weshalb hochaltrige Personen mit und ohne Partner*in mit weiteren Personen zusammenleben (vgl. Menning, 2007, S. 10). Neue Lebensformen wie Living-Apart-Together-Beziehungen sind im hohen Alter ebenfalls vertreten (vgl. Mauritz & Wagner, 2021). Ähnlich wie bei Partnerschaften mit gemeinsamem Haushalt geht auch ihre Verbreitung mit steigendem Alter zurück.

Die deutliche Mehrheit der Hochaltrigen lebt dabei – selbst in der ältesten Altersgruppe – in privaten Haushalten. Allerdings steigt mit dem Alter die Verbreitung von Wohnformen mit ambulanten oder stationären Betreuungsangeboten (besonders unter den Frauen) stark an. Eine mögliche Erklärung dafür findet sich ebenfalls in der zunehmenden Pflegebedürftigkeit (vgl. Tesch-Römer & Engstler, 2020). Insbesondere wenn hochaltrige Personen mit wachsendem Alter nicht (mehr) zu Hause gepflegt werden können, gewinnt die institutionelle Versorgung an Bedeutung.

Wie gezeigt wurde, weisen besonders die 80 bis 90-Jährigen eine hohe Pluralität bei den Lebensformen auf – teilweise auch mit unkonventionellen Arrangements. Während die Vielfalt der Lebensformen mit zunehmendem Alter zurückgeht, wächst die Entropie bei den Wohnformen allerdings deutlich. Folglich sollte auch das hohe Alter stärker bei Pluralisierungsdebatten berücksichtigt werden.

Aufgrund fehlender Längsschnittdaten kann dieser Beitrag nur eine Bestandsaufnahme der Heterogenität im hohen Alter leisten, nicht aber auf einen möglichen Wandel der Vielfalt der Lebens- und Wohnformen eingehen. Ebenso ist es nicht möglich, Alters- und Kohorteneffekte bei der unterschiedlichen Verteilung zwischen den Altersgruppen zu differenzieren. Um die Lebensverhältnisse im hohen Alter möglichst genau zu beschreiben, könnte beides jedoch fruchtbare Chancen für zukünftige Forschung darstellen.

Literatur

Amann, A. (2004). Lebensformen und Lebensführung – Konzepte für die Altersforschung? In: G. M. Backes, W. Clemens & H. Künemund (Hrsg.). *Lebensformen und Lebensführung im Alter* (S. 25–41). VS Verlag für Sozialwissenschaften.

Bennet, J. & Riedel, M. (2013). Was beeinflusst die Lebenszufriedenheit im hohen Alter? Repräsentative Studie zur ambulanten Altenpflege und -betreuung in der Deutschschweiz. *Zeitschrift für Gerontologie und Geriatrie, 46*, 21–26.

Coulter, P. B. (1989). *Measuring inequality: A methodological handbook*. Westview Press.

De Jong Gierveld, J. (2004). Remarriage, unmarried cohabitation, living apart together: Partner relationships following bereavement or divorce. *Journal of Marriage and Family, 66*(1), 236–243.

Dorbritz, J., Weinmann, J. & Estatico, S. (2018). Lebensformen in Deutschland auf der Basis des Zensus 2011: eine altersspezifische Analyse. BiB Working Paper, 1–2018. Bundesinstitut für Bevölkerungsforschung (BiB).

Engstler, H. & Klaus, D. (2017). Auslaufmodell „traditionelle Ehe"? Wandel der Lebensformen und Arbeitsteilung von Paaren in der zweiten Lebenshälfte. In: K. Mahne, J. K. Wolff,

J. Simonson, C. Tesch-Römer & Deutsches Zentrum für Altersfragen (Hrsg.), *Altern im Wandel: zwei Jahrzehnte Deutscher Alterssurvey (DEAS)* (S. 201–213). Springer VS.

Engstler, H. & Tesch-Römer, C. (2010). Lebensformen und Partnerschaft. In: A. Motel-Klingebiel, S. Wurm & C. Tesch-Römer (Hrsg.), *Altern im Wandel. Befunde des Deutschen Alterssurveys (DEAS)* (S. 163–187). Kohlhammer.

Franzmann, G. & Wagner, M. (1999). Heterogenitätsindizes zur Messung der Pluralität von Lebensformen und ihre Berechnung in SPSS. *ZA-Information / Zentralarchiv für Empirische Sozialforschung, 44*, 75–95.

Gabler, S. & Ganninger, M. (2010). Gewichtung. In: C. Wolf & H. Best (Hrsg.). *Handbuch der sozialwissenschaftlichen Datenanalyse* (S. 143–164). Springer VS.

Grünheid, E. (2017). Wandel der Lebensformen in Deutschland. BiB Working Paper, 2–2017. Bundesinstitut für Bevölkerungsforschung (BiB).

Huinink, J. & Schröder, T. (2014). *Sozialstruktur Deutschlands* (2. Aufl.). UVK.

Huinink, J. & Wagner, M. (1998). Individualisierung und Pluralisierung von Lebensformen. In: J. Friedrichs (Hrsg.), *Die Individualisierungsthese* (S. 84–106). Leske + Budrich.

Klaus, D. & Mahne, K. (2019). Partnerschaft und Familie im Alter. In: K. Hank, F. Schulz-Nieswandt, M. Wagner & S. Zank (Hrsg.), *Alternsforschung. Handbuch für Wissenschaft und Praxis* (S. 357–389). Nomos.

Lengerer, A. (2016). Partnerschaftliches Zusammenleben im Alter: Ausmaß, Formen und soziale Unterschiede im Lebensverlauf von Kohorten. In: J. Stauder, I. Rapp, J. Eckhard (Hrsg.), *Soziale Bedingungen privater Lebensführung* (S. 15–40). Springer VS.

Levin, I. & Trost, J. (1999). Living apart together. *Community, Work and Family, 2*(3), 279–294.

Mauritz, S. & Wagner, M. (2021). LAT relationships: A new living arrangement among the oldest old population in Germany? *Demographic Research, 44*(14), 349–362.

Menning, S. (2007). Haushalte, familiale Lebensformen und Wohnsituation älterer Menschen. Report Altersdaten, 2/2007. Deutsches Zentrum für Altersfragen.

Nowossadeck, S. & Engstler, H. (2013). Familie und Partnerschaft im Alter. Report Altersdaten, 3/2013. Deutsches Zentrum für Altersfragen.

Schneekloth, U. (2006). Entwicklungstrends und Perspektiven in der häuslichen Pflege. Zentrale Ergebnisse der Studie Möglichkeiten und Grenzen selbstständiger Lebensführung (MuG III). *Zeitschrift für Gerontologie und Geriatrie, 39*(6), 405–412.

Statistisches Bundesamt (2017). Bevölkerung und Erwerbstätigkeit. Haushalte und Familien. Ergebnisse des Mikrozensus. Fachserie 1, Reihe 3.

Tesch-Römer, C. (2010). *Soziale Beziehungen alter Menschen.* Kohlhammer.

Tesch-Römer, C. & Engstler, H. (2020). Wohnsituation der Menschen ab 65 Jahren: mit Angehörigen, allein oder im Pflegeheim. DZA-Fact Sheet. Deutsches Zentrum für Altersfragen.

Wagner, M., Franzmann, G. & Stauder, J. (2001). Neue Befunde zur Pluralität der Lebensformen. *Zeitschrift für Familienforschung, 13*(3), 52–73.

Wagner, M., Rietz, C., Kaspar, R., Janhsen, A., Geithner, L., Nelse, M., Kinne-Wall, C., Woopen, C. & Zank, S. (2018). Quality of life of the very old. Survey on quality of life and subjective well-being of the very old in North Rhine-Westphalia (NRW80+). *Zeitschrift für Gerontologie und Geriatrie, 51*(2), 193–199.

Wagner, M. & Valdés Cifuentes, I. (2014). Die Pluralisierung der Lebensformen – ein fortlaufender Trend? *Comparative Population Studies, 39*(1), 73–98.

Open Access Dieses Kapitel wird unter der Creative Commons Namensnennung 4.0 International Lizenz (http://creativecommons.org/licenses/by/4.0/deed.de) veröffentlicht, welche die Nutzung, Vervielfältigung, Bearbeitung, Verbreitung und Wiedergabe in jeglichem Medium und Format erlaubt, sofern Sie den/die ursprünglichen Autor(en) und die Quelle ordnungsgemäß nennen, einen Link zur Creative Commons Lizenz beifügen und angeben, ob Änderungen vorgenommen wurden.

Die in diesem Kapitel enthaltenen Bilder und sonstiges Drittmaterial unterliegen ebenfalls der genannten Creative Commons Lizenz, sofern sich aus der Abbildungslegende nichts anderes ergibt. Sofern das betreffende Material nicht unter der genannten Creative Commons Lizenz steht und die betreffende Handlung nicht nach gesetzlichen Vorschriften erlaubt ist, ist für die oben aufgeführten Weiterverwendungen des Materials die Einwilligung des jeweiligen Rechteinhabers einzuholen.

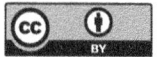

Vorausplanung in der letzten Lebensphase – Wünsche und Bedürfnisse von Bewohnenden stationärer Altenpflegeeinrichtungen und deren Angehörigen

6

Malte Klemmt, Silke Neuderth, Esther M. Heizmann, Birgitt van Oorschot und Tanja Henking

Der Beitrag ist erstmals 2020 in dem Journal of Clinical Nursing (online, doi:10.1111/jocn.15291) erschienen: Klemmt, M., Henking, T., Heizmann, E.M., Best, L., van Oorschot, B. & Neuderth, S. (2020). Wishes and needs of nursing home residents and their relatives regarding end-of-life decision-making and care planning – A qualitative study.

Der übersetzte und gekürzte Abdruck erfolgt mit freundlicher Genehmigung des Wiley-Verlages.

M. Klemmt (✉) · S. Neuderth · E. M. Heizmann · T. Henking
Hochschule für angewandte Wissenschaften, Würzburg-Schweinfurt, Deutschland
E-Mail: malte.klemmt@fhws.de

S. Neuderth
E-Mail: Silke.neuderth@fhws.de

E. M. Heizmann
E-Mail: esther.heizmann@fhws.de

T. Henking
E-Mail: tanja.henking@fhws.de

B. van Oorschot
Universitätsklinikum Würzburg, Würzburg, Deutschland
E-Mail: oorschot_b@ukw.de

© Der/die Autor(en) 2022
A. Teti et al. (Hrsg.), *Wohnen und Gesundheit im Alter,* Vechtaer Beiträge zur Gerontologie, https://doi.org/10.1007/978-3-658-34386-6_6

93

Hintergrund

Ende 2017 lebten in Deutschland ca. 818.000 Senior*innen in 14.480 Pflegeeinrichtungen (DESTATIS, 2018). Mit dem Einzug in eine stationäre Pflegeeinrichtung tritt für viele Bewohnende die letzte Lebensphase ein (Dasch et al., 2015). Selbstständigkeit und die Fähigkeit, selbstbestimmte Entscheidungen zu treffen, können durch Hochaltrigkeit und Multimorbidität dieser Personengruppe (BMFSFJ, 2017) beeinflusst werden. Die Vorausplanung der medizinisch-pflegerischen Versorgung für die letzte Lebensphase in diesem Setting wird, u. a. aufgrund der oftmals kurzen Zeitspanne zwischen dem Einzug in eine Pflegeeinrichtung und dem Versterben der Bewohnenden, relevant (Moore et al., 2019). Das Ermitteln und Erfassen individueller Wünsche und Bedürfnisse, deren Verbalisierung und schließlich deren Dokumentation, für den Fall der situativen oder langfristigen Unfähigkeit sich mitzuteilen, bilden die Grundlage für am Patientenwillen orientierte Behandlungsmaßnahmen.

Das Bedürfnis nach Kommunikation über die eigene Lebenssituation und Versorgung hängt unter anderem von kognitiven und physischen Beeinträchtigungen, dem kulturellen Hintergrund und soziodemografischen Faktoren wie etwa dem Alter ab (Bagchus et al., 2014; De Vries et al., 2019; Gadebusch-Bondio et al., 2018). Bewohnende stationärer Pflegeeinrichtungen bringen im Hinblick auf die Vorausplanung für das Lebensende ihren Angehörigen und den begleitenden Ärzt*innen grundsätzlich ein hohes Maß an Vertrauen entgegen und verlassen sich darauf, dass jene Personen die richtigen Entscheidungen für sie in der letzten Lebensphase treffen und ihre persönlichen Wünsche kennen (Gjerberg et al., 2015). Bisher bekannte zentrale Bedürfnisse für die letzte Lebensphase der Bewohnenden umfassen u. a. den Wunsch, nicht alleine zu sein, Maßnahmen zur Schmerzvermeidung und Schmerzlinderung sowie den Verzicht auf lebensverlängernde Maßnahmen (Bollig et al., 2016; Fan et al., 2019).

Ausgehend von der Zielvorstellung, gesundheitliche Vorausplanungsprozesse umfassend und dynamisch zu gestalten, hat sich das sogenannte Advance Care Planning (ACP) mit im Detail unterschiedlichen Konzepten entwickelt (Cornally et al., 2015; MacKenzie et al., 2018). Gemeinsam ist den ACP-Konzepten im Wesentlichen, dass sie die Entscheidungsbildung einer Person hinsichtlich ihrer Vorausplanung für das Lebensende durch einen dialogischen und sich über eine längere Zeit erstreckenden Gesprächsprozess fördern wollen (vgl. Sudore et al., 2017). Durch ACP sollen die Entscheidungslast bei Angehörigen und Nahestehenden reduziert und Familienkonflikte vermieden werden (Lovell & Yates, 2014; Petri et al., 2018). In Deutschland haben ACP-Ansätze vor allem erst in den letzten Jahren an Bedeutung gewonnen. Inzwischen bestehen über die gesetzlichen Krankenkassen finanzielle Anreize, solche Gesprächsprozesse für die letzte Lebensphase u. a. in stationären Pflegeeinrichtungen zu initiieren (§ 132g SGB V). In der Praxis sind durchaus unterschiedliche ACP-Konzepte, u. a. hinsichtlich Zielgruppen und konkreter Maßnahmen, anzutreffen (u. a. In der Schmitten et al., 2014). Bislang konnte noch kein Konzept eine flächendeckende Akzeptanz erreichen. Kritisiert wird u. a. eine zu starke Fokussierung auf das Erstellen von (neuen) Vorsorgedokumenten (Neitzke, 2015; Riedel, 2015).

Im Forschungsschwerpunkt „Autonomie im Gesundheitswesen (AuGe)"[1] wird ein zielgruppenorientiertes, ACP-basiertes Konzept zur Vorausplanung für die letzte Lebensphase erarbeitet, implementiert und evaluiert. Dieser Beitrag präsentiert Ergebnisse einer Bewohnenden- und Angehörigenbefragung, basierend auf folgenden Fragestellungen:

1. Welche Wünsche und Bedürfnisse haben Bewohnende stationärer Pflegeeinrichtungen und deren Angehörige hinsichtlich der Vorausplanung für die letzte Lebensphase?
2. Welchen Kenntnisstand haben Angehörige über die Wünsche und Bedürfnisse sowie Einstellungen ihrer Angehörigen?
3. In welcher Art und Weise sollen Kommunikations- sowie ggf. Dokumentationsprozesse über die Vorausplanung für die letzte Lebensphase aus Sicht der benannten Akteure erfolgen?

Methodik
Zur Beantwortung der Fragestellungen wurde ein qualitatives, multizentrisches Studiendesign gewählt. Von Oktober 2018 bis Juni 2019 wurden insgesamt 32 leitfadengestützte Interviews mit Bewohnenden stationärer Pflegeeinrichtungen (n = 24 Interviews) und Angehörigen von Bewohnenden (n = 8 Interviews) in sieben Einrichtungen in unterschiedlicher Trägerschaft geführt. Für die Studie liegt ein positives Votum der Ethikkommission der Universität Würzburg vor (2018: AZ: 140/18-sc).

Die Rekrutierung der Interviewten fand in kooperierenden Pflegeeinrichtungen (Pflegeplätze: M = 63; SD = 42; Min: 15; Max: 174) im Untersuchungsgebiet Stadt und Landkreis Würzburg statt. Die Auswahl der Teilnehmenden (Bewohnende sowie Angehörige) erfolgte nach vorab festgelegten Ein- und Ausschlusskriterien

---

[1] https://autonomie-im-gesundheitswesen.fhws.de/
Der Forschungsschwerpunkt „AuGe" wird gefördert vom Bayerischen Staatsministerium für Wissenschaft und Kunst.

(u. a. Aufenthaltsdauer der/des Bewohnenden in der Einrichtung von mindestens drei Monaten bzw. dieser/diesem angehörig, ausreichende physische und kognitive Fähigkeiten für ein Interview nach Einschätzung des Einrichtungspersonals sowie das Vorliegen einer informierten Einwilligung und eines ongoing consent während des Interviews). Die befragten Angehörigen waren nicht zwangsläufig den befragten Bewohnenden angehörig. Die Rekrutierung geschah nach den o. g. Vorgaben durch die Mitarbeitenden der kooperierenden Pflegeeinrichtungen.

Die Interviews fanden in den Räumlichkeiten der jeweiligen Einrichtungen statt, wurden von Projektmitarbeitenden geführt und auditiv aufgezeichnet. Die Interviews mit Bewohnenden dauerten im Schnitt 55 min, die Angehörigeninterviews 25 min. Zur Standardisierung der Interviews wurden Leitfäden eingesetzt.

Die Audioaufnahmen wurden nach feststehenden Transkriptionsregeln (Dressing & Pehl 2015) verschriftlicht. Die Auswertung der Bewohnenden- und Angehörigeninterviews geschah separat, mittels der inhaltlich-strukturierenden Inhaltsanalyse nach Kuckartz (2016) und mithilfe von MaxQDA Version 12 durch einen Projektmitarbeiter. Analytische Kategorien und (Zwischen-)Ergebnisse wurden im Projektteam diskutiert.

Ergebnisse
Stichprobe
Die befragten Bewohnenden waren zum Zeitpunkt der Interviews im Durchschnitt 88,5 Jahre, die befragten Angehörigen 56 Jahre alt. Bei 26 der 32 direkt und indirekt (über die Angehörigen) erfassten Bewohnenden lag eine Patientenverfügung vor. Weitere Charakteristika der Stichprobe sind Tab. 6.1 zu entnehmen.

Bewohnendeninterviews
In Anlehnung an die Leitfragen der Interviews wurden die Aussagen der Bewohnenden, durch die Herausbildung der jeweiligen Ober- und Unterkategorien, fünf thematischen Bereichen zugeordnet (vgl. Tab. 6.2).

Wünsche und Bedürfnisse in Bezug auf die letzte Lebensphase
Einen hohen Stellenwert hinsichtlich der Wünsche und Bedürfnisse in Bezug auf die letzte Lebensphase nehmen die Wahrung oder Verbesserung des jetzigen Gesundheitszustandes und der Aktivität/Mobilität ein.

„Also Gesundheit ist für mich das Erste und wo ich sage, das ist mir das Allerwichtigste im Leben" (B24: 2).
„Vor allem möchte ich nicht dement werden. Hier sind viele Demente und das ist schlimm und bettlägerig zu werden ist genauso schlimm" (B08: 7).

Tab. 6.1 Stichprobe

Bewohnende (n = 24)	
Alter	M = 88,5 Jahre (SD = 7,2; Range = 74–98)
Geschlecht	weiblich: n = 19; männlich: n = 5
Familienstand	verwitwet: n = 14 verheiratet: n = 5 ledig: n = 4 geschieden: n = 1
Elternschaft	n = 18; M = 2,3 Kinder
Schulbildung	Hochschulabschluss: n = 6 Abitur: n = 2 Mittlere Reife: n = 4 Volksschulabschluss: n = 6 kein Abschluss: n = 4 keine Angabe: n = 2
Migrationshintergrund	n = 3
Einzug in Einrichtung	M = vor 3,5 Jahren (Range = < 1–25 Jahre)
Patientenverfügung vorliegend	n = 20
Vorsorgevollmacht vorliegend	n = 19
Kontakt zu Angehörigen	n = 21
Angehörige (n = 8)	
Alter	M = 56 Jahre (SD = 2,7; Range = 52–59)
Geschlecht	weiblich: n = 5; männlich: n = 3
Beziehung zu Bewohner*in	Tochter: n = 4 Sohn: n = 3 Schwiegertochter: n = 1
Migrationshintergrund	n = 0
Alter (Bewohner*in)	M = 88 Jahre (SD = 7,1; Range: 80–96)
Einzug in Einrichtung (Bewohner*in)	M = 8,5 Monate (SD = 6,7; Range: 4–24)
Patientenverfügung vorliegend (Bewohner*in)	n = 6
Vorsorgevollmacht vorliegend (Bewohner*in)	n = 7
Angehörige*r = Vorsorgebevollmächtigte*r	n = 6

n = Fallzahl; M = Mittelwert; SD = Standardabweichung

Tab. 6.2 Kategorien Bewohnendeninterviews

Bereich	Oberkategorie	Unterkategorie(n)	Codings	Personen (n = 24)
Wünsche und Bedürfnisse in Bezug auf die letzte Lebensphase	Personell	Gesundheitszustand; Aktivität/Mobilität; Zufriedenheit; Genuss; Pläne; Hobbies/Beschäftigung	124	20
	Sozial	Angehörige/nahestehende Personen; Soziales Umfeld in Einrichtung; Kontakte/Begleitung	34	17
	Einrichtungsbezogen/ Organisational/Strukturell		7	5
	Keine Wünsche und Bedürfnisse		13	4
Kommunikationsgestaltung zu Wünschen und Bedürfnissen	Bisherige Kommunikationspartner*in	Angehörige/nahestehende Personen; Andere Bewohner*innen; Professionelle	79	20
	Präferierte Kommunikationspartner*in	Angehörige/nahestehende Personen; Professionelle	59	20
	Anforderungen an die Kommunikationspartner*in /Förderfaktoren	Vertrauen; Beziehung; Wissen/Kompetenzen; Empathie; Sympathie; räumliche Nähe	67	20

(Fortsetzung)

Tab. 6.2 (Fortsetzung)

Bereich	Oberkategorie	Unterkategorie(n)	Codings	Personen (n = 24)
	Kommunikationsbarrieren	Kein/e Vertrauen/Beziehung; Keine adäquaten Kontaktpersonen; Fehlende Kompetenzen; Zeitmangel/Personalmangel; Niemanden belasten wollen; Kein Interesse/Bedürfnis; Falscher Zeitpunkt; Sprachbarrieren/kulturelle Barrieren; Persönlichkeitsmerkmale; Tabuisierung; Ängste	121	22
Dokumentation der Wünsche und Bedürfnisse	Informiertheit	Verbleib; Inhalte; Personen	97	21
	Erstellungshintergrund; Entstehungsprozess	Zeitpunkt; Initiatoren; Anlässe/Ereignisse; Partner bei Dokumentation	102	20
	Gründe für Dokumentation	Verantwortlichkeiten klären; Sicherstellung der Versorgung/Absicherung; Personen entlasten	28	11
	Gründe für nicht-Dokumentation	Verdrängung; Kein Interesse/Bedarf; Falscher Zeitpunkt; Übertragung von Verantwortungen; Ängste	34	15

(Fortsetzung)

Tab. 6.2 (Fortsetzung)

Bereich	Oberkategorie	Unterkategorie(n)	Codings	Personen (n = 24)
Entscheidungsorientierung und Entscheidungsverhalten	Sozialisation	Familie; Beruf; Migration	19	13
	Professionelle Meinungen/ Beratungen		4	3
	Religiosität		27	12
Verständnis von Autonomie und Würde in der letzten Lebensphase	Erwartungen	An die Einrichtung/an Mitarbeiter*innen; an das soziale Umfeld; an sich selbst	109	23
	Tod und Sterben	Schneller Tod/unbewusster Tod; Schmerzen und Leiden; Lebenserhaltende Maßnahmen; Sterbebegleitung; Sterbeort; keine Vorstellung	114	23
	Selbstbestimmtheit		32	13
	Freiheit		16	11

Die Mehrheit der Befragten möchte nur in einem minimalen Umfang lebensverlängernde Maßnahmen in Anspruch nehmen. Primär werden Schmerzbehandlung und Schmerzlinderung gewünscht. Nicht gewünscht wird der Anschluss an eine Herz-Lungen-Maschine oder eine künstliche Ernährung.

> *„Ich möchte zum Beispiel nicht wiederbelebt werden oder an Infusionen gehängt werden. Solche Sachen halt [...] wenn ich jetzt zum Beispiel umfalle und bewusstlos bin, dann soll man warten, bis ich gestorben bin. Ich meine ich bin 90 Jahre alt, was soll das denn noch?" (B11: 124).*

Als relevant wurden ebenfalls soziale Wünsche und Bedürfnisse identifiziert, welche zumeist das Wohlergehen von oder die Beziehung zu Angehörigen und nahestehenden Personen betreffen.

> „Ich bin sehr glücklich, dass meine Frau in meiner Nähe ist, dass wir hier nachmittags am Tisch sitzen und eine Tasse Kaffee trinken können. Das ist alles, was ich will" (B19: 14).

Die Befragten äußerten teilweise einrichtungsbezogene Wünsche, u. a. nach einer zeitintensiveren und persönlicheren Pflege und Betreuung. Vier Personen gaben an, dass sie keine Wünsche oder Bedürfnisse (mehr) haben.

Kommunikationsgestaltung zu Wünschen und Bedürfnissen
Bewohnende kommunizieren ihre Wünsche und Bedürfnisse zumeist gegenüber ihren Angehörigen. Diese werden auch als die präferierten zukünftigen Kommunikationspartner*innen für Themen der Vorausplanung benannt.

> „Ich würde mit meinen Kindern sprechen, die kennen mich und meine Situation" (B13: 199).

Einrichtungsmitarbeitende werden nur unter bestimmten Prämissen als adäquate Kommunikationspartner*innen gesehen. Diese Prämissen werden als Anforderungen bzw. Förderfaktoren einer gelingenden Kommunikationsgestaltung beschrieben. Diese sind u. a. das Vorhandensein von Vertrauen und weiteren Beziehungselementen sowie individuellen Merkmalen wie Empathie und Sympathie der professionellen Akteure.

> „Da würde ich sagen: Vertrauen, das ist ganz, ganz wichtig" (B04: 30).
> *„Es gibt welche, die haben Einfühlungsvermögen [...] das kriegst du so mit, die haben Einfühlungsvermögen für jemand, und es gibt aber welche, die machen ihre Arbeit und damit ist es erledigt" (B08: 92).*

Es konnte eine Vielzahl von hinderlichen Faktoren bzw. Kommunikationsbarrieren identifiziert werden. Diese betreffen beispielsweise das Wählen eines richtigen Zeitpunktes für ein Vorausplanungsgespräch, Sprachbarrieren sowie die Tabuisierung der Thematik oder Angst, über die letzte Lebensphase zu sprechen.

„Die meisten Leute sagen: Oh, sprich nicht über sowas, das ist schrecklich" (B03: 49).

Einige Bewohnende gaben an, dass sie niemanden belasten oder generell nicht über das Thema reden wollen.

„I: Haben Sie diesen Wunsch beispielsweise auch schon jemandem mitgeteilt?

B: Nein, nein. Da muss man mit sich selber fertig werden, finde ich. […] Das muss man mit sich selber ausmachen" (B14: 22–23).

Die befragten Bewohnenden sehen vor allem das Pflegepersonal nicht zwangsläufig als die passenden Gesprächspartner*innen an, da die Befragten dem Personal nicht die notwendigen Kompetenzen zuschreiben. Sollte bei Bewohnenden die Bereitschaft vorhanden sein, mit Einrichtungsmitarbeitenden über Themen der medizinisch-pflegerischen Vorausplanung zu sprechen, wird der Zeit- bzw. Personalmangel in den Einrichtungen häufig als weitere Kommunikationsbarriere beschrieben.

„I: Wie ist es so mit den Pfleger*innen hier? Haben Sie da eine Möglichkeit, mit denen ins Gespräch zu kommen?

B: Ach, sie sind alle so beschäftigt, die haben gar keine Zeit für sowas" (B03: 53–54).

Größtenteils signalisieren die Befragten jedoch eine grundsätzliche Bereitschaft, über die Vorausplanung ihrer letzten Lebensphase zu sprechen.

„Ja, wenn jemand Einfühlungsvermögen hat und vor allem ein wenig ein Ohr dafür, hätte ich keine Hemmungen darüber zu sprechen" (B20: 76).

Dokumentation der Wünsche und Bedürfnisse

In Bezug auf die Dokumentation der Wünsche und Bedürfnisse hat die Mehrzahl der Befragten bereits ein Vorsorgedokument erstellt (vgl. Tab. 6.1). Die Angehörigen sowie die Einrichtungen sind laut Aussage der Bewohnenden zumeist über die Existenz der Vorsorgedokumente informiert.

„Die Patientenverfügung liegt auch in meiner [Bewohnenden-]Akte. Das wissen hier auch alle" (B20: 62).

Das Klären von Verantwortlichkeiten, die Absicherung der eigenen Versorgung und Vorausplanung sowie die Minderung von Entscheidungslast bei Angehörigen waren die genannten Gründe für das Abfassen der entsprechenden Dokumente.

„Man nimmt ihnen [den Angehörigen] die Entscheidung ab, wenn man das bei klarem Verstand schon mitgeteilt hat" (B16: 129).

Gründe, die aus Sicht der Befragten gegen eine Dokumentation sprachen, waren Verdrängung, Angst vor der Auseinandersetzung mit dem Thema Tod und Sterben, das Abwarten auf einen adäquaten Zeitpunkt sowie die Angst vor Kontrollverlust.

„Was für mich immer entsetzlich war und heute noch ist, ist das Thema Tod. Ich habe richtig Angst davor. Alleine schon darüber nachzudenken" (B12: 27).

Entscheidungsorientierung und Entscheidungsverhalten
Der Bereich Entscheidungsorientierung und Entscheidungsverhalten wird größtenteils mit der individuellen Sozialisation der Befragten in Verbindung gebracht, häufig im Hinblick auf Erfahrungen mit der Thematik im Familien- und Freundeskreis.

„Mein Vater war Arzt, mein Mann war Arzt, ich bin praktisch bloß in einem Arzt-Haushalt aufgewachsen und da hat man viele Sachen, die auch eben am Lebensende besprochen werden, in der Familie schon mitgekriegt" (B05: 106).

Professionelle Meinungen oder Beratung werden, wenn diese eingeholt wurden, ebenfalls in Entscheidungen, die Vorausplanung für die letzte Lebensphase betreffend, einbezogen. Als konsultierte Professionen werden hierbei Ärzt*innen und Jurist*innen genannt. Einige Bewohnende nennen außerdem ihren Glauben als Entscheidungsorientierung.

Verständnis von Autonomie und Würde in der letzten Lebensphase
Mit Würde und Autonomie in der letzten Lebensphase wird von den Befragten vor allem ein schnelles und leidensarmes Sterben assoziiert.

„Ich möchte nicht Monate und Jahre leiden und nichts mehr mitbekommen. Für mich wäre ein Tod innerhalb von Sekunden am besten" (B07: 149).

Ebenso werden hiermit ein möglichst hohes und lange erhaltenes Maß an Freiheit und Selbstbestimmung in Zusammenhang gebracht.

Angehörigeninterviews
Ebenfalls in Anlehnung an die Leitfragen der Interviews wurden die Aussagen bzw. identifizierten Kategorien der Angehörigen drei thematischen Bereichen zugeordnet (vgl. Tab. 6.3).

Wünsche und Bedürfnisse bei der Begleitung ihrer Angehörigen
Bezüglich ihrer Wünsche und Bedürfnisse bei der Begleitung ihrer Angehörigen für deren letzte Lebensphase wurden mehrere Aussagen dem Verständnis der eigenen Rolle der Angehörigen zugeordnet, welche überwiegend als umfängliche, aber größtenteils situativ unterstützende Begleitung der Bewohnenden beschrieben wird.

> *„Dass ich es ihr halt, wie es in meinen Mitteln steht, ihr halt einfach annehmlich und angenehm mache. Dass ich mich für sie auch einsetze. Dass sie auch ihre Rechte bekommt"* (A05: 49).

Ebenfalls geäußert wurden bestimmte Erwartungen der Angehörigen. Erwartungen an die Einrichtung und Einrichtungsmitarbeitende sowie an behandelnde Ärzt*innen divergieren vor allem in Bezug auf die Einbindung und die Art und Weise von Kommunikations- und Entscheidungsprozessen. Einige Angehörige äußern den Wunsch nach aktiver Einbindung in Entscheidungsprozesse und nach einem transparenten Informationsfluss.

> *„Ich will natürlich die Entscheidungen so treffen, dass ich später sagen kann: Das hätte die Mutter auch so gewollt. Also z. B. keine lebenserhaltenden Maßnahmen. Darüber haben wir gesprochen"* (A04: 53).

Es gibt ebenfalls Angehörige, die in ihren Erwartungen an die professionelle Seite eher eine Übertragung von Verantwortlichkeiten und Entscheidungen auf diese berichten.

> „I: Und würden Sie sich in medizinische und pflegerische Entscheidungen gerne einbringen bei der Versorgung Ihrer Mutter?
>
> A: Nein, weil ich bin kein Mediziner, ich bin keine Pflegekraft. Ich denke, dass die Leute das hier schon können und auch richtig machen" (A01: 53).

Tab. 6.3 Kategorien Angehörigeninterviews

Bereich	Oberkategorie	Unterkategorie(n)	Codings	Personen (n = 8)
Wünsche und Bedürfnisse bei der Begleitung ihrer Angehörigen	Verständnis der eigenen Rolle	Beschreibung/Bewertung; Ziele; Einbindung	45	8
	Beziehung zu Bewohner*in	Vertrauen; Offenheit & Transparenz	17	7
	Belastungen	Schuldgefühle; Zweifel; Entscheidungskonflikte/Entscheidungslast; Verantwortung; Überforderung; Ungewissheit	56	8
	Erwartungen	an sich selbst; an Bewohnende; an Einrichtung; an Ärzte; an soziales Umfeld; Fremderwartungen	61	8
Kenntnisstand und Formalismen	Wünsche & Bedürfnisse Bewohner*in		14	6
	(Wert-)Vorstellungen & Einstellungen Bewohner*in	Übereinstimmungen; Unterschiede; Veränderungen	28	8
	Vorausplanung & Dokumentation	Eigener Status; Inhalt; Entstehung; Verbleib & Kenntnisstände Dritter	58	8
	Situation Bewohner*in in der Einrichtung	Gesundheitszustand; medizinisch-pflegerische Versorgung; Un-/Zufriedenheit Bewohnende	28	8
Kommunikation und Interaktion	Bisherige Kommunikationsgestaltung	Mit Bewohnenden; mit Einrichtung; mit Ärzten; mit Sonstigen	150	8
	Präferierte Kommunikationsgestaltung	Mit Bewohnenden; mit Einrichtung; mit Ärzten; mit Sonstigen	13	4

Außerdem werden verschiedene, subjektiv empfundene Belastungen bei den Angehörigen deutlich. Angesprochen werden u. a. Schuldgefühle oder Entscheidungsbelastungen sowie Belastungen in Bezug auf die Gesamtsituation.

> „Ich habe immer gedacht, ich könnte sie zu Hause weiter pflegen [Aufnahmeunterbrechung, Befragte fängt an zu weinen], dann ging es irgendwann nicht mehr" (A06: 17).

> „Ja, ich bin berechtigt, die Entscheidungen zu treffen. Ob ich damit zufrieden bin, was ich gemacht habe, weiß ich nicht" (A06: 19).

> „Ich bin durch die ganze Situation ziemlich belastet insgesamt, weil meiner Mutter geht es nicht gut und man muss es halt mit angucken, wie so ein Mensch verfällt. Sowohl körperlich als auch geistig. Das ist eine große Belastung für mich" (A01: 101).

Kenntnisstand und Formalismen

Der Großteil der Befragten gibt an, die Wünsche und Bedürfnisse sowie (Wert-) Vorstellungen und Einstellungen der Bewohnenden zu kennen. Diese sind nach eigener Aussage nicht immer deckungsgleich mit denjenigen der Angehörigen.

Etwaige Vorsorgedokumente, deren Inhalte und Verbleib sind nach Aussagen der Befragten bekannt. Über den aktuellen Gesundheitszustand sowie die alltagsbezogene Situation der Bewohnenden sind nicht alle Angehörigen detailliert informiert.

Kommunikation und Interaktion

Dies liegt aus Sicht der Angehörigen häufig an der Kommunikations- und Interaktionsgestaltung. Die Kommunikationsgestaltung mit ihren Angehörigen beschreiben die Befragten weitestgehend als zufriedenstellend, sofern dies der physische und kognitive Zustand der Bewohnenden zulässt.

Als optimierbar wird vor allem die Kommunikationsgestaltung mit der Einrichtung und mit Ärzt*innen beschrieben.

> *„Meine Mutter macht das nicht. Die äußert keine Wünsche. Leider ist das so. Sie ist halt so ein Typ, der macht mit, und was gemacht wird, wird gemacht, und was nicht, dann nicht. Ist auch problematisch teilweise, weil auch die Mitarbeiter*innen hier auch gar nicht manchmal wissen, was sie eigentlich will, bzw. was sie bei uns sagt, kommt da gar nicht an. Ja, es ist schwierig" (A01: 31).*

Als präferierte Kommunikationspartner*innen werden sowohl (Haus-)Ärzt*innen als auch Einrichtungsmitarbeitende genannt.

Fazit

Die befragten Bewohnenden äußern vor allem gesundheitsbezogene Wünsche und Bedürfnisse, welche sich größtenteils mit denen aus vergleichbaren Studien, z. B. hinsichtlich der geäußerten Ablehnung von intensiv-medizinischen Maßnahmen, decken (Bollig et al., 2016).

Bewohnende signalisieren grundsätzlich die Bereitschaft, über die Vorausplanung für ihre letzte Lebensphase zu sprechen, jedoch fällt es vielen Bewohnenden schwer, hierfür den richtigen Zeitpunkt und die richtigen Ansprechpartner*innen zu finden. Es konnte ein begrenzter Personenkreis identifiziert werden, mit dem Bewohnende über Themen wie Vorausplanung und Selbstbestimmung sprechen. Dies sind überwiegend Angehörige und nahestehende Personen.

Die Kommunikation mit professionellen Akteuren (z. B. Pflegekräften) wird durch die von Bewohnenden geäußerten Kommunikationsbarrieren (u. a. wahrgenommener Mangel an Zeit und Kompetenz) erschwert. Es ergibt sich der Eindruck, dass Bewohnende den Ärzt*innen das größte Vertrauen entgegenbringen. Einrichtungsmitarbeitende berichten ebenfalls mangelnde zeitliche Ressourcen und fachliche Unsicherheiten als größte Barrieren des Vorausplanungsgeschehens in Pflegeeinrichtungen (Henking et al., 2019; Stone et al., 2014).

Angehörige äußern generell den Wunsch nach (mehr) Kommunikation bzgl. der Versorgungs- und Vorausplanung der Bewohnenden, dies jedoch eher in Bezug auf professionelle Akteure als mit Erstgenannten.

Aus den Ergebnissen können Hinweise für ein zielgruppenorientiertes und settingbezogenes Konzept für Vorausplanungsgespräche im Sinne eines setting- und zielgruppenbezogenen ACP-Ansatzes, welches auf Kommunikationsangeboten basiert, abgeleitet werden. Aus den, vor allem von Bewohnenden beschriebenen, Förderfaktoren sowie aus den geäußerten Kommunikationsbarrieren können Rückschlüsse auf notwendige kommunikative Kompetenzen der potenziellen Kommunikationspartner*innen sowie auf die generelle Kommunikationsgestaltung gezogen werden.

Limitationen

Die Generalisierbarkeit der Ergebnisse könnte durch die befragte Stichprobe limitiert sein. Der relativ hohe Bildungsgrad der Bewohnenden und der hohe Anteil an vorhandenen Vorsorgedokumenten sind auffällig. 83 % der Bewohnenden hatten zum Erhebungszeitpunkt eine Patientenverfügung erstellt; dies könnte zu einer Datenverzerrung geführt haben. In einer weiteren Untersuchung in diesem Setting lag die Prävalenzquote von Patientenverfügungen bei Bewohnenden stationärer Pflegeeinrichtungen bei 20,4 % (Klemmt et al., 2020). Diese Überrepräsentativität könnte durch den Rekrutierungsweg der Interviewten bedingt sein.

Literatur

Bagchus, C., Dedding, C. & Bunders, J. F. (2014). I'm happy that I can still walk' – Participation of the elderly in home care as a specific group with specific needs and wishes. *Health Expectations, 18*, 2183–2191.

BMFSFJ – Bundesministerium für Familie, Senioren, Frauen und Jugend (2017). *Siebter Altenbericht. Zur Lage der älteren Generation in der Bundesrepublik Deutschland.* BMFSFJ.

Bollig, G., Gjengedal, E. & Rosland, J. (2016). They know! – Do they? A qualitative study of residents and relatives views on advance care planning, end-of-life care, and decision-making in nursing homes. *Palliative Medicine, 30*(5), 456–470.

Cornally, N., McGlade, C., Weathers, E., Daly, E., Fitzgerald, C. & O´Caoimh, R., Coffey, A. & Willam Molloy, D. (2015). Evaluating the systematic implementation of the 'Let Me Decide' advance care planning programme in long term care through focus groups: Staff perspectives. *BMC Palliative Care, online,.* https://doi.org/10.1186/s12904-015-0051-x.

Dasch, B., Blum, K., Gude, P. & Bausewein, C. (2015). Sterbeorte – Veränderungen im Verlauf eines Jahrzehnts: Eine populationsbasierte Studie anhand von Totenscheinen der Jahre 2001 und 2011. *Deutsches Ärzteblatt International, 112*(29–30), 496–504.

Dressing, T. & Pehl, T. (2015). Praxisbuch Interview, Transkription & Analyse. *Anleitungen und Regelsysteme für qualitativ Forschende.* Eigenverlag.

DESTATIS – Statistisches Bundesamt (2018). *Pflegestatistik 2017.* DESTATIS.

De Vries, K., Banister, E., Dening, K. H. & Ochieng, B. (2019). Advance care planning for older people: The influence of ethnicity, religiosity, spirituality and health literacy. *Nursing Ethics, 26*(7–8), 1946–1954.

Fan, S. Y., Sung, H. C. & Wang, S. C. (2019). The experience of advance care planning discussion among older residents in a long-term care institution: A qualitative study. *Journal of Clinical Nursing, 28*(19–20), 3451–3458.

Gadebusch-Bondio, M., Wagner, A. J. M., Krieger, R., Weiß, L. & Kinnebrock, S. (2018). Behandlung im Voraus Planen (BVP): Eine Übersichtsarbeit über das Vorsorgeverhalten von Frauen und Männern in Deutschland. *Das Gesundheitswesen, online.* https://doi.org/10.1055/a-0652-5556.

Gjerberg, E., Lillemoen, L., Førde, R. & Pedersen, R. (2015). End-of-life care communications and shared decision-making in Norwegian nursing homes – experiences and perspectives of patients and relatives. *BMC Geriatrics, 15*(103), online, doi:https://doi.org/10.1186/s12877-015-0096-y.

Henking, T., Best, L., Heizmann, E. M., van Oorschot, B. & Neuderth, S. (2019). 'To talk about it, that´s a problem ...'. Analysis of needs concerning advance planning with regard to End-of-Life Decision Making. 7th ACP-I Conference Rotterdam, Abstract.

In der Schmitten, J., Lex, K., Mellert, C., Rothämel, S., Wegschneider, K. & Marckmann, G. (2014). Patientenverfügungsprogramm: Implementierung in Senioreneinrichtungen. *Eine inter-regional kontrollierte Interventionsstudie. Deutsches Ärzteblatt, 111*(4), 50–57.

Klemmt, M., Henking, T., Heizmann, E. M., van Oorschot, B. & Neuderth, S. (2020). Patientenverfügungen in stationären Pflegeeinrichtungen. Eine Analyse in der Region Würzburg. *Bayerisches Ärzteblatt, 6*, 290–292.

Kuckartz, U. (2016). *Qualitative Inhaltsanalyse. Methoden, Praxis, Computerunterstützung.* Beltz Juventa.

Lovell, A. & Yates, P. (2014). Advance care planning in palliative care: A systematic literature review of the contextual factors influencing its uptake 2008–2012. *Palliative Medicine, 28*(8), 1026–1035.

MacKenzie, M., Smith-Howell, E., Bomba, P. A. & Meghani, S. H. (2018). Respecting choices and related models of advance care planning: A systematic review of published evidence. *American Journal of Hospice and Palliative Care, 35*(6), 897–907.

Moore, D.C., Keegan, T.J., Dunleavy, L. & Froggatt, K. (2019). Factors associated with length of stay in care homes: a systematic review of international literature. *BMC Systematic Reviews, 8*(56), online, doi: https://doi.org/10.1186/s13643-019-0973-0.

Neitzke, G. (2015). Gesellschaftliche und ethische Herausforderungen des Advance Care Planning. In: M. Coors, R. Jox & J. in der Schmitten (Hrsg.) (2015). *Advance Care Planning. Von der Patientenverfügung zur gesundheitlichen Vorausplanung* (S. 152–163). Kohlhammer.

Petri, S., Thiersch, S. & Marckmann, G. (2018). Pilotprojekt zur ACP- BVP Beratung in der Altenhilfe – Struktur und Effekte auf die Bewohner. *Palliativmedizin, 19*(5), 20–21.

Riedel, A. (2015). Wirkungslosigkeit von Patientenverfügungen in der stationären Altenpflege – Einflussfaktoren und Postulate. In: M. Coors, R. Jox & J. in der Schmitten (Hrsg.) (2015). *Advance Care Planning. Von der Patientenverfügung zur gesundheitlichen Vorausplanung* (S. 62–74). Kohlhammer.

Stone, L., Kinley, J. & Hockley, J. (2014). Advance care planning in care homes: The experience of staff, residents, and family members. *International Journal of Palliative Nursing,* online. https://doi.org/10.12968/ijpn.2013.19.11.550.

Sudore, R. L., Lum, H. D., You, J. J., Hanson, L. C., Meier, D. E., Pantilat, S. Z., Matlock, D. D., Rietjens, J. A. C., Korfage, I. J., Ritchie, C. S., Kutner, J. S., Teno, J. M., Thomas, J., McMahan, R. D. & Heyland, D. K. (2017). Defining advance care planning for adults: A consensus definition from a multidisciplinary delphi panel. *Journal of Pain and Symptom Management, 53*(5), 821–832.

Open Access Dieses Kapitel wird unter der Creative Commons Namensnennung 4.0 International Lizenz (http://creativecommons.org/licenses/by/4.0/deed.de) veröffentlicht, welche die Nutzung, Vervielfältigung, Bearbeitung, Verbreitung und Wiedergabe in jeglichem Medium und Format erlaubt, sofern Sie den/die ursprünglichen Autor(en) und die Quelle ordnungsgemäß nennen, einen Link zur Creative Commons Lizenz beifügen und angeben, ob Änderungen vorgenommen wurden.

Die in diesem Kapitel enthaltenen Bilder und sonstiges Drittmaterial unterliegen ebenfalls der genannten Creative Commons Lizenz, sofern sich aus der Abbildungslegende nichts anderes ergibt. Sofern das betreffende Material nicht unter der genannten Creative Commons Lizenz steht und die betreffende Handlung nicht nach gesetzlichen Vorschriften erlaubt ist, ist für die oben aufgeführten Weiterverwendungen des Materials die Einwilligung des jeweiligen Rechteinhabers einzuholen.

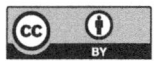

Wohnbedingungen und Pflegebedarf – Analysen von Erstbegutachtungen des Medizinischen Dienstes der Krankenversicherung

7

Thomas Stein und Ralph Schilling

Hintergrund

Bei aktueller Lebenszeitprävalenz muss ein Großteil der Bevölkerung in Deutschland damit rechnen, im Laufe des Lebens pflegebedürftig zu werden. Etwa 75 % der im Jahr 2017 verstorbenen Frauen und 60 % der verstorbenen Männer waren zuvor pflegebedürftig (Rothgang & Müller, 2019). Dies stellt die Betroffenen selbst und deren unmittelbares Lebensumfeld, zunehmend aber auch die pflegebezogenen Versorgungsstrukturen und professionellen Pflegeanbieter vor beträchtliche quantitative und qualitative Herausforderungen. Demzufolge sind dringend Bemühungen zu stärken mit dem Ziel, die Nachfrage nach Pflegeleistungen durch Vermeidung, Abmilderung oder Verzögerung von Pflegebedarf zu reduzieren. An diesem Punkt setzt das vom Spitzenverband der Gesetzlichen Krankenversicherung (GKV-SV) im Rahmen des Modellprogramms zur Weiterentwicklung der Pflegeversicherung (§ 8 Abs. 3 SGB XI) geförderte Forschungsprojekt „Gesundheitsverläufe im Alter: Wege in die Pflegebedürftigkeit" an, das vom Institut für Medizinische Soziologie und Rehabilitationswissenschaft der Charité-Universitätsmedizin Berlin in Zusammenarbeit mit dem Deutschen Zentrum für Altersfragen (DZA) durchgeführt wird. Ziel ist es, bedeutsame Einflussfaktoren auf die Entstehung von Pflegebedürftigkeit

T. Stein (✉) · R. Schilling
Institut für Medizinische Soziologie und Rehabilitationswissenschaft, Charité - Universitätsmedizin, Berlin, Deutschland
E-Mail: thomas.stein2@charite.de

R. Schilling
E-Mail: ralph.schilling@charite.de

© Der/die Autor(en) 2022
A. Teti et al. (Hrsg.), *Wohnen und Gesundheit im Alter,* Vechtaer Beiträge zur Gerontologie, https://doi.org/10.1007/978-3-658-34386-6_7

zu identifizieren und in ihren Wechselwirkungen zu analysieren. Liegen mittlerweile zahlreiche Untersuchungen zum Zusammenhang von Demenz, chronischen Krankheiten oder Multimorbidität und Entstehung eines Pflegebedarfs vor (Beekmann et al., 2012; Hajek et al., 2017; Schnitzer et al., 2020; van den Bussche et al., 2014; Wiedenmann, 2017), sind Erkenntnisse zur Bedeutung sozialer Einflussfaktoren für die Entstehung und den Verlauf einer Pflegebedürftigkeit noch minder ausgearbeitet und belegt, vgl. (Hajek et al., 2017) und (Bao et al., 2019; Schneider et al., 2020; Schnitzer, 2020). Das Robert Koch-Institut etwa greift das Thema der Wohnbedingungen in einer Studie auf und beschreibt, dass bei Auftreten von Pflegebedürftigkeit ca. 67 % der Frauen und knapp 78 % der Männer weiterhin in der eigenen Häuslichkeit bleiben (Robert Koch-Institut, 2015). Darum steht im Mittelpunkt dieses Beitrags die Frage, inwieweit Wohnbedingungen, hier über die zwei Aspekte Haushaltszusammensetzung sowie Barrieren bzw. Barrierefreiheit im Wohnumfeld operationalisiert, in Assoziation zu pflegebegründenden Diagnosen Einfluss nehmen auf die Feststellung und den Grad der Pflegebedürftigkeit im Sinne des Pflegeversicherungsgesetzes (SGB XI).

Material und Methoden
Stichprobenbeschreibung und Datenaufbereitung
Grundlage für die statistischen Analysen zur Identifikation von Faktoren, die im Zusammenhang mit der Feststellung von Pflegebedürftigkeit und Einstufungsempfehlung in einen Pflegegrad stehen, bilden Daten des Medizinischen Dienstes der Krankenversicherung Berlin Brandenburg (MDK BB). Diese beinhalten neben den pflegebegründenden Diagnosen routinemäßig erhobene Daten zu personenbezogenen Merkmalen wie Geschlecht, Altersgruppe oder Wohnort (in Form der ersten drei Stellen der PLZ) sowie Freitextpassagen mit Informationen zu individuellen psychischen, physischen, kognitiven und sozialen Voraussetzungen für die Pflegegradeinstufung. Dazu gehören z. B. Partnerschaft, andere soziale Netzwerke sowie Wohnbedingungen. Die routinemäßig erhobenen Daten können direkt in statistische Analysen zu den Einflussfaktoren für die Einstufungsempfehlung einbezogen werden. Dies könnte bspw. im Rahmen von nach Geschlecht und Alter differenzierten statistischen Analysen erfolgen.

Im Jahr 2017 beantragten in den Bundesländern Berlin und Brandenburg 72.680 Personen im Alter zwischen 50 und 99 Jahren eine Pflege-Erstbegutachtung. Die Mehrheit der Antragstellenden ist weiblich (58,8 %). Von allen Antragstellenden erhielten 57.572 (79,2 %) eine Einstufungsempfehlung in einen Pflegegrad, der Anteil ist für Männer und Frauen ähnlich (80,0 % bzw. 78,6 %). Der Großteil der Antragstellerinnen und Antragsteller befindet sich in den drei 5-Jahres-Altersgruppen zwischen 75 und 89 Jahren (Männer 53,3 %, Frauen 62,2 %). Meist

Tab. 7.1 Charakteristika der Erstantragstellenden

Größe der Datenbasis	
n	63.633
Geschlecht	
Frauen, n (%)	38.370 (60,3)
Männer, n (%)	25.263 (39,7)
Alter in Jahren, Mittelwert (SD)	77,5 (10,4)
Haushaltszusammensetzung	
zu Hause alleinlebend, n (%)	34.331 (54,0)
zu Hause mit weiterer Person zusammenlebend, n (%)	29.302 (46,0)
Fünf häufigste Erstdiagnosen (ICD-10)	
Demenz/Alzheimer, n (%)	4.371 (9,0)
Polyarthrose (M15), n (%)	2.766 (5,7)
Herzinsuffizienz (I50), n (%)	2.414 (4,9)
COPD (J44), n (%)	2.169 (4,4)
Hirninfarkt (I63), n (%)	1.987 (4,1)

Quelle: Daten des Medizinischen Dienstes der Krankenversicherung Berlin Brandenburg (MDK BB), Erstbegutachtungsunterlagen Jahr 2017

wurde die Einstufung in Pflegegrad 2 (43 %) empfohlen, gefolgt von Pflegegrad 1 (33 %).

In die folgenden Analysen einbezogen wurden Erstbegutachtungsunterlagen von insgesamt 63.633 Antragstellerinnen und Antragstellern. In unseren Untersuchungen konzentrierten wir uns ausschließlich auf Personen, die in der eigenen Häuslichkeit wohnen. Daher wurden die Daten zu Personen in stationärer Betreuung, in betreuten Wohngruppen oder jenen ohne Angabe der Wohnform von den Analysen ausgeschlossen. Von diesen 63.633 Antragstellenden leben 29.302 (46 %) mit mindestens einer weiteren Person zusammen, 34.331 (54 %) sind alleinlebend.

Tab. 7.1 zeigt Charakteristika der Erstantragstellenden: 60,3 % der Antragstellenden sind weiblich, 39,7 % männlich. Das Durchschnittsalter beträgt 77,5 Jahre (SD 10,4 Jahre). Von den 63.633 Antragstellerinnen und Antragstellern erhielten 48.827

(76,7 %) eine Einstufungsempfehlung in einen Pflegegrad. Unter den pflegebegründenden Diagnosen sind insgesamt Alzheimer- oder andere Demenzerkrankungen[1] am häufigsten (9,0 % der 48.827 eingestuften Antragstellenden). Es folgen Polyarthrosen (5,7 %) und Herzinsuffizienz (4,9 %) sowie COPD[2] (4,4 %) und Hirninfarkt (4,1 %).

Methoden

Die Erstbegutachtungsunterlagen des MDK beinhalten auch Daten zu den familiären Verhältnissen der Antragstellenden, zum sozialen Umfeld oder Beschreibungen der Wohn- und Pflegesituation in Form von Freitextangaben. Diese Angaben enthalten weitere Informationen, die im Zusammenhang mit einer Pflegegradeinstufung relevant sein können, bedürfen jedoch der vorherigen Aufbereitung mittels Verfahren, mit denen Wörter und Wortbestandteile aus Texten extrahiert und aufbereitet werden können, um sie einer quantitativen statistischen Auswertung zugänglich zu machen. Solche Verfahren werden unter dem Begriff *Text Mining* als einer Form des *Data Mining* zusammengefasst. Der Begriff Text Mining umfasst dabei eine Vielzahl verschiedener Ansätze, Typologien und Verfahren zur Extraktion und Aufbereitung von Informationen aus eher unstrukturierten textbasierten Daten (Mehler & Wolff, 2005).

Der beschriebene methodische Ansatz umfasst somit zwei Zugänge zur Identifikation von Einflussfaktoren der Pflegebedürftigkeit: die Analyse standardisierter numerisch vorliegender Routinedaten und die Aufbereitung von Informationen in Freitextangaben mittels Text Mining. Abb. 7.1 verdeutlicht beide Zugangswege.

Bei der Anwendung des Text Mining werden Merkmale der begutachteten Personen mithilfe einer Verschlagwortung von Schlüsselbegriffen aus den Freitextangaben extrahiert und einer statistischen Analyse zugänglich gemacht. Das Verfahren zur Ermittlung dieser Informationen wird nach der Methode des *Exact Pattern Matching* durchgeführt. Dazu werden thematisch relevante Freitextangaben in den Datensätzen der Antragstellenden selektiert und in Zeichenketten (Strings) umgewandelt. Anschließend wird jeder dieser Strings exakt nach relevanten synonymen Schlagwörtern durchsucht. Im Falle eines Treffers wird einer neu gebildeten numerischen Variablen, bspw. „Barrieren", eine 1 für „Barrieren im Wohnumfeld vorhanden", anderenfalls eine 0 zugeordnet. Die Suche erfolgt *case-sensitive*, d. h., es wird zwischen Groß- und Kleinschreibung (z. B. „Stufe", „Türschwelle",

---

[1] Diese zusammenfassende Diagnose-Kategorie wurde aus den Diagnosen F00 (Demenz bei Alzheimerkrankheit), F03 (nicht näher bezeichnete Demenz) und G30 (Alzheimerkrankheit) nach ICD-10 generiert.

[2] COPD = Chronic obstructive pulmonary disease (Chronisch obstruktive Lungenerkrankung).

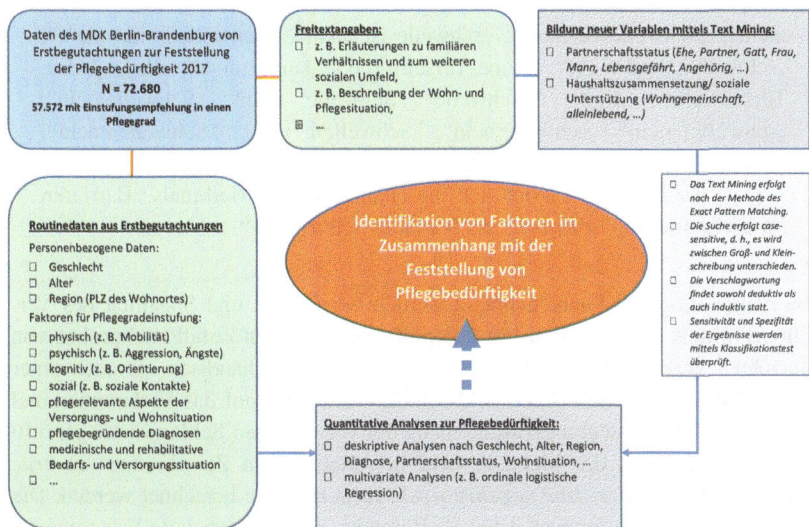

Abb. 7.1 Methodisches Vorgehen

„schwelle") unterschieden. Durch diese Verfahrensweise wird bspw. verhindert, dass eine „Treppenstufe" zugleich als „Treppe" und als „Stufe" gewertet wird. Die Verschlagwortung wird sowohl deduktiv als auch induktiv durchgeführt. Das heißt, es werden Schlagwörter einerseits anhand von theoretisch abgeleiteten Synonymen sowie andererseits nach empirisch ermittelten Textfeldinhalten gebildet. Infokasten 1 zeigt die Vorgehensweise für die Bildung der Variablen „Barrieren" am Beispiel des Begriffs „Schwelle".

Infokasten 1: Bildung der Variablen „Barrieren" am Beispiel des Begriffs „Türschwelle"

In einem ersten Schritt wurde mit der Zeichenkette „Schwelle, schwelle" die Anzahl der Erwähnungen von (Tür-)Schwellen ermittelt.

In einem zweiten Schritt wird die Anzahl der Einträge für explizit NICHT vorhandene Schwellen ermittelt, durch: „ohne Schwelle", „ohne schwelle", „keine Schwelle", „keine schwelle", „schwellenfrei", „schwellenlos", „schwelle nicht", „schwellen nicht", „Schwelle nicht", „Schwellen

nicht", „Schwelle ist nicht", „schwelle ist nicht", „Schwellen sind nicht",
„schwellen sind nicht", „keine Türschwelle", „keine türschwelle", „Keine
Türschwelle", „Keine türschwelle" „Schwelle: nein", „Schwelle:nein",
„schwelle: nein", „schwelle:nein", „Schwellen: nein", „Schwellen:nein",
„schwellen: nein", „schwellen:nein".

Aus der Differenz ergibt sich die Häufigkeit des Merkmals „Barrieren
im Wohnumfeld vorhanden" der Variablen „Barrieren".

Zur Validierung der Suchergebnisse werden Sensitivität und Spezifität des Verfahrens mittels Klassifikationstest überprüft. Dazu werden Zufallsstichproben von
Gutachten gezogen (n = 100). Diese wurden sowohl händisch als auch unter
Anwendung des beschriebenen Text-Mining-Verfahrens auf das Vorkommen und
die Validität der Bedeutungszuschreibung der verwendeten Schlagwörter geprüft.
Die Zuverlässigkeit der Methode wird bewertet, indem Zuordnungen zu *true
positive, false positive, true negative* sowie *false negative* berechnet werden. Die
händische Erfassung fungiert dabei als Referenz, die automatisierte Erfassung als
Komparator. Thematisch relevante Suchbegriffe, die erst im Zuge der Validierung ermittelt werden können, werden dem Schlagwortkatalog hinzugefügt. Nach
erfolgter „Sättigung" der Verschlagwortung wird die Suche auf den gesamten
Datensatz angewendet; die aus diesem Verfahren resultierenden Variablen können
dann in quantitative statistische Analysen einbezogen werden.

Ergebnisse

Folgende Ergebnisse rekurrieren auf die Wohnbedingungen der Antragstellerinnen
und Antragsteller. Als einen Aspekt von Wohnbedingungen verstehen wir dabei die
Haushaltszusammensetzung. Betrachtet man zunächst Personen mit einer Einstufungsempfehlung, zeigen sich deutliche Unterschiede bei Gegenüberstellung der
einzelnen Pflegegrade mit der Haushaltszusammensetzung (alleinlebend/ zusammenlebend). Abb. 7.2, basierend auf einer Fallzahl von n = 63.633, verdeutlicht,
dass von allen Alleinlebenden ein höherer Anteil in Pflegegrad 1 eingestuft wird als
dies bei den Nicht-Alleinlebenden der Fall ist (32,1 zu 24,9 %). Insbesondere in den
höheren Pflegegraden 2 und 3 hingegen sind die Anteile für Nicht-Alleinlebende
höher als für Alleinlebende (39,9 % zu 31,3 % bzw. 15,5 % zu 6,7 %).

Unter den Antragstellerinnen und Antragstellern ohne Feststellung der Pflegebedürftigkeit beträgt der Anteil der Alleinlebenden 29,2 %, der Anteil unter den
Nicht-Alleinlebenden ist mit 16,3 % geringer.

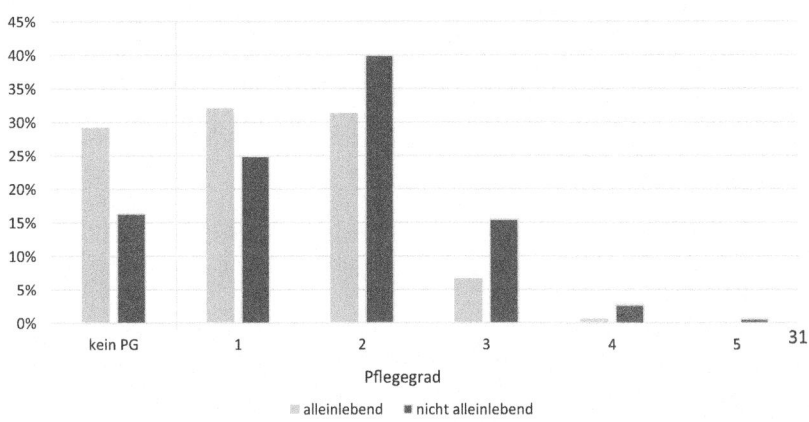

Abb. 7.2 Erstbegutachtungsergebnisse nach Haushaltszusammensetzung und Pflegegrad (kein PG, 1–5) (alle Säulen einer Farbe kumulieren sich zu 100 %)

Bei Betrachtung der Haushaltszusammensetzung in höheren, häufig typischen Altersgruppen[3] für den Eintritt von Pflegebedürftigkeit zeigt sich, dass der Anteil der Alleinlebenden gegenüber den Nicht-Alleinlebenden deutlich höher liegt. Am stärksten zeigt sich dieser Befund bei den 85–89-Jährigen (62 % zu 38 % von n = 63.633) und 90–94-Jährigen (71 % zu 29 %). Die relativen Unterschiede sind in der höchsten Altersgruppe noch größer (78 % zu 22 %), hier nimmt aber auch die Fallzahl der Pflegebedürftigen deutlich ab (siehe Abb. 7.3). Für die niedrigeren Altersgruppen unter 75 Jahren gibt es nur sehr geringe Unterschiede in den Anteilen zwischen der Gruppe der Alleinlebenden und Nicht-Alleinlebenden, weshalb diese Altersgruppen auch für die folgende Abbildung ausgespart wurden.

Im Folgenden werden beispielhaft einige pflegebegründende Diagnosen aufgegriffen, deren Prävalenz im Vergleich der Alleinlebenden mit den Nicht-Alleinlebenden auffallende Unterschiede aufweist (nicht für alle der fünf häufigsten Erstdiagnosen aus Tab. 7.1 zutreffend). Bei Betrachtung der Daten zur insgesamt häufigsten Diagnose Demenz im Zusammenhang mit der Haushaltszusammensetzung ist zunächst festzustellen, dass bei 8,4 % der Nicht-Alleinlebenden diese Erkrankung auftritt, während dieser Wert für die Alleinlebenden bei 6,0 % liegt.

---

[3] Den vorliegenden MDK-Daten folgend entfielen im Jahr 2017 von allen Einstufungsempfehlungen für einen Pflegegrad (n = 57.572) für die Bundesländer Berlin Brandenburg 34.687 (60,2 %) auf 75–89-jährige Antragstellende.

Höhere Anteile für die Nicht-Alleinlebenden finden sich auch in den Beschwerde-bildern Parkinson (3,2 % zu 1,3 %) und Lungenkrebs (2,6 % zu 1,2 %). Bei den nachfolgenden hier aufgeführten Erkrankungen dreht sich das Verhältnis zwischen Alleinlebenden und Nicht-Alleinlebenden um. So berichten 6,5 % der alleinleben-den Antragstellerinnen und Antragsteller, an einer Polyarthrose erkrankt zu sein, gegenüber 4,4 % der Nicht-Alleinlebenden. Der Anteil der Alleinlebenden, die an Gonarthrose leiden, ist mit 2,7 % größer als der der Nicht-Alleinlebenden mit 2 %. Weitere, noch nicht veröffentlichte Ergebnisse zeigen auch, dass im Zusammenhang mit der Haushaltszusammensetzung unterschiedliche Erkrankungsprävalenzen den Pflegegrad beeinflussen.

Für weitere Erkenntnisse über Zusammenhänge zwischen Wohnbedingungen und Pflegebedarf wurden nicht nur die numerisch vorliegenden Variablen analysiert, sondern auch die Inhalte der Freitexte im Hinblick auf Barrieren vs. Barrierefrei-heit. Dies geschah mittels des oben beschriebenen Text-Mining-Verfahrens. Eine Kategorie innerhalb der Freitextanalyse beinhaltete die Exploration von Barrieren bzw. Barrierefreiheit in der eigenen Häuslichkeit der Antragstellerinnen und Antrag-steller. Der im Methoden-Abschnitt beschriebenen Operationalisierung der beiden Kategorien „Barriere" bzw. „Barrierefreiheit" folgend zeigt sich, dass die Mehrheit der Antragstellenden von vorhandenen Barrieren berichtet (57 %; n = 36.287). Dabei zeigen sich geringe Unterschiede in der berichteten Prävalenz zwischen Frauen (57,8 %) und Männern (55,8 %). Dieser geschlechtsspezifische Unterschied zeigt sich auch für Personen, die zu Hause allein leben (56,3 %; Frauen 57,1 %; Männer 54,5 %) und für Personen, die mit jemandem gemeinsam in der eigenen Häuslichkeit leben (57,9 %; Frauen 59,1 %; Männer 56,7 %). In allen vorgestellten Kategorien berichten Frauen anteilsmäßig häufiger von Barrieren als Männer (Abb. 7.4).

Im Verlauf über alle 5-Jahres-Altersgruppen zeigt sich fast ausnahmslos sowohl für Frauen als auch für Männer ein Gradient dahin gehend, dass sich mit zuneh-mendem Alter auch die Berichte über vorhandene Barrieren häufen (Abb. 7.4). Diese Abbildung zeigt erstens die Anzahl der Männer und Frauen je Altersgruppe, die von Barrieren berichten (Primärachse), und zweitens werden auch die relativen Anteile dargestellt, um ergänzend zu den Absolutzahlen den Anteil je Altersgruppe aufzuzeigen, der sich mit Barrieren konfrontiert sieht (Sekundärachse).

Bei den Frauen steigen die relativen Werte innerhalb der Altersgruppen für berichtete Barrieren kontinuierlich an: Sie beginnen bei 48,8 % (n = 550) der 50–54-Jährigen, verlaufen über 55,7 % (n = 1.855) bei den 70–74-jährigen Personen und steigen bis auf 62,7 % (n = 345) bei der ältesten Gruppe (95–99-Jährige) an. Bei den Männern steigt der Anteil derer, die von erschwerten Wohnbedingungen in Form von Barrieren berichten, bis auf 61,4 % (n = 2.203) in der Altersgruppe

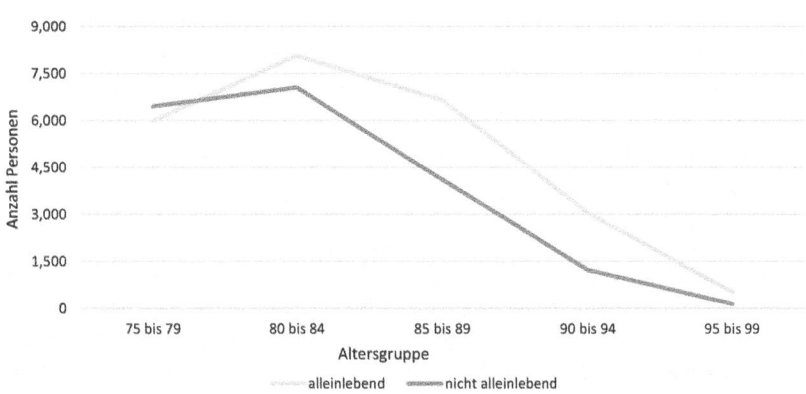

Abb. 7.3 Altersgruppen nach Haushaltszusammensetzung, ab Altersgruppe 75–79 Jahre

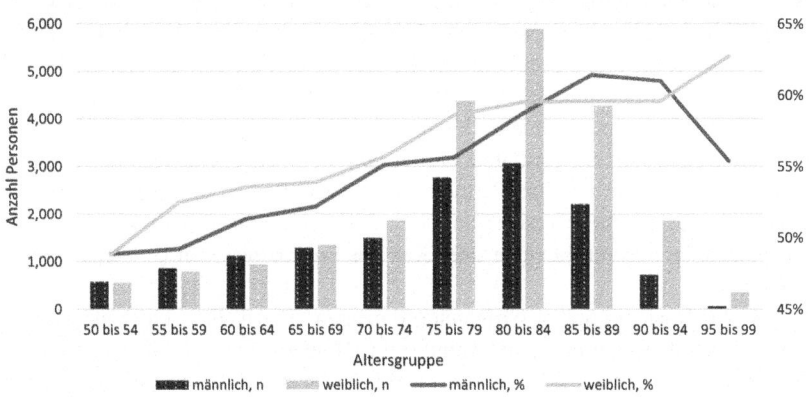

Abb. 7.4 Personen, die von Barrieren berichten (n = 36.287), nach Altersgruppe und Geschlecht, n und %

85–89 Jahre an und nimmt dann wieder leicht ab, und liegt bei den 95–99-Jährigen bei 55,4 % (n = 62).

Diskussion

Die Analysen der Pflege-Erstbegutachtungen des Medizinischen Dienstes der Krankenversicherung zeigen, dass es einen Zusammenhang zwischen der Einstufungsempfehlung in einen Pflegegrad und den vorhandenen Wohnbedingungen

gibt. Während in Pflegegrad 1 der Anteil der Alleinlebenden im Vergleich zu den
Nicht-Alleinlebenden größer ist, kehrt sich dieses Verhältnis insbesondere für die
Pflegegrade 2 und 3 um. Dies deutet auf eine protektive Wirkung des Zusammenlebens mit der Annahme dadurch vorhandener Unterstützung hin. Offenbar
kann entstehender Pflegebedarf durch die Hilfe der Partnerin oder des Partners eine
Zeit lang kompensiert werden, sodass zunächst keine Beantragung von Leistungen
aus der Pflegeversicherung erfolgt. Wenn der Hilfsbedarf durch Unterstützungsarrangements nicht mehr aufgefangen werden kann, erfolgt die Antragstellung
auf Pflegeleistungen und dann direkt die Einstufungsempfehlung in einen höheren
Pflegegrad. Unsere Befunde der protektiven Effekte von Partnerschaft bzw. Zusammenleben (i. d. R. ist dies ein Zusammenleben mit der Partnerin oder dem Partner,
vgl. (Robert Koch-Institut, 2015), werden auch von anderen Studien bestätigt
(Schnitzer et al., 2020; Unger et al., 2015), vgl. (Hajek & König, 2016).

Die Unterschiede im Auftreten spezifischer Krankheitsbilder nach der Haus-
haltszusammensetzung (alleinlebend/nicht alleinlebend) zeigen, dass auch das
Antragsverhalten diesbezüglich variiert. Es ist davon auszugehen, dass verschie-
dene Erkrankungen ebenso unterschiedliche Unterstützungspotenziale erfordern.
Somit werden bspw. bei hohen Erfordernissen durch eine Erkrankung oft früher
Pflegeleistungen beantragt als dies bei Erkrankungen der Fall ist, mit denen ein
Umgang relativ gut auch ohne professionelle Hilfestellung möglich ist. Dies lässt
für zukünftige Analysen vermuten, dass neben der pflegebegründenden Diagnose
das Zusammenleben mit einer Partnerin oder einem Partner die Beantragung von
Leistungen aus der Pflegeversicherung beeinflusst, einerseits über die Ressource der
Unterstützung, andererseits über den Grad der Erfordernisse im Umgang mit der
Erkrankung.

Die Analysen bezüglich berichteter Barrieren zeigen, dass ein bedeutsamer
Anteil der Antragstellerinnen und Antragsteller Hindernisse im Wohnumfeld angibt.
Dieser Anteil nimmt für beide Geschlechter fast ausnahmslos mit dem Alter zu, nur
bei den Männern nimmt der Wert ab der Altersgruppe 90–94 Jahre wieder leicht
ab. Vermutlich ist der Anstieg auf ein sensibleres Empfinden potenzieller Barrieren
mit zunehmendem Alter zurückzuführen, da sich auch Mobilitätseinschränkungen
einstellen und so bspw. eine früher unproblematische Türschwelle nun zu einem
Hindernis wird – dies deutet darauf hin, dass eine Barriere erst in Kombination mit
den jeweiligen individuellen Fähigkeiten oder Einschränkungen einer einzelnen Person sinnvoll interpretiert werden kann (Iwarsson & Slaug, 2010). Die Abnahme der
Anteile berichteter Barrieren bei Männern in den höchsten Altersgruppen könnte
auch darauf zurückgeführt werden, dass neben fallzahlbedingten Schwankungen
auch das Vorhandensein einer Partnerschaft und damit verbundene Unterstützungspotenziale eine geringere Wahrnehmung eigentlich vorhandener Barrieren

bewirken. Zum anderen können in diesen Altersgruppen auch vormals vorhandene Barrieren bereits durch wohnraumverändernde Maßnahmen beseitigt worden sein. Grundsätzlich schwanken Studienbefunde zu Barrieren in der eigenen Häuslichkeit, da die Ergebnisse von der Art der untersuchten Barrieren abhängen (Wahl & Oswald, 2012). Im Rahmen dieser Arbeit wurden Barrieren als einschränkende Wohnbedingung bezüglich der Mobilität untersucht (Schwellen, Stufen etc.), weitere Analysen müssten auch andere Aspekte wie z. B. Lichtverhältnisse oder zu niedrige Toilettensitze einbeziehen, die ebenfalls eine bedeutende Rolle für altengerechte Wohnbedingungen spielen (Wahl & Oswald, 2012). Wahl und Oswald vermuten außerdem, dass in Deutschland Möglichkeiten zur Wohnraumanpassung bei weitem nicht ausgeschöpft sind (2012), nicht zuletzt geht der Barmer Pflegereport davon aus, dass auch viele ältere Pflegebedürftige gar nicht oder kaum über Möglichkeiten der Unterstützung bei der Verbesserung ihrer Wohnbedingungen informiert sind (Kalwitzki et al., 2015). Möglichkeiten der Verbesserungen von Wohnbedingungen sind vielfältig: So gibt es bereits Ansätze, über Mehrgenerationenhäuser ältere Pflegebedürftige von jüngeren Menschen unterstützen zu lassen, während die Älteren im Gegenzug den Jüngeren helfen (z. B. beim Aufpassen auf die Kinder). Ebenso könnten betreute Wohnformen in barrierefreien Wohnumgebungen stärker gefördert werden.

Die hier berichteten Ergebnisse legen außerdem einige Überlegungen hinsichtlich geeigneter Maßnahmen nahe, durch die zum einen nicht (mehr) vorhandene Partnerschaften bei älteren Menschen in Bezug auf ihr Unterstützungspotenzial kompensiert und zum anderen Angehörige, die selbst eine Unterstützungsleistung erbringen, stärker entlastet, gefördert und damit wertgeschätzt werden könnten. So könnten Pflegelotsen als Schnittstelle zwischen (Haus-)Ärzten/Ärztinnen und Krankenkassen sowie Angehörigen und Betroffenen eingesetzt werden, um einen erhöhten Pflegebedarf bereits zu identifizieren, bevor eine Überforderung aufseiten pflegender Angehöriger eintritt, und diese bei der Einleitung entsprechender Schritte zu unterstützen. Des Weiteren wäre die Schaffung und Unterstützung von Möglichkeiten zur Entlastung der versorgenden Angehörigen denkbar, z. B. durch das unbürokratische Verfügbarmachen einer kurzfristigen Pflegekraft über die Sozialversicherungsträger, um einer Überforderung dieser wichtigen personellen Ressource zur Kompensation frühzeitiger Pflegebedürftigkeit vorzubeugen. Zur Überprüfung dieser und weiterer Überlegungen zur Vermeidung oder Verzögerung von Pflegebedürftigkeit im Alter bzw. zur Verbesserung der Pflegesituation älterer Menschen und ihrer Angehörigen in Deutschland ist weitere Forschung notwendig. Das im Rahmen dieser Arbeit angewendete Verfahren kann dazu einen wichtigen methodischen Beitrag leisten.

Limitationen des angewendeten Verfahrens liegen bspw. in der Identifikation von zwar relevanten, aber orthografisch fehlerhaft übertragenen Textbestandteilen im Datensatz. So würde bspw. der Begriff „Schwlle" nicht als Schwelle identifiziert werden können, wenn er nicht zufällig in den ermittelten Ergebnissen oder den gezogenen Zufallsstichproben auftaucht und auf diese Weise Eingang in die Verschlagwortung findet. Demzufolge besteht die Möglichkeit einer Unterschätzung der auf der Basis des Text Mining ausgewiesenen Prävalenzen. Zu einer Überschätzung kann es bspw. kommen, wenn der Begriff „Schwellen" als Risiko (für z. B. einen Sturz) gewertet wird, es aber eigentlich „Schwellen überwindbar" bedeutet, das Wort „überwindbar" bliebe in unserer Methode unberücksichtigt. Des Weiteren muss berücksichtigt werden, dass die Validierung der Suchergebnisse mittels Klassifikationstest auf der Basis von jeweils n = 100 Zufallsstichproben durchgeführt wurde. Inwiefern eine Erhöhung der Anzahl an Stichproben die Zuverlässigkeit der Ergebnisse verbessern kann, sollte in nachfolgenden Studien weiter erprobt werden. Prinzipiell bleibt die Anzahl der für die Validierung gezogenen Stichproben aus pragmatischen Gründen aber begrenzt.

Weitere limitierende Faktoren ergeben sich aus der vorhandenen Datenbasis. So handelt es sich erstens um Querschnittsdaten, mit denen potenzielle Progredienzen der Pflegebedürftigkeit nicht im Zeitverlauf erfasst werden können. Zweitens basieren unsere Analysen ausschließlich auf den Begutachtungsunterlagen des MDK für die Bundesländer Berlin und Brandenburg, die sich – wie in jedem anderen Bundesland – durch diverse Spezifika auszeichnen (z. B. bezüglich Altersstruktur, Geschlechterverhältnis, Krankheitsgeschehen). Demnach stellen die von uns untersuchten Personen kein repräsentatives Sample für die gesamte Pflegesituation in Deutschland dar.

Die vorliegenden Befunde können zu sechs Kernaussagen zusammengefasst werden: 1. Wohnbedingungen beeinflussen den Grad der festgestellten Pflegebedürftigkeit. 2. Alleinlebende werden eher in niedrigere Pflegegrade (zumeist Pflegegrad 1) eingestuft, Nicht-Alleinlebende eher in höhere (mehrheitlich Pflegegrade 2 und 3). Dies deutet auf eine protektive Wirkung von engen sozialen Beziehungen (i. S. v. Zusammenleben) und damit einen längeren Erhalt der Selbstständigkeit hin und zögert dadurch den Eintritt von Pflegebedürftigkeit (d. h., die Antragstellung auf Leistungen aus der Pflegeversicherung) hinaus. 3. Den Befunden folgend muss ein Fokus in der Prävention eines defizitären Unterstützungsarrangements liegen, das auf die besonderen Bedarfe alleinlebender Menschen zugeschnitten ist. 4. Zur Realisierung präventiver Bemühungen zur Hinauszögerung eines Pflegebedarfs müssen Maßnahmen zur Schaffung und Stabilisierung sozialer Netzwerke aktiviert und versorgende Partnerinnen und Partner proaktiv unterstützt werden. 5. Der Abbau von Barrieren kann durch Wohnraumanpassungen gelingen, mit dem Ziel, eine Pflegebedürftigkeit so lange wie möglich hinauszuzögern. 6. Die bedeutende Rolle von sozialer Unterstützung für die Kompensation von Pflegebedarf sowohl für Frauen als auch für Männer sowie die altersgerechte Beseitigung von Barrieren im Wohnumfeld als wichtige Präventionsmaßnahme sollten durch vertiefte Analysen weiter erforscht und aufgeklärt werden.

Literatur

Bao, J., Chua, K. C., Prina, M. & Prince, M. (2019). Multimorbidity and care dependence in older adults: A longitudinal analysis of findings from the 10/66 study. *BMC Public Health, 19*, 585.

Beekmann, M., van den Bussche, H., Glaeske, G. & Hoffmann, F. (2012). Geriatrietypische Morbiditätsmuster und Pflegebedürftigkeit bei Patienten mit Demenz. In: Psychiatrische Praxis, *39*(5), 222–227.

Hajek, A. & König, H. H. (2016). Longitudinal predictors of functional impairment in older adults in Europe- evidence from the survey of health, ageing and retirement in Europe. *PLoS One, 11*(1), e0146967. Published 2016 Jan 19. doi:https://doi.org/10.1371/journal. pone.0146967.

Hajek, A., Brettschneider, C., Ernst, A., et al. (2017). Einflussfaktoren auf die Pflegebedürftigkeit im Längsschnitt. *Gesundheitswesen, 79*(2), 73–79.

Iwarsson, S. & Slaug, B. (2010). *The revised version of the Housing Enabler: An instrument for assessing and analysing accessibility problems in housing.* Veten & Skapen HB & Slaug Data Management, Nävlinge och Staffanstorp.

Kalwitzki, T., Müller, R., Runte, R. & Unger, R. (2015). BARMER GEK Pflegereport 2015.

Mehler, A. & Wolff, C. (2005). Einleitung: Perspektiven und Positionen des Text Mining. *Zeitschrift für Computerlinguistik und Sprachtechnologie, 20*(1).

Robert Koch-Institut. (Hrsg.) (2015). Gesundheit in Deutschland. Gesundheitsberichterstattung des Bundes. Gemeinsam getragen von RKI und Destatis. RKI.

Rothgang, H. & Müller, R. (2019). BARMER Pflegereport 2019. Ambulantisierung der Pflege. Barmer.

Schneider, A., Blüher, S., Grittner, U. et al. (2020). Is there an association between social determinants and care dependency risk? A multi-state model analysis of a longitudinal study. *Research in Nursing & Health, 43*(3), 230–240.

Schnitzer, S. (2020). *Die Bedeutung sozialer Determinanten für die Gesundheitsversorgung.* Habilitation, Charité-Universitätsmedizin Berlin.

Schnitzer, S., Blüher, S., Teti, A., et al. (2020). Risk profiles for care dependency: Cross-sectional findings of a population-based cohort study in Germany. *Journal of Aging and Health, 32*(5–6), 352–360.

Unger, R., Giersiepen, K. & Windzio, M. (2015). Pflegebedürftigkeit im Lebensverlauf. *KZfSS Kölner Zeitschrift für Soziologie und Sozialpsychologie, 67*(1), 193–215.

Van den Bussche, H., Heinen, I., Koller, D., et al. (2014). Die Epidemiologie von chronischen Krankheiten und Pflegebedürftigkeit: Eine Untersuchung auf der Basis von Abrechnungsdaten der gesetzlichen Krankenversicherung. *Zeitschrift für Gerontologie und Geriatrie, 47*(5), 403–409.

Wahl, H. W. & Oswald, F. (2012). 75 Wohnen, Wohnraumanpassung und Gesundheit. Angewandte Gerontologie: Interventionen für ein gutes Altern in 100 Schlüsselbegriffen, 492.

Wiedenmann, K. (2017). *Gesundheitssituation pflegebedürftiger Senioren und Seniorinnen in Privathaushalten.* Dissertation, Friedrich-Alexander-Universität Erlangen-Nürnberg.

Open Access Dieses Kapitel wird unter der Creative Commons Namensnennung 4.0 International Lizenz (http://creativecommons.org/licenses/by/4.0/deed.de) veröffentlicht, welche die Nutzung, Vervielfältigung, Bearbeitung, Verbreitung und Wiedergabe in jeglichem Medium und Format erlaubt, sofern Sie den/die ursprünglichen Autor(en) und die Quelle ordnungsgemäß nennen, einen Link zur Creative Commons Lizenz beifügen und angeben, ob Änderungen vorgenommen wurden.

Die in diesem Kapitel enthaltenen Bilder und sonstiges Drittmaterial unterliegen ebenfalls der genannten Creative Commons Lizenz, sofern sich aus der Abbildungslegende nichts anderes ergibt. Sofern das betreffende Material nicht unter der genannten Creative Commons Lizenz steht und die betreffende Handlung nicht nach gesetzlichen Vorschriften erlaubt ist, ist für die oben aufgeführten Weiterverwendungen des Materials die Einwilligung des jeweiligen Rechteinhabers einzuholen.

Altersbilder und Altwerden von Menschen mit kognitiven Beeinträchtigungen – ein Fallbeispiel

8

Mirjam Aeberhard und Christine Matter

Wie wir das Alter wahrnehmen und wo wir seine Herausforderungen festmachen, hängt auch an den Bildern, die über das Alter und das Altern gesellschaftlich verfügbar sind, an den Altersbildern[1] also. Diese Bilder und Vorstellungen sind historisch veränderbar und erstrecken sich in ihren inhaltlichen Aussagen von Verklärung bis zur Verurteilung der späten Phase des Lebens. Lobgesänge auf das Alter finden sich ebenso wie die Altersschelte, Klage und Trost mit Blick auf Alter und Endlichkeit wechseln sich ab oder gehen Hand in Hand (Göckenjan, 2020). In dieser schwankenden Haltung in Bezug auf die Einschätzung des Alters offenbart sich eine Ambivalenz, die sich durch die Geschichte hindurchzieht (Ehmer, 2019, S. 28). So verschieden diese Vorstellungen an sich schon sind: Wo es Bilder für das Alter gibt, gibt es immer auch Bilder oder Vorstellungen von dem, was nicht alt ist, wovon sich das Alter abgrenzen lässt, also vom Jungsein, von den Jungen oder Jüngeren, von den noch nicht oder zumindest noch nicht ganz so Alten. Letzteren wurde entsprechend das Schild der ‚jungen‘ Alten umgehängt (Neugarten, 1974).

---

[1] Ein klar definierter Begriff von ‚Altersbild‘ existiert aufgrund der disziplinär vielfältigen und uneinheitlichen Zugriffe auf das Phänomen nicht. Wir verstehen darunter kollektiv verfügbare Deutungsmuster, die spezifische Erwartungen in symbolisch unterschiedlichen Formen zum Ausdruck bringen und denen somit eine gesellschaftliche Ordnungsfunktion zukommt (vgl. Ehmer 2019; Göckenjan 2020).

M. Aeberhard (✉)
Fachhochschule Nordwestschweiz, Olten, Schweiz

C. Matter
Fachhochschule Nordwestschweiz, Olten, Schweiz
E-Mail: christine.matter@fhnw.ch

© Der/die Autor(en) 2022   125
A. Teti et al. (Hrsg.), *Wohnen und Gesundheit im Alter,* Vechtaer Beiträge zur Gerontologie, https://doi.org/10.1007/978-3-658-34386-6_8

Menschen können auf unterschiedliche Weise altern. Im Normalfall gehen wir davon aus, dass das Leben eine zeitliche Strukturierung aufweist bzw. eine Verlaufsstruktur mit verschiedenen Phasen hat. Diese Struktur lässt sich in Bildern und Vorstellungen fassen, die wir an die einzelnen Lebensphasen herantragen. In der Lebensphase des Alters angekommen sind die Menschen entweder weise, erfahren, vernünftig, angesehen, besonnen und gelassen oder aber gebrechlich, vergreist, stur, unvernünftig und – obwohl sie alt sind – „wie kleine Kinder". Dabei handelt es sich um Zuschreibungen in Medien und Gesellschaft, die auch von den Älteren selbst als Angehörige dieser Gesellschaft übernommen und so Teil ihres Selbstbildes werden. Aus diesen Bildern folgt jeweils, dass Ältere entweder gesellschaftlich angesehen sind und über hohen sozialen Status und Autorität verfügen – oder aber es trifft gerade das Gegenteil zu. Je nach Vorstellung und Zuschreibung verlangt das Alter entweder den Aktiven, Aufgeschlossenen, Engagierten oder im Gegenteil den Hilfsbedürftigen, Unselbstständigen, Kranken und Leidenden. Die gesellschaftlichen Handlungsimperative, die damit jeweils einhergehen, unterscheiden sich entsprechend: Man soll das Alter verdientermaßen genießen oder aber sich dagegen zur Wehr setzen. Man soll es „ehren" oder aber man lehnt es als negativ und „hässlich" ab. Wie auch immer das Bild des Alters konkret aussieht, es ist gleichsam auch Ausdruck einer strukturell angelegten Diskontinuität und damit von Veränderung im Leben. Wer alt werden kann, der kann sich auch entwickeln, sei es zum Guten oder zum weniger Guten, gar zum Schlechten. Dabei ist immer auch das Konzept einer Persönlichkeit, die sich durch Entwicklungsfähigkeit auszeichnet, mitgedacht. Selbst im Extremfall einer schwerwiegenden Demenz im Alter, der oft eine brüchig gewordene Identität oder gar ein Persönlichkeitsverlust zugeschrieben wird, ist einmal eine Person bzw. eine Persönlichkeit mit intakter Identität vorausgegangen, die nun scheinbar verloren ging. Es gibt im Alter, in welcher Form auch immer es sich manifestiert, in der gesellschaftlichen Wahrnehmung ein Vorher und Nachher, ein Jung und Alt, umschrieben mit den Dichotomien von ‚aktiv' und ‚passiv', ‚produktiv' und ‚unproduktiv', ‚erfolgreich' und ‚weniger erfolgreich', ‚autonom' und ‚fremdbestimmt'.

Diese Konzeptionen und Bilder des Alters und des Alterns stehen der Vorstellung der „Alterslosigkeit" von Menschen mit kognitiven Beeinträchtigungen gegenüber. Menschen mit kognitiven Beeinträchtigungen werden ebenfalls oft als „kindlich" wahrgenommen, allerdings nicht erst im Alter. Sie werden als sich dauerhaft in der Lebensphase der Kindheit befindend gesehen. Die Brüche und Diskontinuitäten, die im Rahmen einer sogenannten normalen Biografie festzumachen sind, gelten bei kognitiv Beeinträchtigten nicht. In dieser Perspektive treten kognitiv beeinträchtigte Menschen nie in die Rolle des Erwachsenen über und erfahren so auch keine Veränderung im Lebensverlauf. Sie scheinen vielmehr diese Zuschreibungen selbst zu verinnerlichen und in ihr Selbstbild zu übernehmen, mit entsprechenden Folgen im Verhalten und im eigenen Erscheinungsbild (Haveman & Stöppler, 2010, S. 45). Ältere Menschen mit kognitiven Beeinträchtigungen können daher zwar auch nicht als „Alte" diskriminiert oder diffamiert und durch negative Altersbilder stigmatisiert werden, da sie sowohl in der Fremd- wie auch in der Eigensicht keine „Alten" sind. Allerdings sehen sie sich dennoch der Gefahr einer negativen Stereotypisierung als Behinderte einerseits sowie als nicht der Erwachsenenrolle Fähige andererseits gegenüber. Vor dem Hintergrund dieser Vorstellungen von älteren Menschen mit kognitiver Beeinträchtigung eröffnet sich damit ein Spannungsfeld, welches die betroffenen Älteren selbst ebenso wie die übrige Gesellschaft, und hier insbesondere auch Betreuende und Pflegende, betrifft. Wie lässt sich das gesellschaftlich verbreitete Bild der „Alterslosigkeit" von Menschen mit kognitiver Beeinträchtigung mit der Forderung nach einem selbstbestimmten Leben vereinen (vgl. Falk & Zander, 2020, S. 423)?

Entgegen der gesellschaftlichen Wahrnehmung altern Menschen mit kognitiven Beeinträchtigungen natürlich trotz allem, und sie tun dies über weite Strecken und in den Grundzügen in ähnlicher Weise wie alle Menschen. Aufgrund der verschiedenen Beeinträchtigungen und ihrer spezifischen Verlaufsformen ebenso wie der je individuellen Geschichte finden sich jedoch unterschiedliche Ausprägungen des Alterungsprozesses. Grundsätzlich altern Menschen mit kognitiven Beeinträchtigungen biologisch wie die Gesamtbevölkerung. Je nach Form der Beeinträchtigung finden sich jedoch Besonderheiten, etwa bei Menschen mit Trisomie 21 oder mit Williams-Syndrom. Bei ihnen treten verschiedene Merkmale auf, die auf ein frühzeitiges Altern bzw. auf Störungen im Immunsystem oder auf eine Alzheimererkrankung hinweisen. Auch bei Menschen mit kognitiven Beeinträchtigungen ist Multimorbidität im Alter ein Thema (Haveman & Stöppler, 2010, S. 35). Im Vergleich zur übrigen Bevölkerung haben sie jedoch meist weniger Strategien zur Verfügung, um altersbedingte Einschränkungen zu kompensieren. Bemerkt wurde auch, dass Menschen mit kognitiver Beeinträchtigung oft eine „Altersgleichgültigkeit" (Skiba, 2006) zum Ausdruck bringen oder altersbedingte Veränderungen des Körpers nicht zu verstehen scheinen. Die Gründe dafür sind jedoch unklar und bestehen eventuell auch in einem Informationsdefizit seitens der Betroffenen (Haveman & Stöppler, 2010, S. 38). Altersbedingte Einschnitte wie etwa die Pensionierung bzw. das Ende des Arbeitslebens können jedoch auch für Menschen mit kognitiver Beeinträchtigung eine Veränderung darstellen, die sie dem Alter bzw. dem Altern zurechnen, die das Alter für sie erfahrbar macht und die sich nicht zuletzt auch auf ihre sozialen Beziehungen auswirkt.

Im Bereich der professionellen Unterstützungssysteme für Menschen mit kognitiven Beeinträchtigungen ist das Altwerden und damit das Alter in jüngerer Zeit zu einem immer stärker beachteten Thema geworden. So lässt sich in der Schweiz eine Neuausrichtung in diesem Feld feststellen. Neues Wissen und neue Erfahrungen im Umgang mit älteren Menschen mit kognitiven Beeinträchtigungen werden vor dem Hintergrund der gestiegenen Lebenserwartung dieser Personengruppe immer stärker von den entsprechenden Institutionen berücksichtigt mit dem Ziel, die Lebenssituation der Betroffenen zu verbessern. In diesem Zusammenhang erhält die Frage zunehmend an Bedeutung, wie viel Menschen mit kognitiven Beeinträchtigungen vom Alternsprozess wissen, wie sehr sie ihn wahrnehmen und in welcher Weise sie sich damit auseinandersetzen. An einem Fallbeispiel aus der institutionellen Praxis soll diesen Fragen im Folgenden mit Blick auf einige ausgewählte Aspekte nachgegangen werden.

Fallbeispiel
J. stammt aus einer Institution für Menschen mit kognitiven und körperlichen Beeinträchtigungen in der Schweiz. Vorab ist zu erwähnen, dass sich die Herausforderungen in den Bereichen Wohnen und Gesundheit von Fall zu Fall stark unterscheiden können. In der Wohngruppe leben zwanzig Frauen und Männer zusammen. Sie werden rund um die Uhr betreut, nachts befindet sich ein Bereitschaftsdienst im Haus. Die Betreuung und Begleitung ist hauptsächlich agogisch und orientiert sich an den Grundsätzen des Empowerments, des Normalisierungsprinzips und der Selbstbestimmung.

J. kann einfache Sätze lesen und schreiben und kennt die Zahlen. Er hat eine Vorstellung vom chronologischen Alter. Ihm ist bewusst, dass er 63 Jahre alt ist. Er kann einschätzen, wenn Personen jünger oder älter sind als er. Diese Einschätzung beruht vermutlich auf optischen Eindrücken, da er selten das chronologische Alter der anderen Personen seines Umfelds kennt. Er äußert im Alltag immer wieder, dass er älter ist als andere Mitbewohnende. Diese Aussagen sind meist adäquat.

J. erkrankte als Kleinkind an einer Hirnhautentzündung, bald kamen epileptische Anfälle hinzu. Seine Wirbelsäule wurde mit Stäben und Schrauben versteift, wodurch er in seiner Beweglichkeit und Mobilität eingeschränkt wurde. Dies wiederum hatte Auswirkungen auf die Entwicklung seines Gewichts. Heute entwickeln sich die Folgen dieser Vorbelastungen immer weiter und beeinflussen einander. So ist er beispielsweise aufgrund des Übergewichts an Diabetes erkrankt. Hinzu kommt eine Vielzahl an Medikamenten zur Behandlung seiner verschiedenen Erkrankungen. Durch die Komplexität der Krankheitsbilder und das fortschreitende Alter von J. verändert sich der Fokus in der Betreuung. Er benötigt mehr medizinische und pflegerische Maßnahmen. So werden die agogische Begleitung und Betreuung immer mehr von medizinischen und pflegerischen Fragestellungen beeinflusst. Im Begleitungsalltag bedeutet dies, dass der Bedarf immer wieder genau reflektiert werden muss, damit die agogische Begleitung nicht in den Hintergrund rückt.

Physische Veränderungen nimmt J. wahr. Diese Annahme lässt sich anhand seiner Aussagen: „Früher war es anders", „Wieso brauche ich das?" oder „Zu Hause war das nicht so" belegen. Jedoch ist im Begleitungsalltag beobachtbar, dass die Fragen beispielsweise zur Inkontinenz, zur zunehmenden Immobilität oder zum Diabetes immer wieder gestellt werden. Ein Teil seiner kognitiven Beeinträchtigung zeigt sich in Auswirkungen auf das Kurzzeitgedächtnis. Bei stetigem Wiederholen kann er sich Informationen merken, wenn diese für ihn eine Bedeutung oder Relevanz haben. Die körperlichen und gesundheitlichen Veränderungen bringt er nur erschwert in einen sinnhaften Kontext. Er hat Mühe, sich daran zu erinnern. Es braucht Zeit, Geduld und häufiges Erklären, wenn J. neue Hilfsmittel zur Gesundheitserhaltung oder Unterstützung erhält.

Sein Bild von älteren Menschen ist von Autorität und Überlegenheit geprägt. Jüngere Personen dürfen aus seiner Sicht älteren nicht widersprechen oder ihnen Vorschriften machen. Diese Haltung zeigt sich im Begleitungsalltag dadurch, dass er auf das Empfinden von Bevormundung durch jüngere Personen mit Aussagen wie: „Du bist ja noch nicht einmal fünfzig" reagiert. Diese Vorstellung fordert von den Betreuungspersonen viel Reflexion und Feingefühl in der Kommunikation mit J. In der Kontaktpflege zu Mitbewohnenden lassen sich diese Aussagen ebenfalls beobachten. So unterscheidet er klar zwischen den jungen und älteren Bewohnenden. Handlungsweisen und Eigenheiten von jüngeren Mitbewohnenden wertet er als „Kindergarten". Er möchte nichts mit ihnen zu tun haben, sucht keinen Kontakt bzw. meidet den Kontakt. Für ihn scheint es eine Überlegenheit bzw. einen höheren sozialen Status von älteren Personen gegenüber jüngeren zu geben. Sein Altersbild ist – so lässt sich vermuten – von entsprechenden Bildern und Vorstellungen geprägt.

Der Auszug aus dem Elternhaus erfolgte erst beim Tod der Mutter, als J. bereits 48 Jahre alt war. Sie hat ihn lange begleitet und betreut. Es kann davon ausgegangen werden, dass sich J. bedingt durch seine Beeinträchtigungen immer in einer Form der Rolle des Kindes befunden hatte. Er umschreibt seine Mutter als hart arbeitende und liebe Frau. Sie hat auch heute noch eine große Bedeutung für J. Er erzählt jeweils davon, wie er für sie einkaufen ging, Kaffee kochte oder das Frühstück vorbereitete. Erst als es seiner Mutter gesundheitlich schlechter ging und er in eine begleitete Wohnform wechseln musste, veränderten sich seine

Rollen. Durch das späte Verlassen des Elternhauses war vermutlich auch bei J.
die Einnahme der Erwachsenenrolle nur bedingt möglich.

Auf den ersten Blick ist die Beeinträchtigung von J. nicht sichtbar. Die
Zuschreibung des „ewigen Kindes" hat er vermutlich weniger erfahren. Vom
Erscheinungsbild her ist er ein älterer Herr. Es gab Situationen, in denen seine
kognitive Beeinträchtigung nicht erkannt wurde und das Umfeld ihn überforderte.
So wurde beispielsweise aufgrund eines Missverständnisses in einem Lebensmit-
telgeschäft die Polizei gerufen. J. reagierte mit Gewaltandrohung, und die Polizei
fixierte ihn daraufhin. Dieses Erlebnis war belastend für J., da er den Grund dafür
nicht verstehen und das Erlebte nur schwer verarbeiten konnte.

Wie oben erwähnt, hat J. ein Altersbild entwickelt, welches sich auf Autorität oder Überlegenheit bezieht. Er weiß von der Bedeutung des chronologischen
Alters, jedoch sind die damit verbundenen Prozesse für ihn nicht oder nur
erschwert erkennbar. Diese Annahme lässt sich anhand seiner Selbstwahrneh-
mung und Selbsteinschätzung aufzeigen. J. geht gerne mit seinem Rollator in die
Stadt. Er sammelt bei verschiedenen Entsorgungsstellen Pfandflaschen und bringt
diese an Rückgabestellen. Neben dem Umstand, dass dies seine einzige Freizeitbeschäftigung ist, wird dieses Verhalten von den Betreuungspersonen gefördert,
weil die Bewegung und das erworbene Geld ihm Zufriedenheit und Lebensqualität geben. Direkte Auswirkungen zeigen sich zum Beispiel darin, dass J.
mit seinen Mitbewohnenden deutlich weniger Konflikte hat. Er wirkt im Alltag ausgeglichener. Es wurde beobachtet, dass beim Wegfall der Beschäftigung
seine Frustration und Unzufriedenheit zunahmen und seine Selbstwirksamkeit
und Selbstbestimmung wiederum abnahmen. Er äußert schneller das Wahrnehmen
von Bevormundung im Begleitungsalltag und kommuniziert dies beispielsweise
mit „Du bist noch nicht mal fünfzig, du hast mir nichts zu sagen". Die
Zusammenarbeit mit ihm wird dadurch erschwert.

In letzter Zeit ist J. auf seinen Touren öfter gestürzt. Ein Grund dafür ist seine
Multimorbidität. Es ist vorgekommen, dass er über einen Randstein stolperte oder
ihn die Kraft in den Beinen verließ. Manchmal kam er ins Haus zurück und
erzählte, dass ihm Passanten aufgeholfen hatten, aber es musste auch schon die
Ambulanz aufgeboten werden. Glücklicherweise war nie etwas gebrochen. Dennoch war J. deswegen auch mehrere Male stationär im Krankenhaus. Mit jedem
Sturz verliert J. physische Ressourcen. Rehabilitation und Physiotherapien zeigen
wenig Erfolge, da er Anweisungen nur bedingt umsetzen kann. J. fragt auch nach
den Gründen für die Stürze. Die Betreuungspersonen erklären J. immer wieder
die Ursachen hierfür. Die von J. erlebten Konsequenzen sowie die Erklärungen
hindern ihn jedoch nicht am Suchen der Pfandflaschen, und nach einer kurzen

Ruhezeit geht er wieder auf seine Runden. Ihm wird nach einer sturzbedingten Pause immer wieder geraten, kleinere Runden zu gehen, da seine Kondition abgenommen hat. Er wurde auch schon bewusst begleitet mit der Absicht, die Kondition langsam wieder aufzubauen. Nach kurzer Zeit möchte er aber wieder eigenständig gehen und sieht keine Notwendigkeit mehr in der Begleitung. Dies lässt vermuten, dass J. keine Verbindung zum Prozess des Älterwerdens sieht. Für die Betreuenden im Arbeitsalltag besteht immer wieder ein Dilemma zwischen Gewährenlassen und Intervenieren. Die fehlenden Kompensationsstrategien von Menschen mit kognitiven Beeinträchtigungen haben vermutlich bei J. nicht zuletzt auch einen Einfluss auf seine Gesundheit. J. erkennt wahrscheinlich nicht, dass seine körperlichen Fähigkeiten mit jedem Sturz abnehmen und dass er beispielsweise mit dem langsamen Aufbau der Kondition durch kleinere Runden weniger stürzen würde. Dies wiederum hat zur Folge, dass sich seine physische Gesundheit immer weiter verschlechtert.

In der Begleitung der Klientel wird die Selbstbestimmung und Lebensqualität sehr hoch gewichtet. J. kann zum einen von seinem Vorhaben, Flaschen zu sammeln, nicht abgebracht werden, zum anderen ist der gesundheitliche und psychische Gewinn sehr hoch. Jedoch besteht jeder Zeit die Gefahr, dass J. so stürzt, dass er sich stärker verletzt. Bedingt durch seine physische und medizinisch komplexe Disposition, aber auch durch die strukturellen Rahmenbedingungen in der Institution wäre eine Rückkehr in die aktuelle Wohngemeinschaft bei einer Immobilität nicht mehr möglich. Die pflegerischen Anforderungen würden die fachlichen Kompetenzen der Betreuungspersonen übersteigen und eine kompetente Pflege wäre nicht zu bewerkstelligen. Dies ist den Betreuungspersonen bewusst und muss von ihnen ausgehalten werden, wenn J. unterwegs ist. Ein weiterer Faktor ist, dass die Gesellschaft oft ein Bild der Schutzbedürftigkeit von Menschen mit Beeinträchtigungen hat. Dies führt zu Unverständnis, dass J. in diesem Lebensbereich selbstbestimmt ist und nicht bevormundet wird. Auch dieses Dilemma ist von den Betreuungspersonen auszuhalten, da es zu Äußerungen von Unverständnis und Kritik kommen kann. Damit ein adäquater Umgang mit dieser Belastung möglich ist, braucht es eine klare Haltung aller beteiligten Personen. Die Beistandschaft von J. gewichtet die Selbstbestimmung ebenfalls höher als die Schutzbedürftigkeit. Dies ist nicht in jedem Fall so.

Nicht jeder Alterungsprozess der Klientel zeigt sich so klar wie bei J. Die Klientel der Wohngruppe war bis vor etwa zehn Jahren homogen, mit ähnlichen Ressourcen und Fähigkeiten. In den letzten Jahren haben sich große Unterschiede in den kognitiven, psychischen und biologischen Alterungsprozessen eingestellt. Diese Unterschiede müssen die Klientel und die Betreuungspersonen erkennen und anerkennen. Weil über das Alter kognitiv beeinträchtigter Menschen nach wie vor wenig Wissen und Erfahrungen bestehen, werden im Begleitungsalltag immer wieder kreative und neue Lösungen benötigt. Aus der Perspektive der Praxis wäre einiges gewonnen, wenn Menschen mit kognitiven Beeinträchtigungen nicht als „alterslos" gesehen würden und sie so gleichsam Zugang zu verschiedenen Lebensphasen erhalten und diese bewältigen könnten. Der Prozess des Älterwerdens von kognitiv beeinträchtigten Menschen verlangt nach mehr Aufmerksamkeit, damit die Betroffenen die Möglichkeit erhalten zu verstehen, was mit ihnen passiert. Mit einer breiteren Aufklärung und Bildung zu Alter und Altern könnte so auch dem von Haveman und Stöppler (2019, S. 38) benannten Informationsdefizit insbesondere der Betroffenen selbst entgegengewirkt werden. Wie das Beispiel von J. zeigt, ergibt sich eine mitunter komplexe Ausgangslage in Zusammenhang mit den Herausforderungen des Älterwerdens von Menschen mit kognitiven Beeinträchtigungen. Das Zusammenspiel aller beteiligten Akteurinnen und Akteure kann sich ziemlich unübersichtlich gestalten, und die unterschiedlichen Vorstellungen und Interessen von kognitiv beeinträchtigten Personen (Selbstbestimmung, eigenes Altersbild), Betreuenden (Wert der Autonomie, Verantwortungsübernahme, Sorge) und einer gesellschaftlichen Öffentlichkeit, die wiederum angesichts ihres Bildes von älteren Menschen mit kognitiver Beeinträchtigung ihre Kritik anbringt, lassen sich zuweilen nur schwer vermitteln.

Literatur

Ehmer, J. (2019). Altersbilder und Konzeptionen des Alter(n)s im historisch-kulturellen Vergleich. In: K. Hank, F. Schulz-Nieswandt, M. Wagner & S. Zank (Hrsg.), *Alternsforschung. Handbuch für Wissenschaft und Praxis* (S. 21–48). Nomos.
Falk, Katrin, Zander, Michael (2020). Alter und Behinderung. In: Kirsten Aner, Ute Karl (Hrsg.), Handbuch Soziale Arbeit und Alter. (S. 421–430). Springer.
Göckenjan, Gerd (2020). Altersbilder in der Geschichte. In: Kirsten Aner, Ute Karl (Hrsg.), Handbuch Soziale Arbeit und Alter. (S. 557–569). Springer.
Haveman, M. & Stöppler, R. (2010). *Altern mit geistiger Behinderung. Grundlagen und Perspektiven für Begleitung, Bildung und Rehabilitation. 2, überarbeitete und* (erweiterte). Kohlhammer.
Neugarten, B. L. (1974). Age Groups in American Society and the Rise of the Young-Old. *Annals of the American Academy of Political and Social Sciences, 415*(1), 187–198.
Skiba, A. (2006). *Geistige Behinderung und Altern.* Books on Demand.

Open Access Dieses Kapitel wird unter der Creative Commons Namensnennung 4.0 International Lizenz (http://creativecommons.org/licenses/by/4.0/deed.de) veröffentlicht, welche die Nutzung, Vervielfältigung, Bearbeitung, Verbreitung und Wiedergabe in jeglichem Medium und Format erlaubt, sofern Sie den/die ursprünglichen Autor(en) und die Quelle ordnungsgemäß nennen, einen Link zur Creative Commons Lizenz beifügen und angeben, ob Änderungen vorgenommen wurden.

Die in diesem Kapitel enthaltenen Bilder und sonstiges Drittmaterial unterliegen ebenfalls der genannten Creative Commons Lizenz, sofern sich aus der Abbildungslegende nichts anderes ergibt. Sofern das betreffende Material nicht unter der genannten Creative Commons Lizenz steht und die betreffende Handlung nicht nach gesetzlichen Vorschriften erlaubt ist, ist für die oben aufgeführten Weiterverwendungen des Materials die Einwilligung des jeweiligen Rechteinhabers einzuholen.

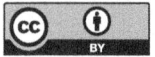

Bauernhöfe als Orte für Menschen mit Demenz – Ergebnisse einer explorativen Studie aus Schleswig–Holstein

9

Annika Schmidt und Karin Wolf-Ostermann

9.1 Einleitung

Mit zunehmendem Alter steigt die Wahrscheinlichkeit, an alterstypischen, chronischen Erkrankungen und funktionellen Beeinträchtigungen zu leiden (Kuhlmey & Blüher, 2014) – damit einhergehend steigt auch die Wahrscheinlichkeit, pflegebedürftig zu werden. In Deutschland sind in der Altersgruppe der 60–65-Jährigen im Jahr 2018 4,3 % von Pflegebedürftigkeit betroffen, in der Altersgruppe der 80–85-Jährigen sind es bereits 19,9 % (Bundesministerium für Gesundheit o. J.). In den vergangenen Jahren ist ein Anstieg der Fälle zu verzeichnen, der sich fortsetzen wird (Statistisches Bundesamt, 2020). Waren im Jahr 2013 2,6 Mio. Menschen (Statistisches Bundesamt, 2015) pflegebedürftig, sind es aktuell bereits 4,2 Mio. Menschen (Bundesministerium für Gesundheit, 2020)[1]. Ein gravierend hoher Anteil der Pflegebedürftigen leidet an einer demenziellen Erkrankung. Aktuell

---

[1] Der Anstieg der Anzahl an Pflegebedürftigen ist einerseits auf die demografischen Entwicklungen, anderseits auf die Umsetzung von Pflegereformen zurückzuführen (siehe z. B. Umsetzung des zweiten Pflegestärkungsgesetzes – (PSG II) mit einem Anstieg an Pflegebedürftigen von 280.000 in 2017 bzw. 514.00 in 2018 (Rothgang et al., 2019).

A. Schmidt (✉)
Institut für Public Health und Pflegeforschung, Universität Bremen, Bremen, Deutschland
E-Mail: schmidt.annika@uni-bremen.de

K. Wolf-Ostermann
Institut für Public Health und Pflegeforschung, Universität Bremen, Bremen, Deutschland
E-Mail: wolf-ostermann@uni-bremen.de

© Der/die Autor(en) 2022
A. Teti et al. (Hrsg.), *Wohnen und Gesundheit im Alter,* Vechtaer Beiträge zur Gerontologie, https://doi.org/10.1007/978-3-658-34386-6_9

leben 1,6 Mio. Betroffene in Deutschland, 300.000 Fälle kommen jährlich dazu (Bickel, 2020).

Demenzielle Erkrankungen sind derzeit nicht kurativ behandelbar und führen aufgrund des progedienten Verlaufs zu erheblichen Beeinträchtigungen – dies betrifft sowohl die Menschen, die mit Demenz leben (MmD), als auch ihre versorgenden Angehörigen (Rothgang & Müller, 2018; Weyerer & Schäufele, 2006).

Als Konsequenz der Bevölkerungsalterung, der Zunahme von altersspezifischen Erkrankungen und dem damit einhergehenden Anstieg der Pflegebedürftigkeit ist die Frage nach Versorgungserfordernissen und -bedarfen zunehmend von Bedeutung – ein Anstieg der Nachfrage nach alternativen und integrativen Betreuungsformen ist dabei zu beobachten.

9.2   Versorgungskonzepte für Menschen mit Demenz in Deutschland

Um für MmD eine bedarfsgerechte Versorgung zu ermöglichen, müssen verschiedene Aspekte berücksichtigt werden. Neben den Wünschen und Bedürfnissen der Betroffenen spielen das Stadium der Demenz, das individuelle Lebensumfeld, die finanziellen Ressourcen, die Wohnsituation sowie das Angebot im Umkreis eine Rolle (Sonntag & von Reibnitz, 2014; Wächtler, 2003).

Im internationalen Vergleich bietet Deutschland eine große Auswahl an Unterstützungsangeboten, deren jeweilige Verfügbarkeit jedoch vom Wohnort der Pflegebedürftigen abhängig ist. Ländliche Regionen, wie sie z. B. auch zu großen Teilen in Schleswig–Holstein zu finden sind, bieten i. d. R. ein weniger vielfältiges Angebotsspektrum, als dies in Ballungsgebieten der Fall ist.

Als eine alternative Betreuungsform, auch für MmD, hat sich in vergangenen Jahren das Konzept der Green Care Farms entwickelt und international erfolgreich durchgesetzt (Gräske et al., 2018; Jungmair & Meixner, 2016). Wissenschaftliche Ergebnisse hierzu liegen derzeit überwiegend aus den Niederlanden und Norwegen vor und berichten über positive Ergebnisse bspw. in Bezug auf physische Aktivität, bessere soziale Interaktion und Lebensqualität (de Boer, 2017a, b; de Bruin, 2011; de Bruin et al., 2009, 2010, 2015, 2019; Finnanger-Garshol et al., 2020a, b; Myren 2017; Schols & van der Schriek van Meel 2006; Sudmann & Børsheim, 2017).

Auch in Deutschland gibt es erste Entwicklungen: Das Kompetenzzentrum Demenz Schleswig–Holstein und die Landwirtschaftskammer Schleswig–Holstein haben im Rahmen der „Allianz für Menschen mit Demenz" zwischen 2015 und 2018 das Projekt *Bauernhöfe als Orte für MmD* in Schleswig–Holstein[2] initi-iert[3]. Bislang haben dort 14 landwirtschaftliche Betriebe ein Angebot, bei dem MmD stundenweise von fortgebildeten Ehrenamtlichen und Fachkräften betreut werden.

Ein verlässlicher Überblick über diese Betreuungsform, sowohl im Angebots- wie im Nutzerbereich, fehlt bislang in Deutschland. Dies ist jedoch notwendig, um das Konzept sachgerecht umsetzen zu können. Die Universität Bremen wurde daher im Jahr 2017 vom Kompetenzzentrum Demenz Schleswig–Holstein beauf- tragt, Daten zu dem im Aufbau befassten Angebot *Bauernhöfe als Orte für MmD* zu erheben, um damit dessen Entwicklung abzubilden.

9.3   Ziele und Methodik

Das Ziel des vorliegenden Beitrags ist es, exemplarisch die Situation der *Bauern- höfe als Orte für MmD* in Schleswig–Holstein abzubilden, indem die Ressourcen und Barrieren des Angebotes aufgezeigt werden. Folgende Aspekte stehen dabei im Fokus:

a) Sicht aus administrativer Perspektive auf das Versorgungsangebot,
b) Erfahrungen und Erwartungen bisheriger und zukünftiger Anbieter*innen,
c) Erwartungen vollstationärer und ambulanter Leistungsanbieter*innen und
d) Erwartungen potenzieller Nutzer*innen an das Versorgungsangebot.

Die Erhebung erfolgte im Jahr 2017 mit einem Mixed-Methods-Ansatz, der zur Bearbeitung der Teile a) und b) Experteninterviews und zur Bearbeitung der Teile c) und d) standardisierte Querschnittserhebungen beinhaltete.

---

[2] Datenlage für Schleswig–Holstein: rund 109.000 Pflegebedürftige in 2015 (Statistisches Bundesamt 2018), davon etwa 65.000 MmD (Bickel 2020).

[3] Die Weiterentwicklung der „Allianz für Menschen mit Demenz" von 2014–2018 wurde im Koalitionsvertrag festgeschrieben und gilt als Vorläufer der nunmehr umgesetzten Nationalen Demenzstrategie (Bundesministerium für Familie, Senioren, Frauen und Jugend 2020).

9.3.1 Experteninterviews

Für die Erhebung der administrativen Perspektive auf das Versorgungsangebot sowie der Sicht von bisherigen und zukünftigen Anbieter*innen des Angebotes wurden leitfadengestützte qualitative Interviews geführt[4], in denen Aspekte in Bezug auf die verschiedenen Leistungsangebote, die Finanzierung, Barrieren, Bedarfe etc. erhoben wurden. Die qualitative Auswertung des Interviewmaterials mittels induktiver Kategorienbildung erfolgte nach dem Verfahren der zusammenfassenden und strukturierenden Inhaltsanalyse nach Mayring (2003).

9.3.2 Standardisierte Befragung von Pflegeeinrichtungen

Die Erhebungen von Erwartungen (teil-)stationärer und ambulanter Leistungsanbieter an das Versorgungskonzept sowie das Erfassen möglicher Problemfelder und spezifischer Bedarfe/Wünsche erfolgte als schriftliche Querschnittsstudie und wurde per Online-Fragebogen umgesetzt. Zielgruppe waren voll- und teilstationäre sowie ambulante Einrichtungen in Schleswig–Holstein, die das Versorgungskonzept in Anspruch nehmen (könnten). Der Link zur Online-Befragung wurde an n = 485 ambulante Einrichtungen und n = 655 teil- und vollstationäre Einrichtungen per E-Mail versandt. Die Datenhaltung und -auswertung erfolgte unter Verwendung von Excel 2016 sowie SAS 9.3.

9.3.3 Standardisierte Befragung (potenzieller) Nutzer*innen

Ziel war die Evaluation von Erwartungen potenzieller Nutzer*innen an das Versorgungskonzept sowie die Ermittlung der Akzeptanz und der Erwartungen daran. Die Befragung der (potenziellen) Nutzer*innen des Versorgungskonzeptes und ihrer Angehörigen wurde als schriftliche Querschnittsstudie mittels standardisierter Fragebögen in Papierform durchgeführt. Es wurden n = 27 Träger von sogenannten Angehörigentreffen für pflegende Angehörige angeschrieben und darüber Kontakt zu insgesamt n = 48 Angehörigen hergestellt, die postalisch angesprochen wurden, sich an der Befragung zu beteiligen. Die Datenhaltung und -auswertung erfolgte unter Verwendung von Excel.

---

[4] Für die Durchführung der Interviews danken wir Rebecca Ristau und Nina Petersen-Raeder (Absolventinnen der Universität Bremen im Jahr 2018, Studiengang Community and Family Heath Nursing).

9.4 Ergebnisse

Zunächst werden die Ergebnisse der qualitativen Interviews berichtet, gefolgt von den Ergebnissen der Online-Befragung der ambulanten und teil- sowie vollstationären Einrichtungen und den Ergebnissen der schriftlichen Angehörigenbefragung.

An den Interviews beteiligten sich insgesamt 10 Personen, davon wurden n = 6 Interviews mit Expert*innen der administrativen Gruppe und je n = 2 Interviews mit Landwirt*innen mit bereits bestehendem bzw. mit geplantem Konzept geführt.

9.4.1 Experteninterviews auf der administrativen Ebene

Die allgemeine Versorgung von MmD in Schleswig–Holstein ist geprägt durch kleine und ländliche Regionen und Gemeinden, in denen sich teils kaum individuelle Betreuungs- und Versorgungsangebote finden. Deshalb gibt es aus Sicht der Expert*innen besonders dort **hohen Handlungsbedarf,** um die bedarfsgerechte Versorgung sicherzustellen. Viele Angebote seien zudem nicht auf die besonderen Bedürfnisse der MmD zugeschnitten. Handlungsbedarf wird darin gesehen, das Krankheitsbild Demenz zu „enttabuisieren" und durch **Aufklärung** eine Entstigmatisierung der Krankheit zu erzielen.

Im Allgemeinen wird ein Anstieg von speziellen Betreuungs- und Versorgungsangeboten für MmD berichtet. Die Angebote mit Inklusionscharakter seien dabei besonders wertvoll, da sie einen vielversprechenden Teil zur Enttabuisierung und Entstigmatisierung beitragen könnten. Als **Barriere** für die Inanspruchnahme bestehender Angebote wird jedoch u. a. der **öffentliche Nahverkehr** in den ländlichen Regionen beschrieben: Dieser sei oft schwach ausgebaut und überwiegend am Schulbetrieb ausgerichtet. Es herrsche ein Mangel an Alternativen, wie beispielsweise Bürgerbusse. Als problematisch wird ebenso eingeschätzt, dass viele versorgende Angehörige sich in keinem entsprechenden Hilfesystem befinden. So würden bspw. **Beratungsstellen** oft nicht involviert oder aufgesucht. Dies führe wiederum dazu, dass die Vielfalt der Betreuungs- und Entlastungsangebote für demenziell Erkrankte oft unentdeckt bleibt.

Für die Landwirt*innen biete das Bauernhofprojekt potenziell eine **zusätzliche Einkommensquelle,** die zu mehr Stabilität in einem landwirtschaftlichen Betrieb beitragen könne sowie den Erhalt der ländlichen Regionen und Gemeinden fördere, von denen immer mehr vom Aussterben bedroht seien. MmD hätten von einem angeleiteten Aufenthalt auf einem Bauernhof einen **unmittelbaren**

Nutzen: MmD würden auf emotionaler Ebene angesprochen, ihre Erinnerungen geweckt und es herrsche ein soziales Miteinander in einer anregenden Atmosphäre.

Eine wesentliche Hürde bei der Umsetzung des Bauernhofprojekts sei es, genügend ehrenamtlich Mitarbeitende zu finden, die in der Nähe der Höfe leben, regelmäßig einsatzbereit sind und zudem bereit sind, eine 30-stündige verpflichtende Schulung zu absolvieren. Es wird auch berichtet, dass die **Preisgestaltung** des Angebots ein großes Problem sei, denn konkurrierende Betreuungsangebote würden oft viel preisgünstiger offeriert. Speziell ambulante Einrichtungen versuchten selbst, Betreuungs- und Entlastungsleistungen zu erbringen, und den MmD und deren Angehörigen bleibe oftmals das Spektrum weiterer Betreuungsmöglichkeiten unbekannt.

9.4.2 Experteninterviews mit Landwirt*innen mit bestehendem Konzept

Landwirt*innen, die bereits das Versorgungskonzept *Bauernhöfe als Orte für MmD* durchführen, berichteten, dass es genügend Anfragen von vollstationären Pflegeeinrichtungen und Tagespflegeeinrichtungen gäbe, jedoch nicht von Angehörigen von MmD. Geplant sei auf den Höfen i. d. R. einmal wöchentlich bis zu acht MmD gemeinsam mit ehrenamtlich Helfenden für 2–3 h zu betreuen. Die Kosten der Angebote entsprächen mit 12–15 €/h den Empfehlungen, eine darüberhinausgehende finanzielle Förderung für die Projekte bestehe derzeit nicht. Je nach Gruppe sei die **Preisgestaltung** dabei unterschiedlich, was zu Verunsicherung und Konkurrenzproblemen führe.

Der **Nutzen** für die MmD wird in der Arbeit auf dem Hof und mit den Tieren gesehen, diese solle einen Zugang zu ihnen ermöglichen und ausgleichend wirken. Dem Bewegungsdrang der Besucher*innen komme die Weitläufigkeit des Bauernhofes zugute. Als Nutzen für sich selbst wird die Möglichkeit einer zusätzlichen Einkommensquelle zum landwirtschaftlichen Betrieb gesehen.

Mehr Berücksichtigung sollte die Einhaltung von eindeutigen **rechtlichen Rahmenbedingungen** erfahren bzw. die Abklärung von Versicherungsschutz für Anbieter und Betroffene.

Eine weitere organisatorische Schwierigkeit sei z. B. ein fehlender Ansprechpartner für Detailfragen. Als **Herausforderung** wird auch die räumliche Situation auf den Höfen empfunden, da diese nicht barrierefrei seien. Ebenso werden **infrastrukturelle Schwierigkeiten** benannt, wie die fehlende öffentliche Verkehrsanbindung.

9.4.3 Experteninterviews mit Landwirt*innen mit Interesse am Versorgungskonzept

Landwirt*innen, die an der Umsetzung des Versorgungskonzepts *Bauernhöfe als Orte für MmD* interessiert sind, geben als **Motivation** dafür an, dass ein persönliches Interesse an der Versorgung von MmD besteht. Aber auch ein zusätzliches Einkommen ist Grund für die Planung der Einführung des Angebotes. Bei der Planung des Angebots begegnen den Interviewten einige organisatorische bzw. räumlich bedingte **Umsetzungsprobleme,** so fehle es bislang teilweise an barrierefreien Zugängen, z. B. zum Garten. Als infrastrukturelle Hürde wird ebenfalls der öffentliche Nahverkehr wahrgenommen.

9.4.4 Standardisierte Befragung von Pflegeeinrichtungen

Die Darstellung der quantitativen Ergebnisse wird nach Befragungsergebnissen der ambulanten, teil- und vollstationären Einrichtungen sowie der Angehörigenbefragung unterteilt.

9.4.4.1 Ambulante, teilstationäre und vollstationäre Einrichtungen

Die Ergebnisse entstammen der Online-Befragung, die einerseits an teil- und vollstationäre sowie ambulante Einrichtungen verschickt wurde. Auch wenn es sich, wegen teils verschiedener Strukturen, um zwei unterschiedliche Befragungen handelte, werden die Ergebnisse für ambulante und teil- bzw. vollstationäre Einrichtungen weitestgehend zusammengefasst berichtet.

Es liegen Daten für insgesamt n = 26 teil- und vollstationäre sowie n = 16 ambulante Einrichtungen vor.

Das Angebot Bauernhöfe als Orte für Menschen mit Demenz

Das Betreuungs- und Versorgungsangebot kennen 25 % (n = 4) der ambulanten bzw. 35 % (n = 7) der teil- bzw. vollstationären Einrichtungen bereits. Von den Einrichtungen, die das Angebot noch nicht kennen, schätzen 69 % (n = 9) teil- bzw. vollstationäre sowie 31 % (n = 4) ambulante Einrichtungen dieses als interessant ein (siehe Abb. 9.1). Nur eine teil- oder vollstationäre Einrichtung würde das Angebot den Pflegebedürftigen ihrer Einrichtung nicht empfehlen (siehe Abb. 9.2).

An einer regelmäßigen Kooperation mit *Bauernhöfen als Orte für MmD* hätten 63 % (n = 10) der ambulanten und 53 % (n = 9) der teil- bzw. vollstationären Einrichtungen Interesse.

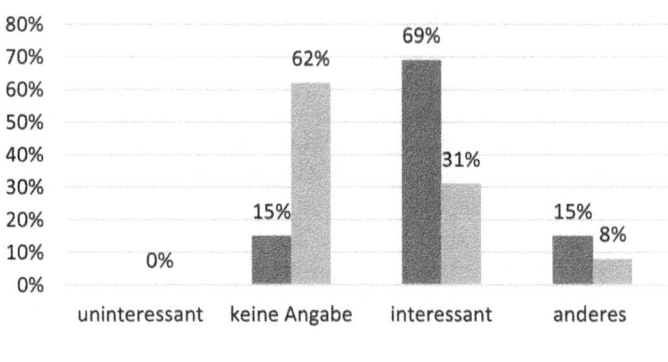

Abb. 9.1 Bewertung des Bauernhof-Angebotes

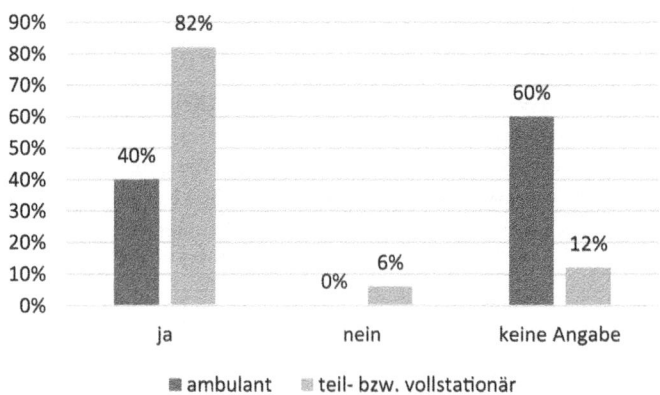

Abb. 9.2 Empfehlung des Angebotes an Pflegebedürftige

Barrieren für die Nutzung des Angebotes stellen für die Einrichtungen vor allem eine unzureichende Finanzierung sowie die Organisation der Fahrdienste dar (siehe Abb. 9.3, Mehrfachnennung möglich).

Dass ein Fahrdienst zu dem Angebot unabhängig von ihnen organisiert wäre, ist den meisten Auskunftsgebenden sehr wichtig (siehe Abb. 9.4). 40 % (n = 6) der ambulanten und 85 % (n = 17) der teil- bzw. vollstationäre Einrichtungen wären

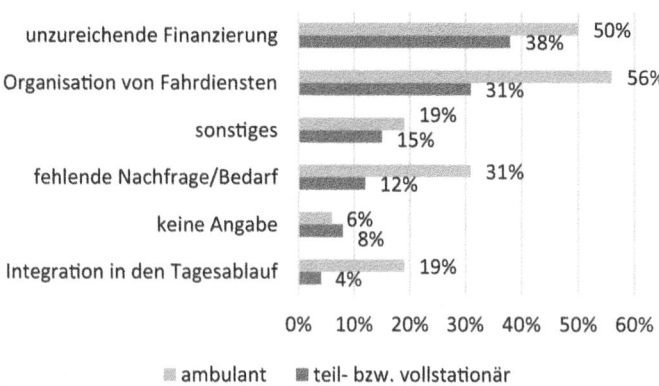

Abb. 9.3 Barrieren bei der Nutzung des Bauernhof-Angebotes

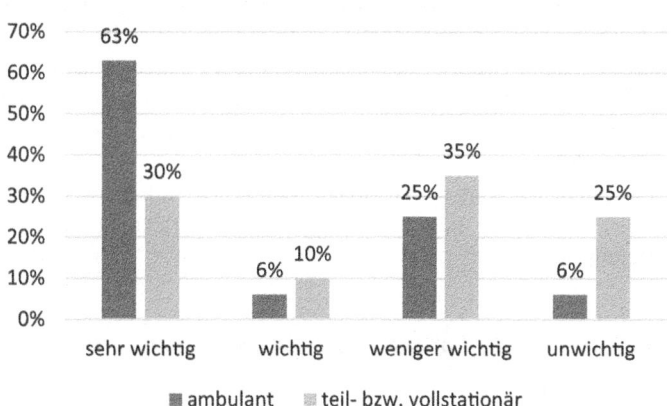

Abb. 9.4 Bedeutung eines externen Fahrdienstes zum Bauernhof-Angebot

bereit, selbst einen Fahrdienst zu organisieren, 60 % (n = 9) der ambulanten und 15 % (n = 3) der teil- bzw. vollstationäre Einrichtungen jedoch nicht.

Aus der folgenden Tab. 9.1 geht hervor, welche Kosten aus Sicht der Einrichtungen für das Bauernhof-Angebot höchstens anfallen dürften, wenn das Angebot auf dem Bauernhof etwa vier Stunden dauern würde und u. a. einen Hofrundgang, das Beobachten und Streicheln der Tiere, Basteln mit Naturmaterialien und Kaffee trinken umfasst.

Tab. 9.1 Kosten je 4 Std., die für das Bauerhof-Angebot anfallen dürften	Preis	Ambulant (%)	Teil- bzw. vollstationär (%)
	5–10 €/Person	1 (6 %)	9 (45 %)
	11–15 €/Person	5 (31 %)	5 (25 %)
	16–30 €/Person	1 (6 %)	4 (20 %)
	31–40 €/Person	2 (13 %)	0 (0 %)
	41–50 €/Person	0 (0 %)	0 (0 %)
	Egal	1 (6 %)	0 (0 %)
	Keine Angabe	6 (38 %)	2 (10 %)
	Gesamt	16 (100 %)	20 (100 %)

Für 85 % (n = 17) der teil- bzw. vollstationären bzw. 82 % (n = 13) der ambulanten Einrichtungen wäre es (sehr) wichtig, dass das entsprechende Angebot nur von speziell zum Thema Demenz geschulten Helfer*innen durchgeführt wird. Nur jeweils n = 3 Einrichtungen schätzen dies als weniger wichtig ein.

Dass das Bauernhof-Angebot regelmäßig stattfindet, halten 60 % (n = 12) der teil- bzw. vollstationären bzw. 87 % (n = 13) der ambulanten Einrichtungen für (sehr) wichtig und 40 % (n = 8) der teil- bzw. vollstationären Einrichtungen für weniger wichtig bzw. unwichtig.

Alle Einrichtungen bewerten die regionale Nähe (kurze Anfahrtswege) der Angebote als (sehr) wichtig, um diese zu nutzen, nur eine Einrichtung schätzt dies als weniger wichtig ein.

9.4.4.2 Standardisierte Befragung von potenziellen Nutzer*innen

Folgend werden die Ergebnisse der standardisierten Angehörigenbefragung berichtet. An der postalisch durchgeführten Befragung beteiligten sich n = 8 Angehörige, davon waren n = 3 Töchter und n = 4 Ehefrauen von MmD (n = 1 fehlende Angabe).

N = 7 teilnehmende Angehörige geben an, das Angebot *Bauernhöfe als Orte für MmD* nicht zu kennen. Die eine Person, die das Angebot bereits kennt, bewertet dieses als interessant und würde es weiterhin nutzen bzw. weiterempfehlen.

Die Kosten, die anfallen dürften, wenn das Angebot auf dem Bauernhof etwa vier Stunden dauern würde, gehen aus Abb. 9.5 hervor (n = 1 fehlende Angabe).

Der Mehrheit der Personen ist ein Fahrdienst zu dem Angebot auf dem Bauernhof, der unabhängig von ihnen als Angehörige organisiert wäre, sehr

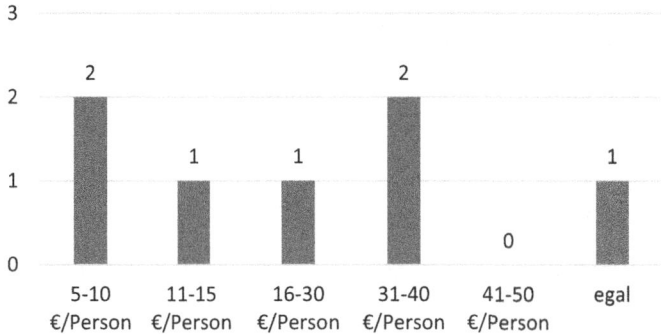

Abb. 9.5 Kosten, die für das Angebot anfallen dürften

wichtig (siehe Abb. 9.6). Alle Personen geben an, dass sie bereit wären, für einen organisierten Fahrdienst ein zusätzliches Entgelt zu zahlen (n = 1 fehlende Angabe).

Um an einem Angebot auf einem Bauernhof teilzunehmen, würde die Mehrheit der Angehörigen einen Fahrweg von bis zu 20 km auf sich nehmen, eine Person würde bis zu 100 km zu dem Angebot fahren (siehe Abb. 9.7, n = 1 fehlende Angabe).

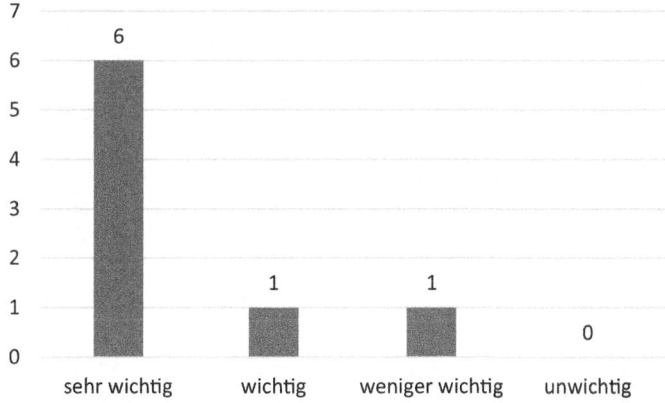

Abb. 9.6 von Angehörigen unabhängig organisierter Fahrdienst

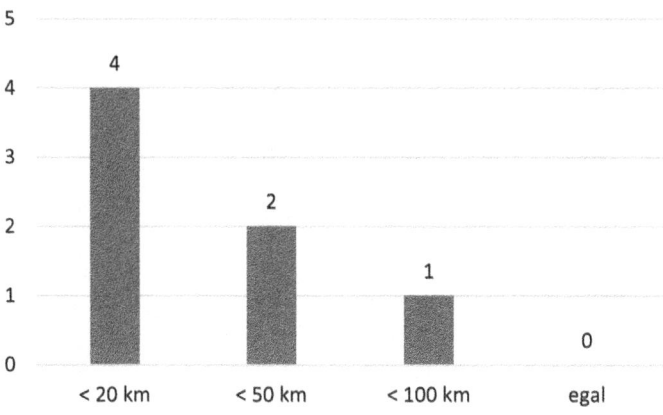

Abb. 9.7 Kilometer, die Angehörige bereit sind zu fahren

9.5   Diskussion

Im vorangehenden Text sind exemplarisch die Erfahrungen mit dem und Erwartungen an das Versorgungskonzept *Bauernhöfe als Orte für MmD* im Bundesland Schleswig–Holstein der verschiedenen Akteure bzw. Personengruppen beschrieben worden. Hauptanliegen der Studie war es, die Ressourcen und Barrieren dieses Angebotes zu evaluieren. Im Folgenden werden die Ergebnisse daher in Bezug darauf diskutiert.

Ressourcen
Als positive Erfahrung in Zusammenhang mit den Bauernhöfen wird erwähnt, dass keine zusätzlichen Aspekte notwendig wären, da die vorhandenen Ressourcen Programm genug für die MmD wären. Die Weitläufigkeit auf den Höfen ist ein Aspekt, der besonders hervorsticht, gerade in der Betreuung von MmD, die teilweise einen hohen Bewegungsdrang haben und dem möglichst im Freien Raum gegeben werden sollte (Halek & Bartholomeyczik, 2006).

Durch die natürlichen Gerüche oder Geräusche eines Bauernhofes könne sich an frühere Zeiten erinnert werden, was im besten Falle Wohlgefühle mit sich bringe. Da diese umweltbezogenen, aktivitätsbasierten und psychosozialen Interventionen nahezu natürlich in die Umgebung und den Tagesablauf von Bauerhöfen integriert sowie gleichzeitig vorhanden und kontinuierlich präsent sind, wird angenommen, dass diese mehr gesundheitliche Vorteile für MmD aufweisen als beispielsweise reguläre Tagespflegeeinrichtungen (de Bruin et al. 2010). Dass Personen, die Green Care Farms besuchen, bessere kognitive und funktionale Fähigkeiten sowie eine deutlich geringere Beteiligung an passiven und sinnlosen Aktivitäten aufweisen als die Bewohner*innen traditioneller Pflegeheime, beschreiben de Boer et al. (2015, 2017a, b).

Mit Blick auf den Strukturwandel der Landwirtschaft in Deutschland, der sich u. a. in einem Rückgang der Anzahl von vor allem kleineren Betrieben abbildet (Statistisches Bundesamt, 2017; Bundesministerium für Ernährung und Landwirtschaft, 2016), sowie fehlender Versorgungs- und Betreuungsangebote in ländlichen Regionen, könnte das Versorgungskonzept sowohl für die MmD und ihre Angehörigen ein wesentlicher und innovativer Baustein in der Versorgungslandschaft sein, als auch eine zusätzliche oder gar alternative Einkommensquelle für Bauernhöfe darstellen.

Barrieren

Als Herausforderung wurde benannt, dass es mitunter schwierig sei, genügend ehrenamtliche Mitarbeitende zu finden. Hier sollten Regelungen zur Vergütung von qualifizierten Helfer*innen gefunden werden. Politische Entscheidungsträger*innen sind gefordert, die Stärkung des Angebotes auch durch finanzielle Regelungen voranzutreiben.

Die Erreichbarkeit des Angebotes bzw. den Fahrdienst dorthin sehen fast alle befragten Studienteilnehmende als relevantes Problemfeld. Die vorliegenden Ergebnisse decken sich dabei nicht mit einer Studie von Hochgraeber et al. (2014), die konstatiert, dass die Erreichbarkeit von Angeboten weniger Bedeutung hat als beispielsweise die Ausrichtung der Betreuung.

Die Preisgestaltung des Angebots ist ebenfalls ein großes Problem, da konkurrierende Betreuungsangebote oft viel preisgünstiger sind. Die ambulanten, teil- bzw. vollstationären Einrichtungen geben überwiegend eine Preisvorstellung von 5–15 € pro Besuch und Person an. Angehörige sind tendenziell bereit, mehr zu zahlen. Laut Hochgraeber et al. (2014) ist auch ein niedriger Preis weniger von Bedeutung als die Ausrichtung der Betreuung.

Bei der Umsetzung stellt das Fehlen von Ansprechpartner*innen eine organisatorische Schwierigkeit dar. In den Niederlanden, wo Green Care Farms bereits weitergehend etabliert sind, hat sich ein Verband gebildet, der z. B. die Interessen der Landwirt*innen vertritt, Hilfestellungen und Unterstützung beim Aufbau einer Farm gibt sowie ein Qualitätssicherungssystem entwickelt hat und dieses überwacht.

Auf dessen Basis wird die Qualität der Pflege bewertet und durch ein Qualitätssiegel bescheinigt. Diesbezüglich existieren zudem ein Qualitätshandbuch und ein Kundenzufriedenheitssystem (Elings, 2012; Elings & Hassink, 2006; Hassink & van Dijk, 2006). Ein solch strukturiertes Vorgehen wäre für die Landwirt*innen in Schleswig–Holstein sowie deutschlandweit eine sinnvolle Bereicherung des Konzeptes.

9.6 Fazit

Um die mit der demografischen Alterung einhergehenden Herausforderungen insbesondere auch für MmD zu bewältigen, wurden in den letzten Jahrzehnten national wie international vielfältige neue und innovative Wohn- und Versorgungsformen entwickelt, darunter sogenannte Green Care Farms. Zusammenfassend lassen sich aufgrund der Ergebnisse verschiedene Handlungsbedarfe erkennen bzw. Handlungsempfehlungen für dieses Versorgungsangebot ableiten:

- Betreuung ausschließlich durch gut ausgebildete Kräfte – Festlegung der Mindeststandards zur Qualifizierung durch fachlich einschlägige Personen und Organisationen,
- Aufwandsentschädigung abhängig vom Umfang der Hilfestellung für qualifizierte Helfer*innen,
- zentrale Unterstützung und Koordination der Akquise von (ehrenamtlichen) Helfer*innen,
- transparente und landesübergreifend einheitliche Preisgestaltung,
- Finanzierung durch leistungsrechtliche Regelungen,
- Mobilitätshindernisse lösen, z. B. durch die Möglichkeit, Taxifahrten in einem bestimmten Umfang zu erstatten, indem diese Angebote in die „Krankentransport-Richtlinie" des Gemeinsamen Bundesausschusses aufgenommen werden,
- eindeutige Regelung zum Versicherungsschutz und zu rechtlichen Fragen,
- (zentrale) Koordination und Vernetzung von bestehenden Versorgungsleistungen und dem Betreuungsangebot *Bauernhöfe als Orte für Menschen mit Demenz,*
- verbindliche landeseinheitliche Qualitätssicherungskonzepte.

Gelingt es, das Konzept der *Bauernhöfe als Orte für MmD* erfolgreich zu verankern – in einem ersten Schritt als niedrigschwelliges Angebot, im Weiteren dann auch als Angebot zur Tagespflege oder als umfassendes Wohn- und Versorgungsangebot – so könnten alle Beteiligten davon profitieren.

Literatur

Bickel, H. (2020). Deutsche Alzheimer Gesellschaft (Hrsg.), *Die Häufigkeit von Demenzerkrankungen.* https://www.deutsche-alzheimer.de/fileadmin/alz/pdf/factsheets/infoblatt1_haeufigkeit_demenzerkrankungen_dalzg.pdf.

Bundesministerium für Ernährung und Landwirtschaft (2016). Landwirtschaft verstehen. Fakten und Hintergründe. https://www.bmel.de/SharedDocs/Downloads/DE/Broschueren/Landwirtschaft-verstehen.html.

Bundesministerium für Familie, Senioren, Frauen und Jugend (2020). Nationale Demenzstrategie. https://www.nationale-demenzstrategie.de/fileadmin/nds/pdf/2020-07-01_Nationale_Demenzsstrategie.pdf.

Bundesministerium für Gesundheit (2020). Zahlen und Fakten zur Pflegeversicherung. https://www.bundesgesundheitsministerium.de/fileadmin/Dateien/3_Downloads/Statistiken/Pflegeversicherung/Zahlen_und_Fakten/Zahlen_und_Fakten_der_SPV_Juli_2020_bf.pdf.

Bundesministerium für Gesundheit (o. J.). Soziale Pflegeversicherung. Leistungsempfänger nach Altersgruppen und Pflegegraden am 31.12.2018. https://www.bundesgesundheitsministerium.de/fileadmin/Dateien/3_Downloads/Statistiken/Pflegeversicherung/Leistungsempfaenger/Leistungsempfaenger-nach-Altersgruppen-und-Pflegegraden-insgesamt_2018.pdf.

de Boer, B. et al. (2015). Living at the farm, innovative nursing home care for people with dementia–Study protocol of an observational longitudinal study. *BMC Geriatrics, 1,* 144–152.

de Boer, B. et al. (2017a). Quality of care and quality of life of people with dementia living at green care farms: A cross-sectional study. *BMC Geriatrics, 17*(1), 155.

de Boer, B. et al. (2017b). Green care farms as innovative nursing homes, promoting activities and social interaction for people with dementia. *Journal of the American Medical Directors Association, 18,* 40–46.

de Bruin, S. R. (2011). *Comparing day care at green care farms and at regular day care facilities with regard to their effects on functional performance of community-dwelling older people with dementia.* Dementia.

de Bruin, S. R. et al. (2009). Green care farms promote activity among elderly people with dementia. *Journal of Housing for the Elderly, 23,* 368–389.

de Bruin, S. R. et al. (2010). Day care at green care farms: A novel way to stimulate dietary intake of community-dwelling older people with dementia? *Journal of Nutrition, Health & Aging, 14*(5), 352–357.

de Bruin, S. R. et al. (2015). Green care farms: An innovative type of adult day service to stimulate social participation of people with dementia. *Gerontology* and *Geriatric Medicine.*

de Bruin, S. R. et al. (2019) ,I want to make myself useful': the value of nature-based adult day services in urban areas for people with dementia and their family carers. *Ageing & Society, 41,* 582–604.

Elings, M. & Hassink, J. (2006). Farming for health in the Netherlands. In: J. Hassink & M. van Dijk (Hrsg.), *Farming for health. Green-care farming across Europe and the United States of America.* Springer.

Elings, M. (2012). Effects of care farms: Scientific research on the benefits of care farms for clients. http://library.wur.nl/WebQuery/wurpubs/450976.

Finnanger-Garshol, B. et al. (2020a). Emotional well-being in day care services for people with dementia – A comparative study between farm-based day care and regular day care. Manuscript.

Finnanger-Garshol, B. et al. (2020b). Quality of life in people with dementia attending farm-based dementia day care – A comparative, longitudinal study. Submitted.

Gräske, J., et al. (2018). Green Care Farming als Versorgungskonzept. *Pflegezeitschrift, 71*(11), 14–17.

Halek, M. & Bartholomeyczik, S. (2006). *Verstehen und Handeln. Forschungsergebnisse zur Pflege von Menschen mit Demenz und herausforderndem Verhalten.* Schlütersche.

Hassink, J. & van Dijk, M. (2006). Farming for health across Europe. Comparison between countries, and recommendations for a research and policy agenda. In: J. Hassink & M. van Dijk (Hrsg.), *Farming for health. Green-care farming across Europe and the United States of America.* Springer.

Hochgraeber, I. et al. (2014). Niedrigschwellige Betreuungsangebote für Menschen mit Demenz aus Sicht pflegender Angehöriger. *Pflege, 27*(1), 7–18. Hogrefe AG.

Jungmair, J. A. & Meixner, O. (2016). Green Care: Machbarkeitsstudie zur Tagesbetreuung für SeniorInnen am Bauernhof. Green Care: Feasibility study of day care for elderly people on farms. *Die Bodenkultur: Journal of Land Management, Food and Environment, 67*(4), 249–257.

Kuhlmey, A. & Blüher, S. (2014). Demografische Entwicklung in Deutschland – Konsequenzen für Pflegebedürftigkeit und pflegerische Versorgung. In: D. Schaeffer & K.Wingenfeld (Hrsg.), *Handbuch Pflegewissenschaft. Studienausgabe.* Beltz Juventa.

Mayring, P. (2003). *Qualitative Inhaltsanalyse. Grundlagen und Techniken.* Beltz.

Myren, G. et al. (2017). The influence of place on everyday life: Observations of persons with dementia in regular day care and at the green care farm. Health.

Rothgang, H. & Müller, R. (2018). Pflegereport 2018. Schriftreihe zur Gesundheitsanalyse. Band 12. https://www.socium.uni-bremen.de/uploads/News/2018/181108_BARMER_Pflegereport_2018.pdf.

Rothgang, H. et al. (2019). Abschlussbericht zum Projekt Wissenschaftliche Evaluation der Umstellung des Verfahrens zur Feststellung der Pflegebedürftigkeit (§ 18c Abs. 2 SGB XI) Los 4: Statistische Untersuchung. https://www.bundesgesundheitsministerium.de/fileadmin/Dateien/3_Downloads/P/Pflegebeduerftigkeitsbegriff_Evaluierung/Abschluss bericht_Los_4_Evaluation_18c_SGB_XI.pdf.

Schols, J. M. & van der Schriek-van Meel, C. (2006). Day care for demented elderly in a dairy farm setting: Positive first impressions. *Journal of the American Medical Directors Association, 7,* 456–459.

Sonntag, K. & von Reibnitz, C. (2014). *Versorgungskonzepte für Menschen mit Demenz.* Springer.

Statistisches Bundesamt (2015). Pflegestatistik 2013, Pflege im Rahmen der Pflegeversicherung. Deutschlandergebniss. https://www.statistischebibliothek.de/mir/servlets/MCR FileNodeServlet/DEHeft_derivate_00015401/5224001139004.pdf.

Statistisches Bundesamt (2017). Agrarstrukturerhebung 2016 (endgültige Ergebnisse). https://www.destatis.de/DE/Themen/Branchen-Unternehmen/Landwirtschaft-Forstwirt schaft-Fischerei/Landwirtschaftliche-Betriebe/aktuell-landwirtschaftliche-betriebe.html.

Statistisches Bundesamt (2018). Pflegestatistik. Pflege im Rahmen der Pflegeversicherung. Ländervergleich – Pflegebedürftige. https://www.destatis.de/DE/Themen/Gesellschaft-Umwelt/Gesundheit/Pflege/Publikationen/Downloads-Pflege/laender-pflegebeduerftige-5224002179004.pdf?__blob=publicationFile.

Statistisches Bundesamt (2020). Gesundheit. Pflege. Pressemitteilungen. https://www.des tatis.de/DE/Themen/Gesellschaft-Umwelt/Gesundheit/Pflege/_inhalt.html#sprg229164.

Sudmann, T. & Børsheim, I. (2017). ,It's good to be useful' activity provision on green care farms in Norway for people living with dementia. *International Practice Development Journal*.

Wächtler, C. (2003). Grundlegendes. In: C. Wächtler (Hrsg.), *Demenzen. Frühzeitig erkennen, aktiv behandeln, Betroffene und Angehörige effektiv unterstützen* (2. Aufl.) Thieme.

Weyerer, S. & Schäufele, M. (2006). Demenzielle Erkrankungen: Risikofaktoren und Möglichkeiten der Prävention. *Prävention-Zeitschrift für Gesundheitsförderung*.

Open Access Dieses Kapitel wird unter der Creative Commons Namensnennung 4.0 International Lizenz (http://creativecommons.org/licenses/by/4.0/deed.de) veröffentlicht, welche die Nutzung, Vervielfältigung, Bearbeitung, Verbreitung und Wiedergabe in jeglichem Medium und Format erlaubt, sofern Sie den/die ursprünglichen Autor(en) und die Quelle ordnungsgemäß nennen, einen Link zur Creative Commons Lizenz beifügen und angeben, ob Änderungen vorgenommen wurden.

Die in diesem Kapitel enthaltenen Bilder und sonstiges Drittmaterial unterliegen ebenfalls der genannten Creative Commons Lizenz, sofern sich aus der Abbildungslegende nichts anderes ergibt. Sofern das betreffende Material nicht unter der genannten Creative Commons Lizenz steht und die betreffende Handlung nicht nach gesetzlichen Vorschriften erlaubt ist, ist für die oben aufgeführten Weiterverwendungen des Materials die Einwilligung des jeweiligen Rechteinhabers einzuholen.

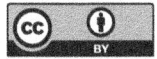

Teil III
Alt werden im kulturellen und regionalen Kontext

Perspektive türkeistämmiger pflegender Angehöriger von Menschen mit Demenz auf Pflege- und Wohnarrangements

10

Hürrem Tezcan-Güntekin, Ilknur Özer-Erdogdu, Tugba Aksakal und Yüce Yilmaz-Aslan

10.1 Hintergrund

Schätzungen zufolge wird die Zahl pflegebedürftiger Menschen mit Migrationshintergrund über 60 Jahren in den kommenden Jahren stark ansteigen (Friedrich-Ebert-Stiftung, 2015). Die Datenlage zur pflegerischen Versorgung von älteren Menschen mit Migrationshintergrund ist insgesamt lückenhaft und tendenziell veraltet. So zeigt eine ältere Studie von Okken und Kolleg*innen (2008) auf, dass lediglich 2 % der pflegebedürftigen Menschen mit Migrationshintergrund stationäre Pflegeleistungen in Anspruch nehmen und zu 98 % zu Hause gepflegt werden, wobei nur 8 % ambulante Pflegeleistungen beanspruchen. Aktuellere Zahlen einer repräsentativen Studie des Bundesamts für Migration und Flüchtlinge konzentrieren sich ausschließlich auf muslimische Menschen und zeigen

H. Tezcan-Güntekin (✉) · I. Özer-Erdogdu
Alice Salomon Hochschule, Berlin, Deutschland
E-Mail: tezcan@ash-berlin.eu

I. Özer-Erdogdu
E-Mail: oezer@ash-berlin.eu

T. Aksakal
Universität Witten/Herdecke, Witten, Deutschland
E-Mail: Tugba.Aksakal@uni-wh.de

Y. Yilmaz-Aslan
Universität Bielefeld, Bielefeld, Deutschland
E-Mail: yuece.yilmaz-aslan@uni-bielefeld.de

© Der/die Autor(en) 2022
A. Teti et al. (Hrsg.), *Wohnen und Gesundheit im Alter,* Vechtaer Beiträge zur Gerontologie, https://doi.org/10.1007/978-3-658-34386-6_10

auf, dass die Vorstellungen sich im Hinblick auf die Nutzung professioneller Pflegeangebote von der tatsächlichen Inanspruchnahme unterscheiden (Volkert & Risch, 2017). Von den befragten 2.045 Personen aus sechs Herkunftsregionen gaben 29 % an, dass sie sich bei Pflegebedürftigkeit die Pflege in einem Pflegeheim vorstellen können, den Einzug in eine Pflege-Wohngemeinschaft können sich 41 % vorstellen, die Tagespflege 65 % und ambulante Pflege 95 %. Diese Pflegevorstellungen unterscheiden sich von den bisherigen Erkenntnissen, die auf eine geringere Bereitschaft zur Inanspruchnahme professioneller Pflege deuten (Carnein & Baykara-Krumme, 2013; Schenk, 2014). Liegt jedoch bereits eine Pflegebedürftigkeit bei der Person oder einer angehörigen Person vor, werden 68 % der Betroffenen zu Hause ausschließlich durch Angehörige gepflegt, 16 % nehmen ambulante Pflege und 13 % Pflege-Wohngemeinschaften oder -heime in Anspruch (Volkert & Risch, 2017). Qualitative Studien zeigen auf, dass die Bereitschaft und Möglichkeit von Familienangehörigen, Pflege zu übernehmen, sehr unterschiedlich sein kann und ein Wandel dahin gehend zu erwarten ist, dass sich innerfamiliale Bindungen und kollektivorientierte Familienkonstellationen verändern könnten, woraus sich ein höherer Bedarf an professionellen, kultur- bzw. diversitätssensiblen Pflegeangeboten ergibt (Dibelius et al., 2016; Matthäi, 2015; Mogar & von Kutzleben, 2013; Schenk, 2014; Tezcan-Güntekin, 2018a).

Zusätzlich ist der Lebensstil älterer Menschen mit Migrationshintergrund oft geprägt von transnationalen Lebensweisen. Es wird als Lebensstil verstanden, jeweils mehrere Monate im Jahr im Herkunftsland und Zielland zu verbringen. Die sogenannten Pendelmigrant*innen gestalten sich einen "Wohlfahrts-Mix" und wünschen sich, das Pendeln möglichst lange aufrechtzuerhalten (Strumpen, 2018).

Studien zur Situation pflegender Angehöriger demenzerkrankter Menschen haben aufgezeigt, dass die häusliche Pflege mit zunehmender Schwere der Erkrankung zu hohen Belastungen bei den pflegenden Angehörigen führt und es nicht allen Angehörigen gelingt, konstruktiv mit den Herausforderungen umzugehen und Selbstmanagement-Kompetenzen zu entwickeln (Tezcan-Güntekin & Razum, 2017; Tezcan-Güntekin et al., 2020; Yilmaz-Aslan et al., 2021a). Auch wenn die wenigen Studien belegen, dass die Pflege zumeist in der Häuslichkeit der pflegebedürftigen Person durchgeführt wird, liegen bislang kaum Erkenntnisse dazu vor, wie die häuslichen Pflegearrangements konkret gestaltet sind. In der folgenden Sekundärdatenanalyse wird mit einem deskriptiven Vorgehen der Forschungsfrage nachgegangen, wie Pflegearrangements und Wohnsituationen bei türkeistämmigen Menschen mit Demenz gestaltet sind und welche Implikationen sich dadurch für die Ausgestaltung informeller und formeller Pflegearrangements ergeben.

10.2 Wohnsituationen in der Pflege – Spektrum zwischen einem gemeinsamen Haushalt und Distance Caregiving

Studien zur Pflegesituation in Deutschland, die nicht explizit Menschen mit Migrationshintergrund in den Blick nehmen, zeigen auf, dass 76 % der Pflegebedürftigen im Jahr 2017 in der eigenen Häuslichkeit gepflegt wurden (Statistisches Bundesamt, 2018).

Durch die zunehmende Mobilität innerhalb der Bevölkerung steigt auch der Anteil von Pflegebedürftigen, deren Angehörige weiter entfernt oder sehr weit entfernt wohnen und über eine längere Distanz hinweg Care-Aufgaben übernehmen bzw. die Pflege organisieren. Das sogenannte „Distance Caregiving" bedeutet, dass zwischen den Pflegebedürftigen und pflegenden Angehörigen eine geografische Entfernung von mindestens 100 km vorhanden ist (National Alliance for Caregiving, 2004, zitiert nach Bischofberger et al., 2017, S. 85). Es sind vor allem „koordinierende, organisatorische und administrative Hilfen, aber auch emotionale und motivierende Unterstützung für die pflegebedürftigen Angehörigen", die durch Angehörige aus der Ferne übernommen werden (Myrczik & Franke, 2019, S. 552). Ein stabiles Netzwerk innerhalb der Familie und gute Kooperationen mit externen Dienstleistenden vor Ort werden von Bischofsberger und Kolleg*innen (2017) als zentrale Voraussetzung für funktionierendes Distance Caregiving betrachtet. Kommunikation kann bei bestehenden Netzwerken vor Ort digital oder per Telefon erfolgen. Eine Studie auf der Basis von Interviews, die mit Akteur*innen im pflegerischen bzw. gesundheitspolitischen Feld in Deutschland durchgeführt wurden, zeigt, dass „Distance Caregiving" eine untergeordnete Rolle in der Wahrnehmung der Expert*innen zukommt, das Thema in den letzten Jahren jedoch insbesondere in der Beratung präsenter geworden ist. Die Befragten konnten auch von Erfahrungen aus ihrem eigenen Umfeld berichten – insbesondere wenn die Befragten nicht unmittelbar in der Pflege tätig waren – und es wurde eine geringe institutionelle Auseinandersetzung mit dem Thema beobachtet. Der Aspekt „räumliche Distanz" bei der Pflege bedürfe den Autor*innen zufolge einer Enttabuisierung und öffentlichen sowie politischen Verankerung, insbesondere um bislang fehlende sozialpolitische Auseinandersetzungen und perspektivisch eine Abbildung in der Pflegeversicherung gewährleisten zu können (ebd.).

Insgesamt wird in der bisherigen Literatur zu Distance Caregiving davon ausgegangen, dass externe Dienstleistende in die Versorgung eingebunden sind, was allerdings nicht auf alle Bevölkerungsgruppen mit einer Pflegebedürftigkeit zutrifft (vgl. Ergebnisse von Okken et al., 2008). Wie sich Pflegearrangements im nahen Sozialraum und unter Distance-Caregiving-Bedingungen in der pflegebedürftigen Bevölkerung mit Migrationshintergrund ausgestalten, ist bislang wissenschaftlich nicht untersucht worden und wird im Folgenden am Beispiel türkeistämmiger Menschen mit Demenz und ihren Angehörigen analysiert.

10.3 Vorstellung der drei qualitativen Studien mit pflegenden Angehörigen von türkeistämmigen demenzerkrankten Menschen

In Deutschland wurden in den letzten Jahren drei verschiedene Forschungsprojekte mit türkeistämmigen pflegenden Angehörigen demenzerkrankter Menschen durchgeführt, um die Belastungen, Ressourcen und Selbstmanagement-Kompetenzen der Pflegenden sowie ihre Möglichkeiten zur eigenen Stärkung (z. B. Selbsthilfe und ambulante Beratung) zu analysieren.

10.3.1 Projekt 1: "Stärkung der Selbstmanagement-Kompetenzen pflegender Angehöriger türkeistämmiger Menschen mit Demenz" (Universität Bielefeld)

Das erste Projekt „Stärkung der Selbstmanagementfähigkeiten türkischer pflegender Angehöriger von Menschen mit Demenz" wurde von 2013 bis 2017 an der Universität Bielefeld durchgeführt und konzentrierte sich auf die Bedürfnisse, Ressourcen und Selbstmanagementkompetenzen pflegender Angehöriger türkeistämmiger Menschen mit Demenz. Es wurden zehn Interviews mit Expert*innen und zehn problemzentrierte Interviews (Witzel, 2000) mit 12 Pflegenden durchgeführt. Das Konzept der Selbstmanagementkompetenz (Haslbeck & Schaeffer, 2007) und die Theorie der Fremdheit nach Alfred Schütz (1972) flossen in die theoriegeleitete Erstellung des Interviewleitfadens ein.

10.3.2 Projekt 2: „Selbsthilfe Aktiv – (Inter-)aktive Selbsthilfe für türkeistämmige pflegende Angehörige demenzerkrankter Menschen" (Alice Salomon Hochschule Berlin)

Das zweite Projekt wurde von der Alzheimer Gesellschaft e. V. gefördert und von 2017 bis 2019 an der Alice Salomon Hochschule Berlin durchgeführt. Im Mittelpunkt standen die Implementierung und Evaluation eines interaktiven Selbsthilfeprogramms. Vor und nach der Teilnahme an der Selbsthilfegruppe (6–10 Monate) wurden qualitative Interviews mit den pflegenden Angehörigen durchgeführt. Das Konzept des Selbstmanagements (Haslbeck & Schaeffer, 2007) wurde in die theoriegeleitete Entwicklung des Leitfadens einbezogen.

10.3.3 Projekt 3: „Entwicklung und Validierung einer Intervention zur Stärkung der Selbstmanagementkompetenzen türkeistämmiger Menschen bei der Pflege von Angehörigen mit Demenz (FörGes 5)" (Universität Bielefeld)

In dieser Interventionsstudie, die von April 2018 bis März 2021 an der Universität Bielefeld durchgeführt wurde, wurden mit zehn türkeistämmigen Angehörigen von Menschen mit Demenz vor und nach einer aufsuchenden Intervention qualitative Interviews in ihrer Muttersprache durchgeführt, um ihre Gesundheits- und Selbstmanagementkompetenzen zu stärken. Konzepte zur Gesundheitskompetenz, zum Selbstmanagement (Haslbeck & Schaeffer, 2007) und zur motivierenden Befragung (Miller et al., 2015) wurden in die theoriegeleitete Entwicklung des Leitfadens einbezogen.

In allen drei Studien diente die zusammenfassende und/oder strukturierende qualitative Inhaltsanalyse nach Mayring (2015) als Analysemethode. Die Kategorienbildung erfolgte sowohl induktiv als auch deduktiv. Für die Studien liegen Ethik-Voten vor.

Für die Sekundärdatenanalyse wurde das gesamte Datenmaterial der drei Studien im Hinblick auf die Fragestellung „Wie sind Pflegearrangements[1] und Wohnsituationen bei türkeistämmigen Menschen mit Demenz und ihren

---

[1] Pflegearrangements sind in Anlehnung an Schneekloth et al. (2017) zu verstehen als die Anzahl der Personen, die an der häuslichen Pflege beteiligt sind (Schneekloth et al., 2017, S. 53), hier ergänzt durch die Benennung des Verwandtschafts-, bzw. Beziehungsgrades der Pflegenden zu den Pflegebedürftigen.

Angehörigen gestaltet und welche Implikationen ergeben sich dadurch für die Ausgestaltung informeller und formeller Pflegearrangements?" analysiert.

10.4 Heterogenität von Pflegearrangements und Wohnsituationen in der Datenbasis

Im Folgenden werden tabellarisch Wohnsituationen und Pflegearrangements aus den drei Studien dargestellt (Tab. 10.1, 10.2 und 10.3).

Tab. 10.1 Pflegearrangements aus der Studie „Stärkung der Selbstmanagement-Kompetenzen pflegender Angehöriger türkeistämmiger Menschen mit Demenz"

Pflegeperson	Alter	Wohnsituation und Pflegearrangement
Tochter	ca. 45	wohnt mit Familie im eigenen Haus, erkrankte Person wohnt 700 km weit entfernt in einer Demenz-WG
Tochter	62	und erkrankte Person wohnen in ihren eigenen Wohnungen
Sohn	55	wohnt gemeinsam mit Ehefrau, erkrankte Person wohnt in einer Demenz-WG
Tochter und Sohn	52 und 48	Sohn und erkrankte Person wohnen in derselben Wohnung
Ehefrau und Tochter	54 und 35	wohnt gemeinsam mit dem Erkrankten, Tochter wohnt woanders
Schwiegertochter	43	wohnt mit eigener Familie in einer Wohnung, die sich im Haus der erkrankten Person befindet
Tochter	44	wohnt mit Ehemann und fünf Kindern im eigenen Haus, erkrankte Person wohnt im selben Ort in der eigenen Wohnung
Tochter	40	wohnt mit Partner in eigener Wohnung, erkrankte Person wohnt etwa 100 km entfernt gemeinsam mit dem Bruder der Befragten
Ehefrau	56	wohnt gemeinsam mit erkranktem Ehemann und drei Kindern zusammen
Enkelin	38	wohnt zusammen mit der erkrankten Person, ihrem Ehemann und ihren drei Kindern

Tab. 10.2 Pflegearrangements aus der Studie „Selbsthilfe Aktiv"

Pflegeperson	Alter	Wohnsituation und Pflegearrangement
Sohn	59	wohnt anfänglich mit Sohn und seiner Familie und anschließend in einer Demenz-WG in derselben Stadt
Tochter	41	erkrankte Mutter und Tochter wohnen jeweils in eigenen Wohnungen in unmittelbarer Nähe; Führung beider Haushalte durch Befragte
Ehefrau	59	wohnt gemeinsam mit erkranktem Ehemann, letztes Lebensjahr verbringt erkrankter Ehemann im Pflegeheim
Tochter	42	erkrankte Mutter und Tochter wohnen jeweils in eigenen Wohnungen; Erkrankte soll bei Erforderlichkeit in Pflegeheim kommen
Sohn	40	erkrankter Vater und Sohn wohnen jeweils in eigenen Wohnungen in unmittelbarer Nähe (in einem Zweifamilienhaus)
Enkeltochter	23	erkrankte Großmutter kam unmittelbar nach Diagnose aus Wohnung des Onkels ins Pflegeheim; Enkeltochter wohnt im Elternhaus
Tochter	41	erkrankter Vater und Tochter wohnen jeweils in eigenen Wohnungen in einem Dreifamilienhaus (gemeinsamer Kauf aufgrund der Demenzerkrankung des Vaters)
Ehefrau	65	wohnt gemeinsam mit erkranktem Ehemann
Tochter	48	erkrankte Mutter und Tochter wohnen jeweils in eigenen Wohnungen; Haushaltsführung der erkrankten Mutter durch Tochter
Tochter	35	erkrankte Mutter und Tochter wohnen jeweils in eigenen Wohnungen; Tochter kümmert sich um alltägliche Erledigungen der Mutter (Arztbesuche, usw.)

Die Tabellen zeigen auf, wie heterogen die einzelnen Pflegearrangements sind und wie unterschiedlich sich diese auf die Wohnsituation der demenzerkrankten Menschen und ihrer Angehörigen auswirken. Quantifizierungsversuche der Pflegearrangemements sind aufgrund der Heterogenität schwierig zu vollziehen. Die Annäherung an eine Quantifizierung zeigt die Tendenz auf, dass die überwiegende Mehrzahl der Pflegebedürftigen gemeinsam mit der Hauptpflegeperson (und ggf. deren Partner*in und Kinder) in einem gemeinsamen Haushalt leben, gefolgt von dem Pflegearrangement, dass die Hauptpflegeperson und die pflegebedürftige Person in ihren eigenen Wohnungen in räumlicher Nähe leben. Etwa in ähnlicher Häufigkeit werden Pflegebedürftige in einer Demenz-Wohngemeinschaft gepflegt oder wohnen in der eigenen Wohnung, die sich im selben Haus befindet wie

Tab. 10.3 Pflegearrangements aus der Studie „FörGes 5"

Pflegeperson	Alter	Wohnsituation und Pflegearrangement
Mutter	77	pflegt früherkrankten Sohn allein ohne externe Unterstützung; keine weiteren Familienangehörigen in Deutschland
Tochter	50	pflegt/betreut Mutter größtenteils allein, lebt in eigener Wohnung in der Nähe; wenig Unterstützung von der restlichen Familie; keine externe Unterstützung
Ehemann	53	Hauptpflegeperson ist berufstätig und pflegt die Ehefrau allein; Töchter wohnen weiter weg und lehnen externe Unterstützung ab
Ehefrau	66	pflegt Ehemann größtenteils allein; Töchter unterstützen bspw. bei Arztbesuchen
Ehefrau	78	pflegt Ehemann allein; Unterstützung bei der Pflege und Betreuung durch Kinder
Ehemann	58	pflegt Ehefrau allein; keine weiteren Familienangehörigen; bisher keine externe Unterstützung
Schwiegertochter	43	pflegt/betreut ihren Schwiegervater; leben gemeinsam mit weiteren Familienmitgliedern in einer Doppelhaushälfte und unterstützen sich gegenseitig bei der Pflege; möchten gerne externe Unterstützung in Anspruch nehmen
Tochter	50	pflegt Mutter; Geschwister unterstützen bei der Pflege; Familie nimmt einen Pflegedienst in Anspruch
Vater und Tochter	50	pflegt Ehefrau; Kinder unterstützen sie bei der Pflege und Betreuung; Pflegedienst und Haushaltshilfe
Tochter	49	pflegt Mutter allein; 2 x tgl. Pflegedienst; wenig Unterstützung durch andere Familienmitglieder

die Wohnung der Hauptpflegeperson. In zwei Fällen wird ein stationäres Pflegeheim präferiert und drei der Befragten leben im Sinne des Distance Caregiving in erheblicher Entfernung von der pflegebedürftigen Person.

Im Hinblick auf die familiäre Pflegeverantwortung bei den häuslich gepflegten Personen liegt diese bei etwas mehr als der Hälfte der Befragten bei einer einzelnen Person, die in wenigen Fällen vereinzelt von anderen Angehörigen unterstützt wird. Knapp die Hälfte der Befragten wird durch Familiennetzwerke gepflegt, in denen die Pflege unter verschiedenen Familienangehörigen aufgeteilt ist. In den einzelnen Studien war die Inanspruchnahme ambulanter Pflegeangebote unterschiedlich. In der ersten Studie nahmen von den häuslich gepflegten Personen drei ambulante Pflege kontinuierlich in Anspruch (eine Person wurde von einem kultursensibel ausgerichteten Pflegedienst gepflegt, eine Person im Rahmen einer spezialisierten ambulanten Palliativversorgung), gleichwohl nahezu alle Befragten im Krankheitsverlauf die ambulante Pflege erprobt hatten. In der zweiten Studie nahmen nur zwei von zehn Pflegebedürftigen ambulante Pflegeangebote in Anspruch, wobei eines der Angebote explizit kultursensibel ausgerichtet war. In der dritten Studie wurden die Pflegebedürftigen ausschließlich durch Angehörige gepflegt, wobei häufig eine Haushaltshilfe beansprucht wurde; in zwei Fällen wurde Tagespflege in Anspruch genommen.

Im Folgenden werden drei Kategorien herausgearbeitet, die für Wohnsituationen und Pflegearrangements demenzerkrankter türkeistämmiger Menschen eine besondere Herausforderung darstellen:

- Pflege in räumlicher Nähe
- Distance Caregiving
- Pendelmigration als Herausforderung für die Pflege

10.5 Ergebnisse der Sekundärdatenanalyse

10.5.1 Pflege in räumlicher Nähe

Die Pflegeübernahme einer demenzerkrankten Person kann bedeuten, dass bei zunehmender Desorientierung die Angehörigen die erkrankte Person entweder in den eigenen Haushalt holen oder sie selbst (zeitweise) im Haushalt der erkrankten Person leben. Die Entscheidung, in den Haushalt der erkrankten Person zu ziehen, kann unterschiedlich begründet sein. In einem Fall zog der Sohn in den Haushalt des erkrankten Vaters, nachdem er sich von seiner Partnerin getrennt hatte:

„Okay, das hat sich auch ein bisschen so ergeben, weil mein Bruder sich zu dem Zeitpunkt von seiner Frau getrennt hat. Das hat also zeitlich dann ganz gut gepasst. Und er wollte auf keinen Fall sich eine eigene Wohnung nehmen. Also, er ist auch selber berufstätig, sondern wollte einfach meinen Vater nicht alleine lassen. Und das ist heute immer noch so, obwohl es manchmal schwierig ist für ihn, mit einem 78-Jährigen dann in seinem Haushalt zu leben. Aber trotzdem möchte er in dieser Wohnung mit ihm zusammenbleiben. Er will da nicht 'raus." (Studie 1; Interview 8, Zeile 96).

In dieser Pflegesituation teilt sich der gemeinsam mit dem Vater lebende Bruder die Pflege mit seiner Schwester, die etwa eine Stunde entfernt wohnt und die Betreuung, Pflege und den Haushalt des Vaters am Wochenende verantwortet.

In einem weiteren Fall sind die Tochter und der Sohn in die Wohnung der erkrankten Person gezogen. Der Sohn hat seine Berufstätigkeit in der Türkei aufgegeben, um seine Schwester bei der Pflege der Mutter zu unterstützen. In diesem Fall stellt der kleine Wohnraum der Mutter eine Herausforderung dar, da sie selbst einen großen Bewegungsdrang hat und die Wohnung nicht für das Zusammenleben von drei Erwachsenen ausgerichtet ist. Trotz der Aufteilung der Pflegeverantwortung auf zwei Personen finden die pflegenden Geschwister kaum Zeit, sich von der Pflege zu erholen. Eine zeitweise Abgrenzung von der Pflege-verantwortung erscheint sehr schwer, da dadurch die Last für die zweite Person verstärkt werden würde. Auch wenn die Pflegepersonen die große Belastung durch die Pflegeübernahme reflektieren, können sie sich eine andere Form der Pflege nicht vorstellen. In Bezug auf Pflegeheime äußern sie:

> *„Aber das sind wirklich keine passenden Orte, schon gar nicht für unsere Familie. Wenn wir ihr Kopftuch nur berühren, um es erneut umzubinden, hält sie es sofort fest, weil sie Angst hat, dass ich es nehme. Dort achten sie auf so etwas nicht."* (Studie 1; Interview 4, Zeile 3).

In einem anderen Fall wird die Pflegeübernahme durch die Familie – durch das Wohnen in einem Wohnhaus – mit der Türkeistämmigkeit und den damit einhergehend wahrgenommenen Traditionen begründet:

> *„Wir machen sowieso das Essen und das Putzen für sie. Wir wohnen ja auf zwei Etagen im selben Haus, übereinander. Wir wissen, wie sie gestrickt ist, jemand anderes könnte die Pflege nicht machen. Sowieso, wir sind ja Türken, Sie wissen das auch, um die Älteren kümmert man sich."* (Studie 3; Interview 7, Zeile 63).

Es wird deutlich, dass die normativen Vorstellungen innerhalb türkeistämmiger Communities auf die Haltung der Angehörigen zur Pflegeübernahme wirken.

Die Isolation der Familie, die sich durch das Zusammenleben mit einer an Demenz erkrankten Person verstärken kann, wird durch die Angehörigen als Belastung empfunden. Kontakte, die früher lebhaft gepflegt wurden, haben sich durch die Pflegeverantwortung verändert:

> *„Isoliert, komplett isoliert, die ganze Familie ist 24 h zu Hause, außer, wenn es Arzttermine gibt."* (Studie 1; Interview 3, Zeile 129)

> *„Wir waren viel weg. Die Nachbarn waren da, ich war dort, bis um zehn oder elf saßen wir dort zusammen. Aber jetzt möchte sie nicht, dass ich weggehe."* (Studie 3; Interview 1, Zeile 287)

„(Die) sozialen Kontakte dann irgendwann nach und nach verloren gehen. Ich sag immer: (…) ‚man verliert mit der kranken Person auch ein Stück von seinem eigenen Leben.' Das heißt, man verliert die eigene Freizeit, man verliert die eigenen Freunde, man ist total isoliert und man ist nur noch mit dieser Pflege beschäftigt." (Studie 1; Interview 6, Zeile 340).

Die räumliche Nähe wird in einem Fall zwar als hilfreich, die Distanz, die sich durch die eigene Wohnung der pflegenden Angehörigen ergibt, jedoch auch als Autonomieraum empfunden:

„Ich wohne zum Glück nicht weit weg, aber ich hab´ auch ja mein eigenes Leben." (Studie 3, Interview 8, Zeile 117)

Eine Angehörige reflektiert das gemeinsame Leben mit der pflegebedürftigen Person und die eigene Bereitschaft, die Pflege zu übernehmen, in Abgrenzung zu der geringeren Pflegeverantwortung der Geschwister:

„Meine Geschwister sind weiter weg, eine von uns trägt die Verantwortung. Ich weiß nicht, aber mein Gewissen war stärker, vielleicht hätte ich es auch wie die anderen machen können. Ich hätte ausziehen und meine eigene Wohnung haben können, aber ich habe es nicht gemacht. Vielleicht weil mein Gewissen stärker ist, wahrscheinlich, so denke ich mir das. Das war stärker, ich habe von meinem eigenen Leben genommen und meiner Mutter gegeben. Ich bereue es auch nicht, aber ich bin sehr erschöpft." (Studie 3; Interview 10, Zeile 115).

In einer Familie, bei der die erwachsene Enkelin die pflegebedürftige Großmutter bei sich zu Hause pflegt und gemeinsam mit ihrem Mann und drei Kindern wohnt, wurde deutlich, dass das enge Zusammenleben seit längerer Zeit dazu führt, dass die Großmutter sich – obwohl die Enkelin bereits lange erwachsen ist – in den Lebensstil der Enkelin einmischt. In diesem Fall reflektiert die Enkelin diesen Zustand und grenzt sich von der Beurteilung bzw. Kontrolle der Großmutter ab. Sie richtet sich und ihrer Kernfamilie „Freizeit" ein, indem sie einmal im Jahr Kurzzeitpflege für die Großmutter in Anspruch nimmt, obwohl sie nicht verreisen, sondern die Zeit zusammen zu Hause verbringen.

Die Ergebnisse deuten darauf hin, dass das Zusammenleben mit einer an Demenz erkrankten Person dazu führt, dass sich das Umfeld und die pflegenden Angehörigen möglicherweise auch selbst stärker zurückziehen, als wenn die pflegebedürftige Person nicht im gleichen Haushalt lebt. Ein Grund hierfür könnte die weiterhin starke Tabuisierung der Demenzerkrankung in türkeistämmigen Communities sein. Die eigenen Lebensentwürfe werden durch die Angehörigen reflektiert, ebenso die kulturell bedingten Tradierungen, die eine Pflegeübernahme begünstigen und möglicherweise die Inanspruchnahme professioneller Unterstützung verringern.

10.5.2 Pflege aus der Ferne organisieren – Distance Caregiving

Die Pflege und Versorgung aus der Ferne zu organisieren, birgt für die pflegenden Angehörigen besondere Herausforderungen. Teilweise werden die Wochenenden von den Angehörigen genutzt, um die Distanz zu der erkrankten Person zurückzulegen und den Haushalt in Ordnung zu bringen oder einzukaufen:

> *„Sie kann nicht so gut aufräumen. So schnell, ok aufgeräumt denkt sie, es ist dreckig, wenn wir da sind, dann machen wir gründlich, putzen alles." (Studie 1, Interview 9, Zeile 96).*

Das führt dazu, dass die zumeist berufstätigen Angehörigen die Wochenenden nicht zur Erholung nutzen können und dadurch zusätzlich belastet sind.

In einem anderen Fall wird räumliche Distanz in Kauf genommen, um eine sprach- und kultursensible Pflege in einer Demenz-WG zu gewährleisten. Hier werden Abstriche in Bezug auf das Wohnumfeld gemacht, um die Kommunikation zwischen der Erkrankten und den Betreuenden gewährleisten zu können:

> *„Dass sie sich familiär aufgehoben fühlt, das fand ich ganz schön mit diesen kleinen Wohngruppen und Wohneinheiten, dass jeder sein eigenes, selbst eingerichtetes Zimmer hat, dass nicht dieses Klinik-Feeling 'rüberkommt, das war mir alles ganz wichtig. Und was ich blöd finde, ist, dass es so weit weg ist. Das sind 3,5 h von uns und dass es eine Großstadt ist. Also wir beide sind eigentlich keine Großstadtmenschen, lieber wäre es mir, es wäre irgendwie auf dem Land. Aber es geht halt nicht." (Studie 1; Interview 1, Zeile 62).*

Der Aspekt der Muttersprachlichkeit professioneller Pflegeeinrichtungen wäre – auch wenn sie sich in räumlicher Entfernung befinden – ein ausschlaggebender Grund für die Inanspruchnahme:

> *„Wenn es eine türkische Einrichtung wäre, ich meine die Sprache, weil er wird mit den Damen dort immer versuchen türkisch zu sprechen, aber wenn es eine türkische Einrichtung wäre... Wäre es für ihn auch leichter. Vielleicht wird er der Frau sagen: Kannst du mir Wasser geben oder was anderes." (Studie 3; Interview 4, Zeile 470).*

Angehörigen, die weiter weg wohnen und den Alltag mit der erkrankten Person nicht unmittelbar miterleben, fällt es schwerer, die Erkrankung zu akzeptieren, die abnehmenden Kompetenzen der erkrankten Person können von ihnen nur schwer nachvollzogen werden. Für die Angehörigen, die unmittelbar in die Pflege involviert sind, bedeutet das, dass sie einerseits die Pflegeverantwortung tragen und andererseits nicht genügend innerfamiliale Wertschätzung dafür erhalten, weil der hohe Pflegebedarf von weiter entfernt wohnenden Angehörigen nicht adäquat eingeschätzt wird.

Doch auch entfernt wohnende Angehörige können Pflegeverantwortung tragen und die Distanz kann eine Herausforderung darstellen. Eine Angehörige, die ihre Mutter am Wochenende pflegt und betreut, äußert, dass ihr Tag auch am Wochenende früh am Morgen beginnt. Sie versucht den Vater, der 78 Jahre alt und Hauptpflegeperson ist, zu entlasten, damit dieser etwas Zeit zur Erholung hat. Eine Pflege aus der Nähe stellt sie sich als Chance vor:

„Rausnehmen, wenn sie aggressiv wird, weiß ich nicht, wie ich damit umzugehen habe. Manchmal ist es gut und manchmal klappt es nicht, was ich so vorhabe. Ja, das sind so die einzige- Und die Zeit für sie zu finden, das ist für mich eine schwierige Situation. Ich würde gerne, dass sie bei mir in der Nähe ist, dann wird man sie auch mal, wenn man eine Stunde Zeit hat, auch mal zu sich nehmen oder hingehen, damit der Vater auch entlastet wird. Aber es ist einfach zu weit für mich, deswegen muss ich einen Tag für sie immer planen. " (Studie 3; Interview 9, Zeile 263).

10.5.3 Pendelmigration als Herausforderung für die Pflege demenzerkrankter Menschen

Transnationale Lebensweisen werden auch in Familien mit einer demenzerkrankten Person möglichst lange aufrechterhalten. Die Pendelsituation verdeutlicht den Angehörigen, welche Kompetenzen bei der erkrankten Person nicht mehr vorhanden sind, beispielsweise das Reisen mit einem Flugzeug oder die Orientierung an einem Ort. Das Pendeln mit einer an Demenz erkrankten Person geht mit erhöhter Unsicherheit einher. Dies bezieht sich sowohl auf das Reisen als auch auf die Reaktionen der entfernteren Angehörigen im Herkunftsland auf die veränderte Persönlichkeit und verringerten Kompetenzen der erkrankten Person. In einem Fall verlief sich der erkrankte Mann in seinem Heimatland und nur durch das große Netzwerk der Familie vor Ort konnte er gefunden werden. An diesem Beispiel wurde der ethische Konflikt zwischen Autonomie und Fürsorge deutlich, der anhand eines Falls differenziert in einer anderen Publikation beschrieben wurde (Tezcan-Güntekin, 2018b).

Eine Angehörige war enttäuscht, dass die Geschwister des erkrankten Mannes es ablehnten, Zeit mit ihm zu verbringen, weil er sich nicht verhielt, wie sie es von ihm kannten und erwartet hatten:

> *„Das letzte Mal, als wir da waren, haben sie uns hinausgeworfen. ‚Nehmt ihn, wir wollen den nicht', haben sie gesagt. (…) Seine Geschwister. Drei Geschwister, die zusammenwohnen. (…) Sie haben es offen gesagt: ‚Wir möchten ihn nicht.' (Studie 1; Interview 9, Zeile 110).*

Die Reaktion der Geschwister des erkranken Mannes bestürzte die Frau sehr, zumal der Mann in dem dörflichen Umfeld, in dem er seine Kindheit verbracht hatte, sehr gut zurechtkam. Diese Erfahrung erfolgte im vierten Jahr der Erkrankung, die vorherigen drei Jahre war der Erkrankte trotz der diagnostizierten Demenzerkrankung allein in die Türkei gependelt. In anderen Fällen werden die Erkrankten von ihren Angehörigen beim Pendeln begleitet. Die begleitenden Personen verbringen dann entweder die Zeit gemeinsam in der Türkei oder sie begleiten die erkrankte Person nur auf dem Hin- und Rückweg in das Heimatland. Erfolgt keine Begleitung durch die pflegenden Angehörigen, wird die Betreuung und Pflege auch in der Pendelsituation aus der Ferne organisiert:

> *„Ja, sie ist jetzt da, aber nur, weil ich dafür gesorgt habe, dass sie nicht alleine ist. Also meine Cousinen, Cousins sind jeden Tag da. Die war in Istanbul, dann, ich glaube, zwei, drei Wochen auch alleine, wo meine Schwester zurück war. Und meine Tante wohnt eine Etage drüber und meine Cousins haben mir versprochen und haben's auch gemacht, dass sie jeden Tag mehrmals an die Tür klopfen. Und nachschauen und reingehen auch in die Wohnung und nach dem Rechten schauen. Und nur so konnte ich sie dalassen. Und jetzt ist sie so mit Familie in XY (Name einer Stadt in der Türkei). Also, da hab' ich auch die Sicherheit" (Studie 2; Interview 10; Zeile 143).*

Wenn die Betreuung nicht durch die Hauptpflegeperson selbst erfolgen kann, werden alternative Betreuungsnetzwerke aktiviert, die darauf achten, dass alles funktioniert, wobei nicht expliziert wird, was genau „nach dem Rechten schauen" bedeutet. In einem Fall unterstützen die Geschwister und deren Ehefrauen die Hauptpflegeperson bei der Pflege. Ein bis zwei Monate verbringt die Erkrankte in der Türkei. In dieser Zeit übernimmt die Schwiegermutter der Befragten die Pflege und Betreuung:

> *„Wir lassen sie eh nicht lange in der Türkei. Zur Abwechslung, ein oder zwei Monate, die verbringt sie bei meiner Schwiegermutter." (Studie 3, Interview 7, Zeile 15)*

Das Pendeln stellt bei allen Befragten eine Herausforderung dar und trotzdem versuchen die Angehörigen, die demenzerkrankten Personen weiterhin (und so lange wie möglich) darin zu unterstützen, diesen Lebensstil ausleben zu können.

10.6 Diskussion

Insgesamt wird deutlich, dass die Pflegearrangements und Wohnsituationen sehr heterogen sind, was sich in der Forschung zum Thema Demenz und Migration bislang nur wenig abbildet. Betrachtet man in diesem Kontext die bisherigen Erkenntnisse zum Distance Caregiving, wird deutlich, dass bislang „Migration" und andere Differenzkategorien und transnationale Lebensstile kaum berücksichtigt wurden. Die Pflege in räumlicher Nähe kann aufgrund von eingeschränktem Wohnraum und fehlenden zeitlichen und räumlichen Ressourcen, in denen die pflegenden Angehörigen sich erholen können oder eigenen Lebensentwürfen nachgehen, erschwert werden. Individuelle Rückzugsräume müssen legitimiert werden, gleichzeitig erfolgt ein Rückzug des gesamten Pflegearrangements aus der Gesamtgesellschaft oder der Community, in der die Erkrankten und ihre Familien vormals vernetzt waren.

Eine Pflegeform, die in diesem Beitrag nicht näher beleuchtet wurde, ist das Wohnen in der Nähe, jedoch in unterschiedlichen Haushalten, was damit einhergeht, dass sich die Angehörigen um beide Haushalte (und möglicherweise Care-Aufgaben auch in der eigenen Kernfamilie) kümmern müssen.

Erfolgt die Betreuung im Sinne eines Distance Caregivings aus der Ferne, stellen sich andere Herausforderungen, wie fehlende Regenerationszeit am Wochenende, wenn die weit entfernte Person am Wochenende anreist, um die Hauptpflegeperson zu entlasten und den Haushalt zu organisieren, oder aber die Schwierigkeit der Pflegepersonen, anderen Angehörigen in der Ferne das Voranschreiten der Krankheit und die herausfordernde Pflegesituation zu vermitteln.

Kultursensible ambulante Dienste sind in den letzten Jahren in vielen urbanen Regionen in Deutschland entstanden und werden von Betroffenen auch angenommen. Der Aspekt der Unterstützung durch kultursensible ambulante Dienste könnte in den kommenden Jahren noch stärker an Bedeutung gewinnen, da Studien aufgezeigt haben, dass die Bereitschaft, im Pflegefall ambulante Pflege anzunehmen, bei türkeistämmigen Menschen (Schenk, 2014) und muslimischen Menschen (Volkert & Risch, 2017) als hoch erachtet wird.

In diesem Zusammenhang ist festzustellen, dass weitere Diversitätsmerkmale neben dem Merkmal Migration bei der Konzeption von Unterstützungsmaßnahmen und Pflegeangeboten in sehr geringem Maß Beachtung finden und somit möglicherweise nur eine begrenzte Gruppe von Menschen mit Migrationshintergrund angesprochen wird (Aksakal et al., 2020). Bereits bestehende Maßnahmen zur pflegerischen Unterstützung von Menschen mit und ohne Migrationshintergrund müssen auf ihre Diversitätssensibilität hin geprüft und modifiziert werden. Neue Angebote sollten diversitätssensibel gestaltet werden – auch wenn sie beispielsweise sprachspezifisch sind – weil Menschen einer Sprachgruppe auch sehr unterschiedliche, weitere Diversitätsmerkmale besitzen, die im Kontext Pflege relevant sein können.

Im gesamten pflegerischen Kontext (und auch der Pflegewissenschaft) bewegt sich die Diskussion um Unterstützungsstrategien insgesamt noch immer auf einer essenzialistischen Argumentationslinie, die einer Homogenisierung bspw. türkeistämmiger Menschen folgt und Bedürfnisse von Menschen mit Migrationshintergrund auf Religion, Herkunft und Sprache verkürzt, sodass daraus hervorgehende Maßnahmen die tatsächlich vorhandenen und sehr heterogenen Bedürfnisse, Lebenslagen und Pflegearrangements von Pflegebedürftigen und ihren Angehörigen mit Migrationshintergrund nicht in genügendem Maße beantworten (Yilmaz-Aslan et al., 2021b).

Es stellt sich die Frage, wie auf individuelle (Familien-)Kulturen, Pflegearrangements und Wohnsituationen ausgerichtete Interventionen stattfinden könnten. Diesen Ansatz verfolgte das Projekt „FörGes 5", wobei als zentrale Erkenntnis für künftige Interventionsstudien oder Angebote neben der Muttersprachlichkeit und dem aufsuchenden Charakter ein hohes Maß an individueller und flexibler Ausgestaltung der Maßnahme eine zentrale Rolle spielen sollte. Dies bedeutet, dass die Maßnahme bereits auf die Merkmale und Situation der Person individuell ausgerichtet geplant und gestaltet wird und auch während der Intervention flexibel auf sich ändernde Herausforderungen angepasst werden kann.

Maßnahmen sollten – um einen hohen Grad an Individualisierbarkeit gewährleisten zu können – nicht nur vom Differenzmerkmal Migration ausgehend, sondern darüber hinaus eine Vielzahl an weiteren Merkmalen wie Wohnsituation, sozioökonomische Situation, Vernetzung im Umfeld, sexuelle Orientierung und/oder Identität und Aspekte der Biografie in die Ersterhebung der Situation einbeziehen. Gewinnbringend ist auch die Konkretisierung von Faktoren für eine adäquate Angehörigenberatungen (Erdel, 2017). Diese Ebene der diversitätssensiblen Ausgestaltung von Angeboten und Maßnahmen sollte – unabhängig vom Merkmal Migration – auch für andere Pflegebedürftige und Angehörige angestrebt werden.

Bei der Betrachtung der vielfältigen Unterschiede gilt es, auch Gemeinsamkeiten von Pflegenden mit und ohne Migrationshintergrund im Blick zu behalten. Informelle Pflegearrangements sind durch ein hohes Engagement der pflegenden Angehörigen und teilweise durch Verlust eigener Lebensentwürfe gekennzeichnet – das gilt für beide Bevölkerungsgruppen.

Zur Gestaltung von Autonomieräumen

Möglichkeiten, die eigene Pflegebereitschaft zu reflektieren und sich Autonomie- und Austauschräumen (z. B. Selbsthilfegruppen) zu schaffen, können – trotz hoher Heterogenität innerhalb der Pflegendenschaft – eine identitätsstiftende und entlastende Funktion einnehmen. Sie müssen an den Alltag und den Kommunikationsgewohnheiten der Pflegenden entsprechend flexibel angepasst werden können. Die Grade der Flexibilisierung müssen so ausgerichtet sein, dass die Angebote nicht immer zwingend auf eine Bevölkerungsgruppe spezifiziert sein müssen, jedoch anpassbar auf individuelle Bedürfnisse pflegender Angehöriger unterschiedlicher Bevölkerungsgruppen. Gerade Menschen mit Migrationshintergrund nehmen konventionelle Selbsthilfeformate bislang nur zu einem geringen Ausmaß in Anspruch. Daher gilt es, den Kommunikationsgewohnheiten unterschiedlicher Communities entsprechende Selbsthilfeformate zu entwickeln (Tezcan-Güntekin et al., 2020). Das müssen nicht immer Sprachgemeinschaften sein, das verbindende Element kann auch die Beziehungsstruktur zur pflegebedürftigen Person sein (z. B. pflegende Söhne oder pflegende Kinder/Enkel*innen mit eigenen Kindern). Dies gilt insbesondere für die Unterstützung pflegender Angehöriger. Weiterhin sind bei der pflegerischen Versorgung demenzerkrankter Menschen mit Migrationshintergrund aufgrund des Verlustes der Zweitsprache Deutsch im Krankheitsverlauf sprachsensitive bzw. muttersprachliche Pflegeangebote notwendig, die bei einer diversitätssensibel ausgerichteten Versorgungsstrategie nicht unbeachtet gelassen werden dürfen.

Ein zentraler Aspekt, der in der vorliegenden Studie nicht fokussiert wurde, da die Datenerhebungen weitgehend nicht während der SARS-CoV-2-Pandemie erfolgten, sind die sich verändernden Pflegesituationen durch drohende Ansteckungsgefahr und zusätzlichen Belastungen der pflegenden Angehörigen finanzieller, psychischer oder gesundheitlicher Art, die zu den vielfachen Verantwortungsbereichen hinzukommt. Diese Forschungsdesiderat gilt es, kurz- und mittelfristig zu adressieren.

Literatur

Aksakal, T., Annaç, K., Tezcan-Güntekin, H. & Yılmaz-Aslan, Y. (2020). Unterstützungs-angebote für türkeistämmige Demenzerkrankte und deren pflegende Angehörige in Deutschland – ein Scoping Review. *Pflegewissenschaft 6/2020.*

Bischofberger, I., Otto, U., Franke, A. & Schnepp, W. (2017). Pflegebedürftige Angehörige über Landesgrenzen hinweg unterstützen: Erkenntnisse aus zwei Fallstudien. *Pflege & Gesellschaft, 22,* 84–89.

Carnein, M. & Baykara-Krumme, H. (2013). Einstellungen zur familialen Solidarität im Alter: Eine vergleichende Analyse mit türkischen Migranten und Deutschen. *Zeitschrift für Familienforschung, 25*(1), 29–52.

Dibelius, O. (2016). Expertinnen über die Lebenswelten demenziell erkrankter Migrantin-nen und Migranten. In: O. Dibelius, E. Feldhaus-Plumin & G. Piechotta-Henze (Hrsg.), *Lebenswelten von Menschen mit Migrationserfahrung und Demenz* (S. 115–133). Hogrefe.

Erdel, B. (2017). Demenzkranke türkische Migranten/-innen: Wirksamkeit von Konzepten zur Angehörigenberatung. *forsch! – Studentisches Online-Journal der Universität Oldenburg* 1/2017.

Friedrich-Ebert-Stiftung (2015). Auswirkungen des demografischen Wandels im Einwan-derungsland Deutschland. http://library.fes.de/pdf-files/wiso/11612.pdf. Zugegriffen: 03. Dez. 2020.

Haslbeck, J. W. & Schaeffer, D. (2007). Selbstmanagementförderung bei chronischer Krankheit. *Pflege* (20), 82–92.

Mayring, T. (2015). *Qualitative Inhaltsanalyse.* Beltz.

Miller, W. R., Rollnick, S. & Demmel, R. (2015). *Motivational interviewing* (3. Auflage des Standardwerks in Deutsch). Lambertus.

Matthäi, I. (2015). *Die „vergessenen" Frauen aus der Zuwanderergeneration: Zur Lebenssi-tuation von alleinstehenden Migrantinnen im Alter.* VS Verlag für Sozialwissenschaften.

Mogar, M. & von Kutzleben, M. (2015). Demenz in Familien mit türkischen Migrationshin-tergrund. Organisation und Merkmale häuslicher Versorgungsarrangements. *Zeitschrift für Gerontologie und Geriatie* (48), 465–472.

Myrczik, J. & Franke, A. (2019). Distance caregiving – ein Thema bei soziopolitischen Akteur*innen? *Zeitschrift für Gerontologie und Geriatrie, 52,* 552–556.

National Alliance for Caregiving (2004). *Miles away. The Metlife study of long-distance caregiving.* Metlife Market Institute.

Okken, P.-K., Spallek, J. & Razum, O. (2008). Pflege türkischer Migranten. In: U. Bauer & A. Büscher (Hrsg.), *Soziale Ungleichheit und Pflege. Beiträge sozialwissenschaftlich orientierter Pflegeforschung* (S. 369–422). VS Verlag für Sozialwissenschaften.

Schenk, L. (2014). Pflegesituation von türkeistämmigen älteren Migranten und Migrantinnen in Berlin. Zentrum für Qualität in der Pflege https://www.zqp.de/wp-content/uploads/Kur zbericht-Pflegesituation-Migranten.pdf. Zugegriffen: 14. Dez. 2020.

Schütz, A. (1972). Der Fremde. In: *Gesammelte Werke Band 2. Studien zur soziologischen Theorie* (S. 53–69). Martinus Nijhoff.

Statistisches Bundesamt (2018). Pflegestatistik 2017. Pflege im Rahmen der Pflegeversiche-rung – Deutschlandergebnisse. DESTATIS.

Strumpen, S. (2018). *Ältere Pendelmigranten aus der Türkei. Alters- und Versorgungserwar-tungen im Kontext von Migration, Kultur und Religion.* Transcript.

Tezcan-Güntekin, H. (2018a). Stärkung von Selbstmanagement-Kompetenzen pflegender Angehöriger türkeistämmiger Menschen mit Demenz. Hochschulschriften der Universität Bielefeld. https://pub.uni-bielefeld.de/record/2932147.

Tezcan-Güntekin, H. (2018b). Ethische Aspekte der medizinischen und pflegerischen Versorgung demenzkranker Menschen mit Migrationshintergrund. „Ethik in der Medizin", 30(3), 221–235.

Tezcan-Güntekin, H. & Razum, O. (2018). Pflegende Angehörige türkeistämmiger Menschen mit Demenz – Paradigmenwechsel von Ohnmacht zu Selbstmanagement. Pflege & Gesellschaft, 32(1), 69–84.

Tezcan-Güntekin, H., Yilmaz-Aslan, Y. & Özer-Erdogdu, I. (2020). Abschlussbericht des Projektes „Selbsthilfe Aktiv – (Inter-) Aktive Selbsthilfe für türkeistämmige pflegende Angehörige demenzerkrankter Menschen. Deutsche Alzheimer Gesellschaft. https://www.deutsche-alzheimer.de/fileadmin/alz/forschung/Abschlussbericht_S elbsthilfe_Aktiv_Tezcan_Yilmaz_Özer.pdf. Zugegriffen: 01. Dez. 2020.

Volkert, M. & Risch, R. (2017). Altenpflege für Muslime. Informationsverhalten und Akzeptanz von Pflegearrangements. Bundesamt für Migration und Flüchtlinge. https://www.bamf.de/SharedDocs/Anlagen/DE/Forschung/WorkingPapers/wp75-altenpflege-muslime.pdf?__blob=publicationFile&v=10. Zugegriffen: 01. Dez. 2020.

Witzel, A. (2000). Das problemzentrierte Interview. Forum qualitative Sozialforschung 1(1); http://www.qualitative-research.net/index.php/fqs/article/view/1132/2519. Zugegriffen: 02. Dez. 2020.

Yılmaz-Aslan, Y., Aksakal, T., Yılmaz, H., Annaç, K., Bulic, A., Razum, O. & Tezcan-Güntekin, H. (erscheint 2021a). Stärkung der Selbstmanagementkompetenzen türkeistämmiger Menschen bei der Pflege von Angehörigen mit Demenz am Beispiel einer individualisierten Intervention. In: K. Hämel (Hrsg.), Förderung der Gesundheit und Partizipation bei chronischer Krankheit und Pflegebedürftigkeit im Lebensverlauf. Beltz Juventus.

Yılmaz-Aslan Y., Aksakal, T., Annaç, K., Razum, O., Özer-Erdoğdu, I., Tezcan-Güntekin, H. & Brzoska, P. (2021b). Diversität in der Pflege am Beispiel von Menschen mit Migrationshintergrund. In: M. Bonacker & G. Geiger (Hrsg.), Migration in der Pflege. Springer. https://doi.org/10.1007/978-3-662-61936-0_8.

Open Access Dieses Kapitel wird unter der Creative Commons Namensnennung 4.0 International Lizenz (http://creativecommons.org/licenses/by/4.0/deed.de) veröffentlicht, welche die Nutzung, Vervielfältigung, Bearbeitung, Verbreitung und Wiedergabe in jeglichem Medium und Format erlaubt, sofern Sie den/die ursprünglichen Autor(en) und die Quelle ordnungsgemäß nennen, einen Link zur Creative Commons Lizenz beifügen und angeben, ob Änderungen vorgenommen wurden.

Die in diesem Kapitel enthaltenen Bilder und sonstiges Drittmaterial unterliegen ebenfalls der genannten Creative Commons Lizenz, sofern sich aus der Abbildungslegende nichts anderes ergibt. Sofern das betreffende Material nicht unter der genannten Creative Commons Lizenz steht und die betreffende Handlung nicht nach gesetzlichen Vorschriften erlaubt ist, ist für die oben aufgeführten Weiterverwendungen des Materials die Einwilligung des jeweiligen Rechteinhabers einzuholen.

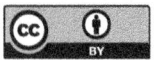

Gemeinsam zu Hause? Birlikte evde? Wohnalternativen für pflegebedürftige türkische Migrantinnen und Migranten

11

Christoph Bräutigam und Michael Cirkel

11.1 Ausgangslage

Die erste Generation der sogenannten „Gastarbeiter" erreicht momentan das Rentenalter. In der Folge gewinnt die Unterstützung und Versorgung älterer Menschen mit Zuwanderungsgeschichte ebenso an Bedeutung (Tezcan-Güntekin et al., 2015) wie die Frage, ob sich aufgrund der Migrationssituation, kultureller Spezifika oder der sozialen Lage besondere Anforderungen an die Versorgung stellen.

Nach wie vor liegen nur wenige Befunde zur Pflegebedürftigkeit und zu Pflegebedarfen von älteren Migrantinnen und Migranten vor. Tezcan-Güntekin et al. geben einen Überblick über die Studienlage zu diesem Themenkomplex (2015). Die verfügbaren Sekundärdaten (z. B. Zok & Schwinger, 2015, www.destatis.de)

Der Beitrag stellt in stark gekürzter Form die Ergebnisse einer Studie für den Spitzenverband der Gesetzlichen Krankenkassen vor, der 2016 vorgelegt wurde. Der komplette Bericht steht als Download unter: https://www.gkv-spitzenverband.de/media/dokumente/pflegeversicherung/forschung/projekte_wohnen_45f/projekttyp_c/2017_01_IAT-Endbericht_tuerkische_Migranten.pdf zur Verfügung.

C. Bräutigam (✉) · M. Cirkel
Institut Arbeit und Technik der Westfälischen Hochschule, Gelsenkirchen, Bocholt, Recklinghausen, Deutschland
E-Mail: braeutigam@iat.eu

M. Cirkel
E-Mail: cirkel@iat.eu

© Der/die Autor(en) 2022
A. Teti et al. (Hrsg.), *Wohnen und Gesundheit im Alter,* Vechtaer Beiträge zur Gerontologie, https://doi.org/10.1007/978-3-658-34386-6_11

beziehen sich auf die Gesamtbevölkerung und unterscheiden nicht nach Staatsangehörigkeit oder Migrationsstatus und Alter. Unzureichende migrationsspezifische Daten der Pflegeberichterstattung erschweren die Einschätzung der Situation. Im Vergleich zu deutschstämmigen Älteren lassen sich in mehrfacher Hinsicht Unterschiede nachweisen, insbesondere hinsichtlich der gesundheitlichen und ökonomischen Situation. Viele ältere Türkeistämmige sind nach verbreiteter Einschätzung in pflegerischer Hinsicht unterversorgt (Algül & Mielck, 2005; Krobisch et al., 2014). Bereits Schenk (2014) kommt auf Grundlage einer Befragung von 194 türkeistämmigen Personen allerdings zu dem Ergebnis, dass die Offenheit gegenüber professionellen Pflegearrangements deutlich größer ist als angenommen, nur 16 % lehnen die Unterstützung durch Pflegedienste generell ab. Demgegenüber lehnen mehr als die Hälfte (58 %) der Befragten die Versorgung in einer stationären Pflegeeinrichtung ab.

Ziel der Studie war es zum einen, die Bedarfe und Bedürfnisse Türkeistämmiger in Deutschland im Hinblick auf das Leben im Alter zu erheben, um eine belastbare Datenbasis insbesondere zu den Themen Wohnen im Alter, Pflegebedürftigkeit, Demenz und alternative Wohnformen zu schaffen. Zum anderen sollte gemeinsam mit türkeistämmigen Migrantinnen und Migranten Wissen zu den Möglichkeiten und der Akzeptanz gemeinschaftlichen Wohnens außerhalb der klassischen Pflegeeinrichtung erarbeitet werden. Gesucht wurden kulturell akzeptable Formen gemeinschaftlichen Wohnens, die bedarfsgerechte Lösungen bieten zwischen der nicht mehr möglichen eigenen Wohnung und der stationären Pflegeeinrichtung.

11.2 Mehrstufiges Studiendesign

Die Untersuchung wurde nach der Logik der Methodentriangulation (Flick, 2011, S. 75 ff.; Kromrey, 1988) in mehrere sich ergänzende Teilstudien mit jeweils unterschiedlichen methodischen Zugängen aufgebaut. Auf Basis einer Internet- und Literaturrecherche wurden drei teilweise gleichzeitig durchgeführte qualitative Vorstudien realisiert. Diese hatten eine explorative Funktion angesichts des weitgehend unerforschten Untersuchungsgegenstands. Darauf aufbauend wurde eine telefonische Befragung durchgeführt.

Interviews mit Expert*innen sollten eine belastbare Wissensbasis aus der Außensicht generieren, um die Bedarfe und Bedürfnisse älterer türkeistämmiger Migrantinnen und Migranten aus verschiedenen professionellen Perspektiven zu erfassen. Zudem dienten diese Gespräche mit fachlichen Akteuren zur Vorbereitung der anschließenden Gruppendiskussionen und zum Abgleich mit den

Ergebnissen der biografischen Interviews und Gruppendiskussionen. Die zwölf Interviewten[1] kamen aus den Bereichen der ambulanten und stationären Pflege, der Wohnberatung, aus Einrichtungen der Kommunen und des Landes, der Wohnungswirtschaft sowie vom Medizinischen Dienst der Krankenversicherung. In **biografisch-narrativen Interviews** mit zehn älteren Türkeistämmigen sollte den Gründen und Motiven dafür nachgespürt werden, warum Alternativen jenseits der häuslichen Pflege bisher wenig in Anspruch genommen werden. Dabei wurde angenommen, dass die Befragten in ihrer Familien-, Erwerbs- sowie Gesundheits- biografie Erfahrungen gemacht haben, die sich auf die strukturellen, sozialen und individuellen Bedingungen ihrer Lebensplanung und -einstellung auswirken. Die Analyse von typischen Biografien sollte auch zeigen, welche Faktoren sich poten- ziell hemmend bzw. fördernd auf die Akzeptanz von Gemeinschaftswohnformen auswirken. Dadurch sollten die Sicht- und Handlungsweisen der Befragten offen- gelegt und ihre Erklärung aus sozialen Bedingungen durch Anregung einer sukzessiv retrospektiven Erfahrungsaufbereitung ermöglicht werden (vgl. Schnell et al., 2008). Die Gespräche wurden in der Interviewsprache transkribiert (Tür- kisch) und dann ins Deutsche übersetzt. Die Auswertung der Interviews erfolgte in Form eines systematischen Fallvergleichs nach Gerhardt (vgl. Kluge, 2000a), wobei typische Konfigurationen im Sinne einer Typologie gesucht wurden, die Rückschlüsse auf Wünsche und Bedürfnisse im Alter und den Grad der Offenheit gegenüber neuen Wohnformen zulassen (vgl. Kluge, 2000b).

Um Schwierigkeiten bei der Gestaltung von Wohnkonzepten zu identifizieren und die in der Analyse der Biografien aufgezeigten Faktoren und ihre Wirkun- gen auf die Akzeptanz von Gemeinschaftswohnformen zu validieren bzw. zu spezifizieren, wurden zwei Gruppendiskussionen mit älteren Türkeistämmigen durchgeführt. Die beiden Gruppen wurden unter dem Gesichtspunkt einer mög- lichst großen Heterogenität zwischen den Gruppen und einer starken Homogenität innerhalb der Gruppen aus zwei Vereinen rekrutiert. Dabei wurden verschiedene Faktoren wie religiöse Praxis, Lebenslage und Bildungserfahrungen berücksich- tigt. Die Analyse folgte dem Prinzip der dokumentarischen Interpretation (vgl. Bohnsack, 2008), mit dem Ziel, Hinweise auf kollektive Orientierungsmuster abzuleiten.

Auf Grundlage dieser qualitativen Teilstudien wurde eine computergestützte **repräsentative Telefonbefragung** mit 1.004 Türkeistämmigen im Alter von über 50 Jahren durchgeführt. Diese Befragung wurde in den meisten Fällen in tür- kischer Sprache auf Grundlage eines weitgehend standardisierten Fragebogens

---

[1] Die interviewten Expert*innen setzten sich folgendermaßen zusammen: 4 weiblich, 8 männlich; 4 Türkeistämmige, 8 Deutsche.

durchgeführt. Zur Interpretation der Daten ist zu bemerken, dass die befragten Personen mit der Thematik nicht vertraut waren und es notwendig war, Begriffe aus dem Spektrum der alternativen Wohnformen wie auch der Pflege kurz zu erläutern. Gewisse Unstimmigkeiten und Missverständnisse waren dabei kaum zu vermeiden. Dies gilt insbesondere für Fragen im direkten Bezug zu Senioren-WG, Hausgemeinschaften, Demenz-WG u. Ä.

11.3 Ausgewählte Ergebnisse

11.3.1 Interviews mit Expert*innen

Die These, dass die Wünsche türkeistämmiger Menschen hinsichtlich ihrer Lebensgestaltung im Alter grundsätzlich von denen der deutschen Bevölkerung abweichen, wurde nicht bestätigt. Übereinstimmend wurde die religiöse und ethnische Heterogenität der türkischstämmigen Bevölkerung hervorgehoben. Besondere Anforderungen an eine Wohnform wurden vor allem hinsichtlich der Sprache und der Essgewohnheiten gesehen, zumal insbesondere demenzielle Erkrankungen vom Verlust der Zweitsprachfähigkeit und einer Rückbesinnung auf traditionelle Verhaltensmuster geprägt sind.

Die Akzeptanz von Gemeinschaftswohnformen wird von den Befragten als gering eingeschätzt. Altersbedingt auftretende physische Einschränkungen würden zu 99 % innerhalb der Familie aufgefangen, selten unter Hinzuziehung eines Pflegedienstes. Ein Argument für die Pflege außerhalb der Familie könnte vor allem die (psychische) Belastung der pflegenden Angehörigen durch demenziell bedingte Veränderungen wie aggressives Verhalten, Sprachverlust, Hinlauftendenzen usw. sein. In Bezug auf die Wohnungseinrichtung wurden vor allem von den Interviewten mit Migrationshintergrund nur geringe Unterschiede zur Einrichtung für „deutsche" Senioren gesehen. Das Bemühen um eine „angepasste" kulturspezifische Wohnungseinrichtung wurde mit Verweis auf die Einrichtung türkischer Privatwohnungen in Deutschland als gut gemeint, aber nicht der Realität entsprechend bezeichnet. Die Möglichkeit zur Gestaltung der eigenen Wohnung bzw. des eigenen Zimmers, wie sie dem üblichen Standard bei WG-Lösungen entspricht, sollte auf jeden Fall gegeben sein.

Zusammenfassend kann konstatiert werden, dass die interviewten Expertinnen und Experten die Konzeption der herkömmlichen betreuten Pflege- bzw. Demenz-WG als Grundlage für eine entsprechende Wohnform für türkeistämmige Personen für geeignet halten, allerdings hinsichtlich der Umsetzung Schwierigkeiten sehen.

11.3.2 Biografische Interviews

Die Befunde aus den biografisch-narrativen Interviews lassen sich nur bedingt auf kulturelle oder andere allgemeine Merkmale zurückführen. Es wurde vielmehr die Bedeutung der individuellen Erfahrungen deutlich. Dabei erwiesen sich sowohl das subjektive Wohlbefinden in Deutschland bzw. am aktuellen Wohnort als auch Ressourcen und Erfahrungen im familialen Umfeld als wichtige Einflussgrößen auf die (geplante) Lebensgestaltung im Alter.

Negative Äußerungen zu gemeinschaftlichen Wohnformen finden sich in den Interviews lediglich bei Personen, die in ihrem Leben Probleme damit hatten, soziale Beziehungen aufrechtzuerhalten. Ebenso zeigt sich, dass eine Partizipation am Arbeitsmarkt sich fördernd auf die Akzeptanz von alternativen Wohnformen auswirkt. Besonders deutlich wird dieser Effekt bei weiblichen Befragten, die zuvor nicht erwerbstätig waren. Das Zusammenleben mit Gleichgesinnten scheint vor allem für diejenigen positiv besetzt zu sein, die bereits die faktische Abnahme der familialen Potenziale realisiert haben.

Insgesamt sind die Befragten vom Nutzen der Gemeinschaftswohnform überzeugt. Sechs von zehn Personen würden sie im Alter für sich selbst in Erwägung ziehen, drei weitere fanden dieses Modell für Menschen in anderen Lebenslagen, z. B. für Alleinstehende, gut geeignet. Lediglich eine Person hatte eine vollkommen ablehnende Haltung gegenüber allen Alternativen zur häuslichen Versorgung durch Familienangehörige. Insgesamt wurde das Gemeinschaftswohnmodell mit einer familienähnlichen Lebensführung verglichen und weniger mit stationärer Versorgung in Verbindung gebracht.

Bei der Analyse konnte durchgängig ein Zusammenhang zwischen dem 1) Rückkehrwunsch in das Herkunftsland, dem 2) Wohn- und Versorgungswunsch bei Pflegebedarf sowie der 3) Akzeptanz von Wohngemeinschaften festgestellt werden, woraus sich folgende zentrale Korrelationen ableiten ließen:

1. *Je stärker der Rückkehrwunsch in das Herkunftsland, desto geringer fällt die Akzeptanz von Gemeinschaftswohnformen aus.*
2. *Je autonomieorientierter der Wohn- und Versorgungswunsch bei Pflegebedarf ist, desto höher fällt die Akzeptanz von Gemeinschaftswohnformen aus.*

Es konnten hinsichtlich der Einstellungen drei Typen (traditionell-religiöser Typ (I), liberal-säkularer Typ (II), pragmatischer Typ (III)) abgeleitet werden, von denen Typ II und Typ III eine hohe interne Homogenität hinsichtlich ihrer Einstellung zu Wohnalternativen und Lebensführung aufwiesen, auch wenn ihr biografischer Hintergrund und ihre Wertekonzepte relativ weit auseinanderlagen.

Hinsichtlich des Lebens im Alter werden vom traditionell-religiösen Typ Alternativen zur Pflege zu Hause kaum in Erwägung gezogen. Auch bei positiv ausfallenden Meinungen zu alternativen Wohnformen werden diese stets generalisiert und auf Menschen in „anderen Lebenslagen" übertragen. Bei den beiden anderen Typen hat das Gemeinschaftswohnmodell eine höhere Attraktivität, wenn auch aus einer unterschiedlichen Grundhaltung heraus.

11.3.3 Gruppendiskussionen

Die Ergebnisse der Gruppendiskussionen bestätigen die in der aktuellen Forschung postulierte Heterogenität von individuellen Altersbildern ebenso wie die Bedeutung der persönlichen Biografie. Beim Einstieg in die Diskussion zeigte die Gruppe mit dem höheren Bildungsniveau und höherer Freizeitaktivität wider Erwarten eine zunächst ablehnende Haltung gegenüber Gemeinschaftswohnformen. Es stellte sich aber heraus, dass die Gruppe nicht das Modell an sich schlecht findet, sondern den fehlenden Einbezug jüngerer Generationen. In der Diskussion wurden relativ klare Vorstellungen erarbeitet, wie und unter welchen Umständen eine WG eine Alternative für das Alter darstellen könnte, dabei war es das vorherrschende Pflegeideal, ein selbstbestimmtes Leben zu führen und dennoch engen Kontakt zur Familie zu haben. Als Gründe für den Einzug in eine WG wurden veränderte Lebensumstände, wie der Wegfall von pflegenden Angehörigen, und eine nicht (mehr) altersgerechte Wohnung genannt. Einzugskriterien sind:

- gemeinsame Sprache und Religion mit den Mitbewohnern
- muttersprachliches Pflegepersonal (selbst bei guten Deutschkenntnissen)
- auf Wunsch geschlechtliche Trennung von Wohngruppen
- Mitbestimmungsrecht
- regelmäßiger Kontakt zu den Angehörigen
- produktive Freizeitbeschäftigung (z. B. Werkstatt oder Garten)
- regelmäßige soziale Aktivitäten (Theater, Musik, Sport)
- vorzugsweise Erdgeschosswohnung mit Garten

Die Einschätzung der zweiten Gruppe fällt schwerer, weil die Teilnehmenden Schwierigkeiten hatten, sich mit dem Thema differenziert auseinanderzusetzen, und eher die Position der „dritten Person" einnahmen. Der Gruppe fehlten konkrete Vorstellungen vom Leben im Alter jenseits der Familie, da sie sich mit einer Alternative zur Pflege durch die eigenen Kinder bisher nicht auseinandergesetzt hatte. Die Wünsche konnten nicht differenziert formuliert werden und es fehlten sowohl Ideen als auch Begriffe, ihre Wünsche zum Ausdruck zu bringen. Der Informationsstand über Leistungen der Pflegeversicherung und Unterstützungs-möglichkeiten des Lebens im Alter bis hin zu alternativen Wohnformen außerhalb von Familienpflege und stationärer Pflege waren äußerst gering. Das Leben in einer Gemeinschaftswohnform war nur akzeptabel in Abgrenzung zum Pflege-heim, wurde aber auf keinen Fall als Alternative zur Pflege durch die Kinder gesehen.

11.3.4 Ausgewählte Befunde der quantitativen Befragung

Im Folgenden werden ausgewählte Ergebnisse der CATI-Befragung in kom-primierter Form dargestellt. Nach einem knappen Überblick über verschiedene allgemeine Aspekte werden hier vor allem ausgewählte wohnbezogene Ergebnisse vorgestellt.

Soziodemografische Merkmale
Insgesamt wurden 1.004 Personen telefonisch befragt,[2] darunter 492 Männer (49 %) und 512 Frauen (51 %). Im Durchschnitt waren sie zum Zeitpunkt der Befragung 60,6 Jahre alt, die jüngste Teilnehmerin war 50, die älteste 85 Jahre alt. 82,8 % der Befragten leben bereits seit mehr als 30 Jahren in Deutschland. 27,6 % der Befragten leben in einer Großstadt, 50,6 % in einer Klein- oder Mittelstadt (5.000 bis unter 100.000 Einwohner) und 20,7 % leben auf dem Land (1,1 % machten keine Angaben). Ihren Gesundheitszustand schätzen die Befragten als überwiegend gut ein, nur 4,8 % beurteilen ihn als eher oder sehr schlecht. Weni-ger als 2 % der Befragten waren von Pflegebedürftigkeit betroffen oder haben sich bereits mit diesem Thema auseinandergesetzt.

Bei den Befragten handelt es sich zu 49,3 % um sunnitische Muslime und zu 37,1 % um Muslime ohne nähere Angabe, von denen sich viele als weniger religiös bezeichnen. Neben 7,5 % Aleviten sind andere Glaubensgruppen nur in geringem Umfang vertreten. Hinsichtlich der Ausprägung ihrer eigenen Religio-sität bezeichnen sich insgesamt 15 % als sehr religiös, 52 % als eher religiös und 18,5 % als eher nicht oder gar nicht religiös. 14,5 % wollten hierzu keine Angabe machen.

---

[2] Zufallsauswahl. Basis: Festnetzanschlüsse in Deutschland.

Im Mittel leben die Befragten seit 16,9 Jahren in ihrer jetzigen Wohnung, 40,4 % leben seit 10 bis 19 Jahren dort, 21,2 % zwischen 20 und 29 Jahren und 13,4 % bereits seit 30 Jahren oder länger.

Altersgerechtes Wohnen

Für fast 60 % der Befragten ist klar, dass sie in der eigenen Wohnung bleiben möchten, auch wenn diese nicht altersgerecht ist. 11,2 % ziehen Umbaumaßnahmen in Betracht. Eine Änderung der momentanen Wohnsituation kommt nur für 21,1 % der Befragten infrage. Von diesen können sich 16 % einen Umzug wegen fehlender Barrierefreiheit vorstellen, 9,4 % wollen in die Nähe ihrer Angehörigen ziehen und 9 % geben das Eintreten von Pflegebedürftigkeit als möglichen Grund an. Personen, die sich einen Umzug vorstellen können, nennen als erforderliche Ausstattungsmerkmale ein Telefon, ein behindertengerechtes Bad, Barrierefreiheit sowie einen Fernseher und einen Freisitz bzw. Balkon. Internetanschluss, besondere Sicherheitseinrichtungen oder größere Bewegungsflächen für Rollatoren oder Rollstühle wurden als weniger wichtig erachtet. Unter dem Aspekt der Kommunikation nimmt das Telefon, wie bereits oben gezeigt, eine zentrale Rolle ein. Für über 78 % ist es nicht wegzudenken (sehr wichtig). Erst mit einigem Abstand wird der Hausnotruf genannt (64,9 %). Überraschenderweise erscheint noch vor dem Wunsch nach intelligenter Haustechnik, einem Internetanschluss oder dem Wunsch nach Videotelefonie der Wunsch nach einer Türkamera (48,1 %), obwohl die Sicherheitstechnik in der vorhergehenden Frage von eher untergeordneter Bedeutung war. Die Schlusslichter unter den gewünschten technischen Unterstützungssystemen bilden Informationsportale zu den Themen Gesundheit und Alter, die nur ca. 20 % der Befragten für wichtig hielten.

Altersgerechtes Wohnen jenseits des Pflegeheims stellt für den überwiegenden Teil der Befragten eine Alternative zum Verbleib in der eigenen Wohnung dar. Bevorzugt (66,9 %) wird die Hausgemeinschaft genannt, die es trotz eigener Wohnung ermöglicht, mit gegenseitiger Unterstützung und Gemeinschaftsaktivitäten zu leben. An zweiter Stelle (62,6 %) rangiert betreutes Wohnen in einer Anlage mit entsprechenden Serviceleistungen. Nur 15,4 % der Befragten können sich vorstellen, in einer Seniorenwohnung ohne Serviceleistungen zu leben. 32,2 % der Befragten würden in einer Wohnung mit anderen leben, wenn sie ein eigenes Apartment hätten, 27,2 % auch dann, wenn sie nur ein Zimmer hätten. Damit ist insgesamt die Zustimmung zu einer gemeinschaftlichen Wohnform außerhalb der Familie höher als erwartet. Eine ähnliche Grundtendenz weisen die Wohnwünsche der 65 bis 85-Jährigen in der Gesamtbevölkerung auf. Sie präferieren, sobald die Option der eigenen Wohnung nicht mehr gegeben ist, das

Seniorenwohnheim. Eine Wohngemeinschaft mit anderen Älteren wünschen sich lediglich 12 % aller Älteren (Generali Altersstudie, 2013, S. 309). Trotz niedrigem Informationsstand und -interesse zu Wohnen im Alter sind einzelne Modelle durchaus bekannt. Der Bekanntheitsgrad des WG-Konzepts liegt mit 66,5 % unter dem der Gruppe der Über-50-Jährigen in der Allgemeinbevölkerung von 89,9 % (Zok & Schwinger, 2015, S. 32). Lediglich 6,3 % Befragten haben sich bereits näher mit dieser Wohnform beschäftigt (Vergleichsgruppe 29,2 %) (ebenda, S. 33).

Die Attraktivität einer Wohngruppe für Pflegebedürftige wird von 29,6 % der Befragten als sehr hoch oder hoch eingeschätzt (Vergleichswert nach Zok & Schwinger, 2015: 39,0 %, bei allerdings leicht abweichender Fragestellung), 24,8 % sind unentschlossen und 39,8 % (Vergleichswert 31,2 %) empfinden eine Pflegewohngruppe als eher nicht oder gar nicht attraktiv.

Gründe für den Einzug in eine Pflege-WG werden in erster Linie in den unmittelbaren Lebensumständen gesehen, vor allem in der familiären Situation, d. h., es gibt keinen Partner (56,1 %) oder keine Angehörigen (50,7 %). Als weiterer Grund wird das Eintreten von Schwerstpflegebedürftigkeit genannt (56 %), für die im privaten Umfeld keine ausreichende Versorgung sichergestellt werden kann. Die Frage nach dem Alter, ab dem ein Einzug in eine Pflege-WG vorstellbar sei, wurde von über 18 % der Befragten damit beantwortet, dass dies gesundheitsabhängig sei.

Für 87,2 % der Befragten ist es sehr oder eher wichtig, weiter im gewohnten Wohnumfeld zu leben, 81,8 % betonten die Bedeutung des Kontakts zu anderen Generationen und für 79,5 % ist die Berücksichtigung kultureller Traditionen ein wichtiges Kriterium. Wichtig ist auch das Zusammenleben mit Menschen aus dem eigenen Kulturkreis (72,7 %) und der eigenen Glaubensgemeinschaft (66,5 %). 71,5 % finden muttersprachliches Pflegepersonal wichtig, 70 % die Möglichkeit, eine Moschee aufzusuchen, 64,6 % möchten einen Gebetsraum in der Wohnung und lediglich 53,4 % finden geschlechtlich getrennte Wohngemeinschaften wichtig. In der weiteren Betrachtung nach Einzelmerkmalen sind nur vereinzelt signifikante Zusammenhänge zu finden. So ist z. B. der Wunsch nach Berücksichtigung kultureller Traditionen, einem Gebetsraum und der kulturell homogenen Besetzung einer Wohngruppe umso größer, je geringer der formale Bildungsgrad und je höher der Grad der Religiosität sind. Der Wunsch nach Geschlechtertrennung ist bei Frauen deutlich stärker ausgeprägt als bei Männern. Die genannten Aspekte werden von den Befragten auf dem Land als wichtiger eingeschätzt als von der städtischen Bevölkerung.

11.4   Gemeinsam zu Hause: Fazit und Empfehlungen

Als zentrale Ergebnisse können festgehalten werden, dass:

- die Offenheit gegenüber Alternativen zur Familienpflege größer ist, als erwartet;
- die eigene Betroffenheit und individuelle Wertehaltung eine größere Rolle spielen als Ethnie und Religion;
- der Gesundheitszustand und die Erwartung einer professionellen Versorgung hohe Bedeutung haben;
- eindeutige Ablehnung gegenüber der stationären Pflege artikuliert wird;
- von den als eher liberal einzuordnenden Befragten traditionelle Werte zwar auch gefragt sind, die Akzeptanz für Alternativen der pflegerischen Versorgung aber deutlich höher ist als bei eher traditionell eingestellten Personen.

Aufgrund der Befragungsergebnisse ergibt sich eine Priorisierung, die in gleicher Weise in der Allgemeinbevölkerung zu finden ist:

- Betreuung und Pflege zu Hause solange wie möglich;
- ebendies unter Zuhilfenahme eines professionellen Dienstleisters;
- wenn diese Möglichkeiten ausgeschöpft sind: alternative, kleine Wohnformen mit familiärem Charakter;
- Pflegeheim als letzte Option.

Für ältere türkeistämmige Menschen in Deutschland ist das Quartier als Heimat eine wesentliche Voraussetzung für ein gutes Leben im Alter. Die Wohnform ist demgegenüber weniger von Bedeutung, solange es sich nicht um ein Pflegeheim handelt. Unabhängig von der Art des Wohnens im Alter gilt für viele die soziale Isolation als Gefahr. Als wichtiges Argument für eine Pflege-Wohngemeinschaft gilt die dort gegebene professionelle pflegerische und medizinische Betreuung. Generell kann festgestellt werden, dass für den Gesamtkomplex Alter, Gesundheit und Pflege erhebliche Informationsdefizite bestehen. Das Ziel der Studie war es, die Offenheit von Türkeistämmigen gegenüber alternativen Gemeinschaftswohnformen, insbesondere Pflege- oder Demenz-Wohngemeinschaften, zu ergründen. Dementsprechend gab es keine deutschstämmige Vergleichsgruppe, die parallel untersucht worden wäre und einen exakten Vergleich erlauben würde. Auf Basis der vorhandenen Literatur, zeichnen sich insgesamt in den wesentlichen Einstellungen und Erwartungen zum Wohnen im Alter nur geringe Unterschiede zur allgemeinen Bevölkerung (Zok & Schwinger, 2015) ab.

In einigen Punkten sollten sich Wohnangebote, die sich an Türkeistämmige richten, allerdings besonders profilieren. Ein wichtiger Aspekt ist die sprachliche und kulturelle Kompetenz des Personals, auch bei Personen, die schon seit Jahrzehnten in Deutschland leben. Muttersprachliches Betreuungs- und Pflegepersonal ist ein wesentlicher Qualitätsfaktor. Dieser Aspekt wird umso wichtiger, wenn sich eine demenzielle Erkrankung einstellt.

Die folgende Abbildung zeigt – von innen (höchste Bedeutung) nach außen (weniger bedeutend) – die Wichtigkeit der geäußerten Wohnwünsche. Die im inneren Kreis der Abb. 11.1 genannten Bedürfnisse sind für die Mehrzahl der Befragten zwingend notwendig, um sich in einer Gemeinschaftswohnform wohlzufühlen.

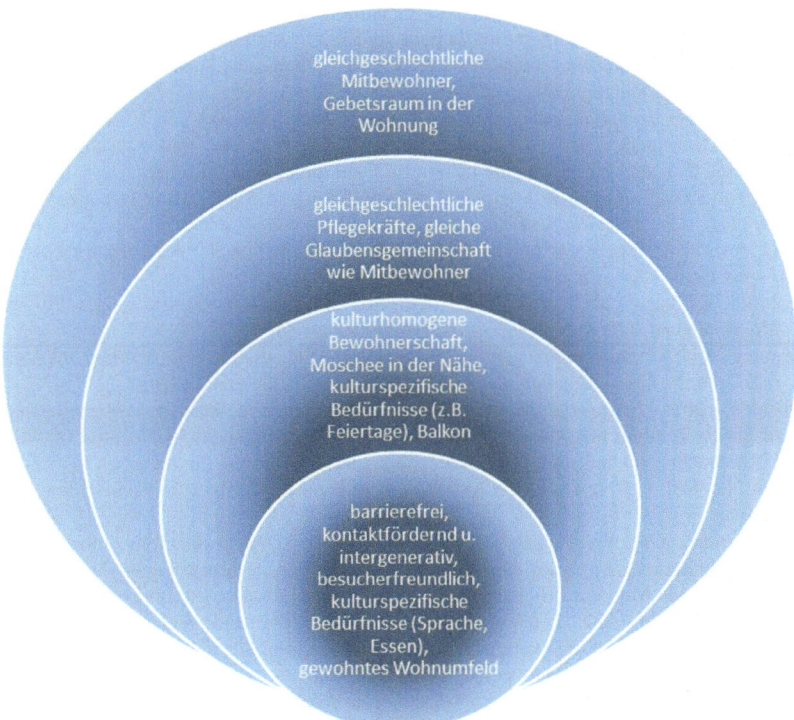

Abb. 11.1 Zentrale Wohnbedürfnisse älterer Türkeistämmiger jenseits der eigenen Wohnung. (Quelle: eigene Darstellung)

Hinsichtlich der Einrichtung und Ausstattung der Gemeinschaftswohnung ergeben sich kaum Anpassungsnotwendigkeiten, da die Mieterinnen und Mieter zum einen frei in der Gestaltung des eigenen Wohnraums sind und zum anderen ohnehin (meist längst) die deutschen Standards übernommen haben. Vor allem in den qualitativen Interviews wurden räumliche Wünsche geäußert, die im Rahmen von Neu- oder Umbaumaßnahmen leicht zu verwirklichen sind.

Literatur

Algül, H. & Mielck, A. (2005). Türkische Gastarbeiter als Patienten im deutschen Gesundheitssystem: Kritische Analyse und Vorschläge für eine bessere Versorgung. *Gesundheits- und Sozialpolitik, 11*, 45–55.

BAMF – Bundesamt für Migration und Flüchtlinge im Auftrag der Bundesregierung (2012). Migrationsbericht 2012. https://www.bamf.de/SharedDocs/Anlagen/DE/Publikationen/Migrationsberichte/migrationsbericht-2012.pdf?__blob=publicationFile.

Bohnsack, R. (2008). *Rekonstruktive Sozialforschung – Einführung in qualitative Methoden.* Opladen & Farmington Hills.

Flick, U. (2011). *Triangulation – Eine Einführung* (3. Aufl.). Springer VS.

Generali Altersstudie (2013). Wie ältere Menschen leben, denken und sich engagieren. Generali Zukunftsfod (Hrsg.) und Institut für Demoskopie Allensbacher.

Kluge, S. (2000a). *Empirisch begründete Typenbildung. Zur Konstruktion von Typen und Typologien in der qualitativen Sozialforschung.* Leske und Budrich.

Kluge, S. (2000b). Empirische begründete Typenbildung in der qualitativen Sozialforschung. *Forum Qualitative Sozialforschung,* 1/14.

Krobisch, V., Ikiz, D. & Schenk, L. (2014). *Pflegesituation von türkeistämmigen älteren Migranten und Migrantinnen in Berlin.* Endbericht für das ZQP.

Kromrey, H. (1988). Akzeptanz- und Begleitforschung.Methodische Ansätze, Möglichkeiten und Grenzen. *Massa Communicatie* (heute: Communicatie wetenschap), *3,* 221–243.

Schenk, L. (2014). *Pflegesituation von türkeistämmigen älteren Migranten und Migrantinnen in Berlin.* Zentrum für Qualität in der Pflege. http://www.zqp.de/upload/content.000/id00015/attachment03.pdf. Zugegriffen: 01. Sept. 2015.

Schnell, R., Hill, P. B. & Esser, E. (2008). *Methoden der empirischen Sozialforschung.* De Gruyter.

Tezcan-Güntekin, H., Breckenkamp, J. & Razum, O. (2015). *Pflege und Pflegeerwartungen in der Einwanderungsgesellschaft.* Expertise im Auftrag der Beauftragten der Bundesregierung für Migration, Flüchtlinge und Integration. Institut für Innovationstransfer (IIT) an der Universität Bielefeld, 30.09.2015. https://www.bundesregierung.de/Content/DE/Artikel/IB/Artikel/Integrationsgipfel/Integrationsgipfel-2015/2015-11-16-svr-studie.pdf?__blob=publicationFile&v=6.

Zok, K. & Schwinger, A. (2015). Pflege in neuen Wohn- und Versorgungsformen – die Wahrnehmung der älteren Bevölkerung. In: K. Jacobs, A. Kuhlmey, S. Greß, J. Klauber & A. Schwinger (Hrsg.), *Pflege-Report 2015. Schwerpunkt: Pflege zwischen Heim und Häuslichkeit* (S. 27–53). Schattauer.

Open Access Dieses Kapitel wird unter der Creative Commons Namensnennung 4.0 International Lizenz (http://creativecommons.org/licenses/by/4.0/deed.de) veröffentlicht, welche die Nutzung, Vervielfältigung, Bearbeitung, Verbreitung und Wiedergabe in jeglichem Medium und Format erlaubt, sofern Sie den/die ursprünglichen Autor(en) und die Quelle ordnungsgemäß nennen, einen Link zur Creative Commons Lizenz beifügen und angeben, ob Änderungen vorgenommen wurden.

Die in diesem Kapitel enthaltenen Bilder und sonstiges Drittmaterial unterliegen ebenfalls der genannten Creative Commons Lizenz, sofern sich aus der Abbildungslegende nichts anderes ergibt. Sofern das betreffende Material nicht unter der genannten Creative Commons Lizenz steht und die betreffende Handlung nicht nach gesetzlichen Vorschriften erlaubt ist, ist für die oben aufgeführten Weiterverwendungen des Materials die Einwilligung des jeweiligen Rechteinhabers einzuholen.

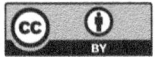

Altwerden zwischen Speckgürtel und Peripherie – ein Blick auf das Land Brandenburg

12

Thorsten Stellmacher und Birgit Wolter

Einführung

Gute Rahmenbedingungen für das Leben im Alter zu bieten, stellt insbesondere im ländlichen Raum die Kommunen vor große Herausforderungen. Der Anteil älterer Menschen an der Bevölkerung ist in den ländlichen Regionen meist höher als in den städtischen Ballungsräumen (Bundesinstitut für Bau-, Stadt- und Raumforschung und Thünen Institut für ländliche Räume 2019; Amt für Statistik Berlin-Brandenburg 2019). Demografische Alterung, sinkende Bevölkerungszahlen und Defizite in Infrastruktur und Daseinsvorsorge treffen in strukturschwachen ländlichen Räumen häufig zusammen und verstärken sich teils gegenseitig. Konfrontiert mit multiplen Problemlagen und begrenzten Handlungsspielräumen werden diese Regionen unter anderem als *abgehängt* (Oberst et al., 2019) oder *peripherisiert* (Kühn, 2016, 2018) beschrieben. Gleichzeitig besteht eine große Disparität hinsichtlich der Ressourcen und Entwicklungschancen von kleinen Kommunen im ländlichen Raum (Maretzke & Porsche, 2018). Wenig Aufmerksamkeit wird dabei teilweise den vielfältigen Lebenswirklichkeiten älterer Menschen mit sehr unterschiedlichen räumlichen Voraussetzungen, differierenden kulturhistorischen Prägungen und spezifischer sozialer Verankerung und Verbundenheit gewidmet.

T. Stellmacher · B. Wolter (✉)
Institut für Gerontologische Forschung e. V., IGF, Berlin, Deutschland
E-Mail: wolter@igfberlin.de

T. Stellmacher
E-Mail: stellmacher@igfberlin.de

© Der/die Autor(en) 2022
A. Teti et al. (Hrsg.), *Wohnen und Gesundheit im Alter,* Vechtaer Beiträge zur Gerontologie, https://doi.org/10.1007/978-3-658-34386-6_12

Das Bundesland Brandenburg ist durch eine große räumliche Heterogenität geprägt. In den an Berlin angrenzenden Regionen („Berliner Umland"[1] oder im Volksmund: „Speckgürtel") und entlang der Hauptverkehrsachsen wird ein wachsender Zuzug von Familien verzeichnet, der Wohnungsmarkt gerät allmählich unter Druck und Unternehmen siedeln sich an. Mit wachsender Entfernung von Berlin (weiterer Metropolenraum) weisen viele Kommunen bei geringer Bevölkerungsdichte und hohen Altenquotienten (Amt für Statistik Berlin-Brandenburg 2019) eine oftmals schwach ausgebaute Infrastruktur auf. Vor diesem Hintergrund sind auch im Land Brandenburg regional spezifische Antworten auf die Bedarfe einer alternden Bevölkerung erforderlich. Ob und wie kleine Kommunen auf diese Aufgabe reagieren, bildete den Anlass zur Durchführung einer Fallstudie im Rahmen der wissenschaftlichen Begleitung des Modellprojektes „Fachstelle für Pflege und Alter im Quartier im Land Brandenburg (FAPIQ)"[2]. 2018 und 2019 wurden Hintergrundgespräche mit Vertreterinnen und Vertretern aus acht Brandenburger Städten und Gemeinden geführt. Das Ziel der Gespräche bestand darin, kommunale Perspektiven auf das Thema „alternde Bevölkerung" kennenzulernen. Im vorliegenden Beitrag werden Ergebnisse dieser Gespräche in Bezug auf ausgewählte Problemlagen vorgestellt.

Methodisches Vorgehen

Die Fallstudie wurde mit Städten und Gemeinden in sechs Landkreisen Brandenburgs durchgeführt. Da in den Hintergrundgesprächen auch die Sicht auf das Modellprojekt erfragt werden sollte, wurden nur Kommunen ausgewählt, die zum Zeitpunkt der Erhebung bereits Kontakt zur Fachstelle hatten. Sämtliche Kommunen befanden sich im weiteren Metropolenraum, zwei von ihnen allerdings in unmittelbarer Nähe zum Berliner Umland. Drei Kommunen lagen an der polnischen Grenze, zwei Kommunen im Süden und eine Kommune im Westen des Bundeslandes.

Die Erhebung konzentrierte sich auf Landgemeinden und Kleinstädte, die über 90 % der Gemeinden in Brandenburg bilden. Die Gemeinden wurden so ausgewählt, dass sowohl größere und kleinere Kleinstädte sowie ein Dorf vertreten waren. Zwei größere Kleinstädte sind zugleich Mittelzentren, eine größere Kleinstadt ist ein Mittelzentrum in Funktionsteilung.

---

[1] In der Landesentwicklungsplanung der Hauptstadtregion Berlin-Brandenburg (LEP HR) wird zwischen den Strukturräumen „Metropole Berlin", „Berliner Umland" und „Weiterer Metropolenraum" unterschieden.

[2] Das Modellprojekt wurde von 2015 bis 2019 vom Ministerium für Soziales, Gesundheit, Integration und Verbraucherschutz Brandenburg, den Landesverbänden der Pflegekassen und dem Verband der privaten Krankenversicherung im Land Brandenburg gefördert.

Übersicht der Hintergrundgespräche in den Kommunen

Größe der Kommune	Anzahl der Gespräche
10.000 bis unter 20.000 EW	3
5.000 bis unter 10.000 EW	2
1.000 bis unter 5.000 EW	2
unter 1.000 EW	1

In allen acht Kommunen wurden bis zu zweistündige leitfadengestützte Hintergrundgespräche vor Ort geführt. In sieben Kommunen fanden die Gespräche mit der Bürgermeisterin bzw. dem Bürgermeister statt, in einer Kommune mit dem zuständigen Fachbereichsleiter. An drei Gesprächen nahmen außerdem Angehörige des Seniorenbeirats teil, bei einem Gespräch war die Pressevertreterin anwesend und bei einem weiteren Gespräch eine Sachbearbeiterin.

Alle Gespräche wurden aufgezeichnet und im Anschluss transkribiert. Die verschriftlichten Interviews wurden themenzentriert im Hinblick auf die forschungsleitenden Fragen inhaltsanalytisch ausgewertet (Mayring, 2008).

Regionale Problemlagen und kommunale Perspektiven

Demografischer Wandel und kommunale Strukturen
Die Relevanz des demografischen Wandels wurde in allen Hintergrundgesprächen bestätigt, allerdings mit unterschiedlicher Ausprägung. Die Mehrzahl der Kommunen war mit einem wachsenden Anteil älterer Menschen sowie rückläufigen Einwohnerzahlen durch Abwanderung und einem negativen Geburtensaldo konfrontiert. Diese Situation wurde teilweise als bedrohlich bewertet: „*Ich sehe eine ganz große, gefährliche Welle auf uns zurollen, der wir uns stellen müssen"* (IV-02–2018, Z. 99–100). Lediglich in einer Kommune, die an der Grenze zum Berliner Umland liegt, wurde ein leichtes Wachstum durch den Zuzug von Familien verzeichnet.

Ähnlich wie auch die anderen ostdeutschen Bundesländer wurde Brandenburg nach 1990 administrativ neu gegliedert. 1.793 Gemeinden wurden zu 423 Gemeinden mit 52 Ämtern in 14 Landkreisen zusammengeführt. Über die Gemeindegebietsreformen wurden einerseits Ressourcen bei der Verwaltung eingespart. Andererseits fanden Eingemeindungen häufig wenig Akzeptanz bei zuvor eigenständigen Kommunen und schürten innerorts Konflikte. Eine weitere Folge war, dass sich manche Gemeinden nun aus mehreren Dörfern oder Ortsteilen zusammensetzten und, trotz geringer Einwohnerzahlen, über große Flächen erstreckten.

Während der weitere Metropolenraum überwiegend ländlich geprägt ist, weist das Berliner Umland eine deutliche Disparität von suburbaner Verdichtung und sehr ländlichen Lebens- und Vernetzungsräumen auf. Innerhalb der Regionen besteht ein erheblicher Unterschied zwischen der Lebenssituation älterer Menschen in den Verdichtungsräumen und Kernstädten bzw. in den Ortsteilen und eingemeindeten Dörfern. Insbesondere die als Mittelzentren definierten Städte verfügen, meist in der Kernstadt, über Angebote in sämtlichen Bereichen der Daseinsvorsorge. Dagegen sind die ländlich geprägten Ortsteile und Dörfer häufig nicht mit medizinischen, pflegerischen und sozialen Diensten ausgestattet und liegen in teils erheblicher Entfernung zu den Kernstädten.

Soziale Netzwerke
Vor diesem Hintergrund bilden soziale Netzwerke eine wichtige Ressource für die älteren Menschen. Ein Bürgermeister hob besonders hervor, wie wichtig es sei, dass *„der Zusammenhalt auch weiterhin gelebt wird zwischen den Generationen"* (IV-02–18, Z. 354–355). Die nachbarschaftlichen Beziehungen werden weitgehend als intakt bezeichnet. Im Vergleich zu den Kernstädten wird den Ortsteilen und Dörfern zugeschrieben, dass es dort eine *„stärkere Verbundenheit untereinander"* und *„viel Familienzugehörigkeit"* gebe (IV-06–19, Z. 213–214).

Beklagt wird der Verlust von sozialen Orten in den Dörfern, wie die Kneipe oder der Konsum. Dies führe dazu, dass Anlässe für Alltagsbegegnungen und die Pflege der sozialen Beziehungen erschwert werden. Von Seiten der älteren Menschen besteht nach Wahrnehmung eines Bürgermeisters der Wunsch nach Aktivitäten in den Dörfern: *„Im Dorf soll was passieren"* (IV-02–18, Z. 232–233). In zwei Gesprächen wird dabei auf die wichtige Rolle der Freiwilligen Feuerwehr für (manche) ältere Menschen hingewiesen, deren *„Altenabteilung"* (IV-06–2019, Z. 1062) Aktivitäten für die älteren Mitglieder organisiert. Als wichtiger Ort der Begegnung beschrieb ein Bürgermeister den Friedhof: *„Heute ist aus meiner Sicht die einzige Kommunikationsstätte, wo es richtig zur Sache geht, der Friedhof"* (IV-08–19, Z. 54–55). Um den Friedhof altersfreundlicher zu gestalten, wurde in einer anderen Kommune eine Friedhofsbegehung mit älteren Menschen und dem Seniorenbeirat durchgeführt.

Das öffentliche soziale Leben der älteren Menschen wird vor allem in ländlichen Regionen sehr von den Jahreszeiten geprägt. Die Vertreterin eines Seniorenrates schilderte, dass die Aktivierung der Älteren gerade in kleinen Gemeinden im Winter nicht einfach sei:

„Gerade in den Wintermonaten, wo jeder ohnehin schon immer so eingeigelt ist, weil ja draußen kaum was los ist. Ehe die ihren inneren Schweinehund überwunden haben,

um zu sagen: „Ja, ich komme da mit hin." Also das ist ganz schön mit Arbeit verbunden
[...]" (IV-08–19, Z. 306–309).

Insbesondere für kleine Kommunen ist es eine Herausforderung, die auf das Ehrenamt und die Nachbarschaftshilfe gestützten dörflichen Strukturen lebendig zu halten.
In Hinblick auf das ehrenamtliche Engagement wurden mehrfach Zweifel geäußert,
ob und in welchem Umfang die „Jungen Alten" bereit seien, sich ehrenamtlich
zu engagieren. In diesem Zusammenhang wurde befürchtet, dass die Generation der „Babyboomer" eher daran interessiert sei, ihren individuellen Lebensstil
weiterzuführen und nach dem Eintritt in das Rentenalter keine neuen sozialen Ver-
pflichtungen zu übernehmen. Hinzu komme teilweise, dass jene, die jahrelang zur
Arbeit gependelt sind, oft keine enge Beziehung zu ihrer Gemeinde gebildet hätten
und sich daher seltener für die Kommune engagierten. Dieser Problematik sahen sich
auch die lokalen Seniorenbeiräte bei der Suche nach neuen Mitgliedern ausgesetzt.

Wohnen im Alter

In mehreren Gesprächen wurde deutlich, dass sich das Wohnen der älteren Menschen innerhalb der Kommunen zwischen den Kernstädten und den Ortsteilen
bzw. Dörfern unterscheidet. Während in den Kernstädten eher „städtisch", d. h. in
Mietwohnungen, gelebt wird, bewohnen die älteren Menschen in den (ländlichen)
Ortsteilen meist ihr eigenes Haus. Beginnt die Alltagsbewältigung zur Überforderung zu werden, sehen sie sich teilweise gezwungen, ihr Eigenheim aufzugeben
und sich eine Wohnung in einer günstigeren, barriereärmeren Lage zu suchen. In
einigen der Kommunen besteht daher eine hohe Nachfrage nach altersgerechten,
kleinen Wohnungen in den Kernstädten. Auf dem Wohnungsmarkt stehen die älteren Menschen in diesem Segment häufig in Konkurrenz zu jüngeren Menschen, die
nach dem Auszug aus dem Elternhaus bevorzugt in kleineren Wohnungen einen
eigenen Haushalt gründen. Diese Entwicklung hat nach Aussage eines Bürgermeisters zur Folge, dass in den Kernstädten der Druck auf den Wohnungsmarkt zunimmt
und zugleich der Immobilienleerstand in den Dörfern wächst. Die Dörfer werden
hierdurch weiter geschwächt.

Als wichtige kommunale Intervention zur Verbesserung der Altersfreundlichkeit
wurde in allen Gesprächen die barrierefreie Entwicklung der öffentlichen Räume,
Grünanlagen und Parks genannt. Dabei erfolgt die Identifizierung von Barrieren in
manchen Kommunen partizipativ im Rahmen von Stadtteilbegehungen. Im Zusammenhang mit der altersgerechten Anpassung der öffentlichen Räume wurden zu
geringe Fördermöglichkeiten kritisiert:

„Für Hinz und Kunz gibt es irgendwelche Förderprogramme. [...] Aber für alte Men-
schen gibt es das nicht. Wenn ich hier einen maroden Bürgersteig sanieren möchte, weil

ich sage, der ist nicht mehr nutzbar für Rollatoren und Ähnliches, dann sagt uns jeder:
„Musst du Anliegerbeiträge nehmen. Nimmst du von den Grundstückseigentümern
Geld und dann hast du dein Geld!" Also da gibt es keine speziellen Investitionsprojekte
für kommunale Infrastruktur, die da unterstützen können" (IV-06–19, Z. 922–925).

Pflegerische und gesundheitliche Versorgung
Der Einfluss der Kommunen auf den Pflege- und Gesundheitssektor wurde in
den Gesprächen als gering eingeschätzt. Insbesondere in den kleinen Kleinstädten
besteht im Bereich der Gesundheitsversorgung eine große Abhängigkeit von den
Mittelzentren. Eine Ausnahme bilden Kooperationen mit überregionalen Gesund-
heitsversorgern, die bspw. in Absprache mit den Kommunen lokale, bedarfsgerechte
Gesundheitszentren aufbauen.

Eine interessante Ressource der informellen Gesundheitsversorgung wurde aus
einer Kommune mit wachsender Ruhestandszuwanderung und Wochenendhausbe-
sitz aus Berlin beschrieben. Die Zugezogenen stammen teilweise aus wohlhabenden,
akademischen Milieus, einige mit medizinischem Hintergrund. Diese Kontakte
werden im Zuge der Nachbarschaftshilfe für die Dörfer aktiv erschlossen und
genutzt:

„Die Leute klappen ja die Ohren auf und machen die Augen auf, […] und horchen denn:
„Au, der zieht da hin." Denn wird natürlich sachte angefangen. Aus dem „sachte"
kommt denn manchmal ein bisschen mehr: […] „Ick hab hier en klenet Problem"
[…] denn [können sie] trotzdem hier auf dem Dorf denn noch manchmal zumindest
unterstützend Hinweise geben und sagen: „Wende dich mal da hin. […]" Oder so.
Das ist ja auch schon viel Wert" (IV-07–19, Z. 808–824).

Die Möglichkeit, sich fachlichen Rat bei diesen Expertinnen und Experten einzuholen, stellt eine wertvolle Alltagsunterstützung für die Bevölkerung dar, die, so der
Bürgermeister, wiederum mit aktiver Nachbarschaftshilfe vergolten wird.

Die Versorgung pflegebedürftiger Älterer wird, vor allem im ländlichen Raum,
überwiegend mit ambulanten Pflegediensten sichergestellt. Betreutes Wohnen und
stationäre Einrichtungen sind eher in den Kernstädten angesiedelt. Die Nachfrage nach altersgerechten Wohnformen ist sehr hoch, teilweise bestehen lange
Wartelisten. In Bezug auf die Versorgung von Pflegebedürftigen wurden in den
Gesprächen gegenwärtig keine Versorgungsdefizite beschrieben, lediglich der
drohende Fachkräftemangel wurde problematisiert:

„Wir sehen auch einen steigenden Bedarf. […] Je nachdem, wie sich die Rahmen-
bedingungen gestalten mit der Pflege, [wird sich zeigen] ob sie dann […] genügend
Pflegepersonal bekommen. [Die Fachkräftesituation gestaltet sich] schwierig. Sagen

uns jeweils auch die Einrichtungsleiter von diesen stationären Einrichtungen." (IV-03-19, Z. 245-517).

Die Entwicklung und Förderung des lokalen Pflegesektors wurden nicht als kommunale Aufgabe aufgefasst, sondern in einem selbstregulierenden Sinn als marktorientierte Aufgabe für private Unternehmen und Träger der freien Wohlfahrtspflege verstanden.

Mobilität und allgemeine Versorgungssituation
Die Kernstädte sind meist gut mit Angeboten der Nahversorgung und Gesundheitsdienstleistungen sowie mit Freizeitangeboten versorgt. Die Ortsteile und Dörfer sowie die kleinen Kleinstädte sind dagegen überwiegend von deutlichen Angebotsdefiziten in allen Versorgungsbereichen betroffen. Der öffentliche Nahverkehr bedient meist nur die Kernstädte regelmäßig. Die Anbindung der Ortsteile und Dörfer erfolgt häufig über den Schülerverkehr als Linienverkehr. Älteren Menschen, die nicht (mehr) einen eigenen Pkw nutzen, steht eine zuverlässige Nahverkehrsanbindung oft nur in den (frühen) Morgen- und späten Nachmittagsstunden, während der Woche und außerhalb der Ferien zur Verfügung.

Zur Unterstützung der Mobilität älterer Menschen entwickelten einige Kommunen eigene, teils kreative Lösungen. So nutzen in manchen Gemeinden die älteren Menschen beispielsweise kommunale Fahrdienste, um Veranstaltungen zu besuchen. Eine Kommune arbeitet mit einem örtlichen Taxi-Unternehmer zusammen, der zum Festpreis ältere Menschen zum Einkaufen und zu Arztbesuchen befördert. Eine andere Kommune kooperiert mit einer großen Supermarktkette, um älteren Menschen aus den entfernteren Ortsteilen wöchentlich einen Fahrdienst anbieten zu können.

Dennoch ist die Alltagsorganisation vielerorts an die Nutzung eines Pkw gebunden. Dabei sind ältere Menschen, die keinen Pkw nutzen können, auf die Unterstützung ihrer sozialen Netzwerke angewiesen, wenn sie Waren des täglichen Bedarfs einkaufen oder einen Arzt aufsuchen müssen. Aus dieser Notsituation können belastbare, nachbarschaftliche oder generationenübergreifende Beziehungen resultieren. Gleichzeitig droht eine potenzielle Überforderung der Helfenden, insbesondere wenn Versorgungsbedarfe wachsen oder sich Pflegesituationen zuspitzen. Besonders schwierig stellt sich die Lebenssituation für jene älteren Menschen im ländlichen Raum dar, die über keine guten nachbarschaftlichen Beziehungen verfügen oder die nicht durch Familienangehörige unterstützt werden (können). Ohne ein Netz der informellen Unterstützung geraten sie leicht aus dem Blick und sind schnell mit massiven Versorgungsdefiziten konfrontiert. Insofern muss der starke

Fokus der kommunal Verantwortlichen auf die Potenziale sozialer Netzwerke, der in einigen Gesprächen deutlich wurde, kritisch reflektiert werden.

Die Möglichkeiten, auf die Entwicklung des Einzelhandels Einfluss zu nehmen und damit die Versorgungssituation älterer Menschen vor Ort zu verbessern, wurden überwiegend als gering eingeschätzt. Berichtet wurde von unterschiedlichen, vergeblichen Versuchen, mit Geschäftsführungen von Supermärkten oder Discountern ins Gespräch zu kommen. Dabei zeigte sich, dass überregional am Markt um Kunden konkurrierende Supermarktketten nicht als Förderer unterversorgter Regionen agierten, sondern ausschließlich am Erhalt ihrer Marktposition interessiert sind. Hingewiesen wurde in diesem Zusammenhang auch auf erhebliche Konkurrenzen zwischen einzelnen ländlichen Gemeinden, wenn es um die Standortwahl von Anbietern geht. Die Erfahrung mit der Ansiedelung von kleinen „Tante-Emma-Läden" in den Dörfern und Ortsteilen war teilweise ernüchternd. Diese Angebote wurden von der ländlichen Bevölkerung zwar häufig gewünscht, trotzdem wurden die Einkäufe so lange wie möglich in den (günstigeren) Supermärkten und Discountern erledigt und nur im Notfall auf die teureren Dorfläden mit einem eingeschränkten Sortiment zurückgegriffen.

Eine wichtige Komponente der Nahversorgung vieler Ortsteile und Dörfer stellen fliegende Händler dar, die zumindest die Grundversorgung mit Lebensmitteln sichern. Geschätzt werden die fliegenden Händler nicht als Nahversorger, sondern für viele ältere Menschen stellt ihre Ankunft darüber hinaus ein soziales Ereignis dar:

„Es gibt Einzelhandel. Und von Jahr zu Jahr wird es weniger. […] Darüber hinaus kommen aber fast täglich irgendwelche Versorgungswagen. […] Die [Käufer/innen] kommen pünktlich und wollen ein Schwätzchen machen. Mal was Neues erfahren. […] Früher war das ja auch so gewesen. Da gab es in jedem Ort eine Verkaufsstelle. Oder man hat sich sonst wo getroffen. An der Milchrampe. Oder die Männer in der Kneipe. Das gibt es ja kaum noch […]" (IV-08–19, Z. 244–253).

Stellschrauben bei der Gestaltung altersgerechter Kommunen

Grundsätzlich stellt sich die Gestaltung altersgerechter Kommunen aus kommunaler Sicht als ein viele unterschiedliche Handlungsfelder berührender, komplexer Prozess dar. Im Sinne eines Wohlfahrtsmix (vgl. Bundesministerium für Familie, Senioren, Frauen und Jugend 2016) sind dabei unterschiedliche Verwaltungsbereiche der Kommunen (Stadtentwicklung, Altenhilfe, Gesundheit und Pflege), marktwirtschaftliche Akteure (Pflegemarkt, Gesundheitswirtschaft, Wohnungswirtschaft, Einzelhandel, Verkehrsunternehmen) zusammen mit der Zivilgesellschaft und der älteren Bevölkerung selbst gefordert. Allerdings liegt gerade in den kleinen Gemeinden die Verantwortung für die Altenhilfe häufig im Zuständigkeitsbereich des Bürgermeisteramtes und ist nur in wenigen Fällen mit weiteren personellen Ressourcen untersetzt. Die Durchführung von altersfreundlichen Interventionen ist damit eng mit der jeweiligen Motivation der amtsinhabenden Person verknüpft. Gleichzeitig sind die finanziellen Spielräume und Möglichkeiten der Kommunen begrenzt, um die Altenhilfe über freiwillige Leistungen im erforderlichen Maße zu fördern.

Lediglich eine der kleineren Gemeinden in den Fallbeispielen hatte bereits in den 1990er Jahren seniorenpolitische Leitlinien beschlossen und seitdem sukzessive weiterentwickelt. Verdeutlicht wird mit diesen Leitlinien der Anspruch der Kommune, selbstbestimmt eigene Wege gehen zu wollen, um allen Seniorinnen und Senioren der Gemeinde ein sinnerfülltes Leben zu ermöglichen. Aus Sicht des Bürgermeisters sind die Vorteile der Leitlinien klar: *„Ehe wir in dem Trüben fischen, wollen wir uns natürlich ein klein bisschen eine rote Linie geben"* (IV-07–19, Z. 99–100) [und dafür sorgen], *„dass die Kommunalvertretung [...] sich (selbst) so ein bisschen bindet"* (IV-07–19, Z. 111–112).

Im Bereich des altersgerechten Wohnens nehmen alle Kommunen über ihre Wohnungsbauunternehmen Einfluss auf den Wohnungsmarkt. Dabei stellt der barrierearme Umbau von Bestandswohnungen eine zentrale Maßnahme dar, mit der auf die wachsende Nachfrage nach altersgerechten Mietwohnungen reagiert wird. Eine weitere Strategie besteht darin, An- und Umbauten von Bestandsimmobilien unkompliziert zu genehmigen, um bspw. die Bildung von Mehrgenerationenhaushalten zu unterstützen. Darüber hinaus wurde in allen Kommunen der barrierearme Umbau des öffentlichen Raumes, etwa durch das Aufstellen von Bänken, die Absenkung von Bürgersteigen oder die Sanierung von unebenen Straßenbelägen, als wichtige kommunale Aufgabe beschrieben.

Insbesondere in den kleinen Kommunen wurden die Einflussmöglichkeiten auf die Ansiedelung von Einzelhandel und Gesundheitsdienstleistungen oder auf die Anbindung an den öffentlichen Nahverkehr als sehr gering eingeschätzt. Vor allem die Gestaltung eines in der Fläche altersgerechten Nahverkehrs stellt sich als ein zentrales Problem für die kleinen Gemeinden und die Ortsteile der größeren Kommunen dar. Ihre Anbindung an Kernstädte, Mittel- oder Oberzentren (und die dortigen Versorgungsangebote) via Bus und Bahn ist überwiegend unbefriedigend.

Die Mittelzentren verfügen über weiterreichende Zuständigkeiten bei der Gestaltung der Daseinsvorsorge, etwa in den Bereichen der Gesundheitsversorgung und Bildung. Nach eigener Einschätzung erfüllen sie ihren Versorgungsauftrag, soweit es ihnen möglich ist oder, unter Verweis auf die zugeordneten Kommunen, *„sofern sie uns denn zuständig sein lassen"* (IV-03–18, Z. 98). Demgegenüber vermissten die kleineren Kommunen eine Abstimmung mit den Mittelzentren auf Augenhöhe: *„Wir hätten [...] uns gerne mehr versprochen. Dass unser Mittelzentrum sich mehr* *für uns interessiert hätte. [...] Leider ist es so, dass sie sehr auf sich [...] fokussiert sind und [...] die Region [...] vergessen"* (IV-07–19, Z. 1012–1013).

Fazit

Die Fallstudien illustrieren die Rahmenbedingungen für das Leben älterer Menschen in verschiedenen kleinen Städten und Gemeinden Brandenburgs. Ohne angesichts der begrenzten Anzahl der Beispiele einen Anspruch auf Repräsentativität zu erheben, werfen sie doch Schlaglichter auf Herausforderungen und Herangehensweisen, die vor Ort bestehen. Dabei werden unterschiedliche Steuerungsmöglichkeiten und Ressourcen bei der Gestaltung altersfreundlicher Lebenswelten von kleinen Gemeinden und Ortsteilen auf der einen sowie von Mittelzentren und Kernstädten auf der anderen Seite sichtbar. Insofern muss räumliche Ungleichheit, bezogen auf den Wohnort, als eine zentrale Dimension bei der Ermöglichung eines selbstbestimmten und gesunden Lebens im Alter in den Blick genommen werden. Eine pauschale Beschreibung von Regionen als „abgehängt" erweist sich hierbei als zu ungenau und verstellt den Blick auf die Bedingungen vor Ort. Als wichtige, fördernde oder hemmende Einflussfaktoren zeigen sich neben den räumlichen und strukturellen Rahmenbedingungen vor allem unterschiedliche Haltungen, Motivationen und Kompetenzen kommunaler Akteurinnen und Akteure. Diesen Zusammenhang und damit verbundene Mechanismen vor dem Hintergrund der Entwicklung von altersgerechten Kommunen besser verstehen zu können, erfordert tiefergehende kleinräumliche Analysen, den Ausbau einer empirisch belastbaren Datenbasis und theoretische Modellierungen.

Literatur

Amt für Statistik Berlin-Brandenburg (Hrsg.) (2019). *Bevölkerung der kreisfreien Städte und Landkreise im Land Brandenburg 2018. Bevölkerungsentwicklung, Bevölkerungsstand, Lebenserwartung.* STATISTIK.

Bundesinstitut für Bau-, Stadt- und Raumforschung; Thünen Institut für ländliche Räume (2019). *Deutschlandatlas. Karten zu gleichwertigen Lebensräumen.* Hrsg. v. Bundesministerium des Inneren, für Bau und Heimat. Berlin. https://heimat.bund.de/.

Bundesministerium für Familie, Senioren, Frauen und Jugend (Hrsg.) (2016). *Siebter Altenbericht. Sorge und Mitverantwortung in der Kommune – Aufbau und Sicherung zukunftsfähiger Gemeinden.* Berlin. Zugegriffen: 15. Jan. 2020.

Kühn, M. (2016). *Peripherisierung und Stadt. Städtische Planungspolitiken gegen den Abstieg.* Transcript (Urban studies). http://www.transcript-verlag.de/978-3-8376-3491-4.

Kühn, M. (2018). Abgehängt? Peripherisierung und Chancen der Entperipherisierung von Klein- und Mittelstädten. In: B. Emunds, C. Czingon & M. Wolff (Hrsg.), *Stadtluft macht reich/arm. Stadtentwicklung, soziale Ungleichheit und Raumgerechtigkeit* (S. 155–176). metropolis (Die Wirtschaft der Gesellschaft Jahrbuch, 4).

Maretzke, S. & Porsche, L. (2018). Die Diversität von Kleinstädten in ländlichen Räumen. In: D. Schmied (Hrsg.), *Große Dörfer – Kleine Städte* (S. 31–60). (RURAL, 9). Cullivier.

Mayring, P. (2008). *Qualitative Inhaltsanalyse. Grundlagen und Techniken* (10. Aufl.). Beltz.

Oberst, C. A., Kempermann, H. & Schröder, C. (2019). Räumliche Entwicklung in Deutschland. In: *Die Zukunft der Regionen in Deutschland. Zwischen Vielfalt und Gleichwertigkeit. Institut der Deutschen Wirtschaft* (S. 87–114). Zugegriffen: 12. Dez. 2019.

Open Access Dieses Kapitel wird unter der Creative Commons Namensnennung 4.0 International Lizenz (http://creativecommons.org/licenses/by/4.0/deed.de) veröffentlicht, welche die Nutzung, Vervielfältigung, Bearbeitung, Verbreitung und Wiedergabe in jeglichem Medium und Format erlaubt, sofern Sie den/die ursprünglichen Autor(en) und die Quelle ordnungsgemäß nennen, einen Link zur Creative Commons Lizenz beifügen und angeben, ob Änderungen vorgenommen wurden.

Die in diesem Kapitel enthaltenen Bilder und sonstiges Drittmaterial unterliegen ebenfalls der genannten Creative Commons Lizenz, sofern sich aus der Abbildungslegende nichts anderes ergibt. Sofern das betreffende Material nicht unter der genannten Creative Commons Lizenz steht und die betreffende Handlung nicht nach gesetzlichen Vorschriften erlaubt ist, ist für die oben aufgeführten Weiterverwendungen des Materials die Einwilligung des jeweiligen Rechteinhabers einzuholen.

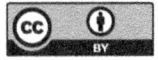

Gemeinwesenbasierte Gesundheitsförderung mit älteren Menschen im ländlichen Raum – Ein Beitrag der partizipativen Sozial- und Gesundheitsforschung

Sigrid Mairhofer

Einleitung

Die Förderung und der Erhalt von Gesundheit bis in ein möglichst hohes Alter gewinnen zunehmend an Bedeutung, worauf die WHO durch die Ernennung des Zeitraums 2020 bis 2030 zur Dekade des aktiven Alterns (WHO 2020a, b) aufmerksam macht.

Die positiven Effekte auf das Wohlbefinden älterer Menschen, die durch kommunale Gesundheitsförderung im Stadtteil bzw. Quartier erzielt werden können, sind seit einiger Zeit von großem Forschungsinteresse (Kühnemund & Kümpers, 2018). Zunehmend rücken auch ländliche Räume in den Fokus der Gesundheitsforschung (Weidmann & Reime, 2021) und der Sozialgerontologie (Fachinger & Künemund, 2015). Im ländlichen Südtirol (Norditalien) ist das Handlungsfeld der gemeinwesenbasierten Gesundheitsförderung noch kaum aufgebaut und eine wissenschaftliche Auseinandersetzung erscheint für die Gestaltung zielgruppenorientierter Handlungsstrategien notwendig.

Das hier vorgestellte Forschungsprojekt untersucht, ob und wie Gesundheitschancen durch partizipative Ansätze und transdisziplinäre Kooperation gefördert werden können. Besondere Berücksichtigung finden dabei die Qualitätskriterien der *International Collaboration for Participatory Health Research* (ICPHR, 2015). Die Notwendigkeit von Partizipation wird dabei nicht auf ethische Gründe

S. Mairhofer (✉)
Hochschule München, München, Deutschland
E-Mail: sigrid.mairhofer@hm.edu

© Der/die Autor(en) 2022
A. Teti et al. (Hrsg.), *Wohnen und Gesundheit im Alter,* Vechtaer Beiträge zur Gerontologie, https://doi.org/10.1007/978-3-658-34386-6_13

reduziert, sondern Partizipation erscheint auch für die Qualitätssicherung notwendig (Mairhofer, 2021; Van der Donk et al., 2014; Wright, 2010). Akteure aus Wissenschaft, Praxis, Politik und Lebenswelt werden – aufbauend auf ein sozialkonstruktivistisches Wissenschaftsverständnis – als Ko-Konstrukteure eines neuen, gemeinsamen und transformativen Wissens (Mairhofer, 2021) und für eine sich stetig wandelnde Gesellschaft verstanden. Dieses gemeinsam weiterentwickelte Wissen muss dabei vor allem für jene nützlich sein, die Zielgruppe und Untersuchungsgegenstand der Forschung sind (ICPHR, 2013; Von Unger, 2014). Diese partizipativen Wissensentwicklungs- und Transformationsprozesse wurden im Rahmen eines partizipativen gemeinwesenbasierten Gesundheitsförderungsprojektes in intensiver Zusammenarbeit zwischen Universität und lokalen Akteuren untersucht. Dabei wurde analysiert, welche Gesundheitsbilder, Gesundheitsressourcen und -belastungen ältere Menschen im ländlichen Raum benennen und ob und wie sie durch partizipative Methoden aktiv in die Gestaltung gesunder Lebenswelten einbezogen werden können. Ein weiterer Schwerpunkt lag darauf, Potenziale und Herausforderungen des partizipativen Prozesses selbst zu benennen und festzustellen, welche Voraussetzungen geschaffen werden müssen, damit gemeinwesenbasierte Gesundheitsförderung partizipativ gelingen kann (Mairhofer, 2021).

Theoretischer Hintergrund

Gesundheitsförderung ist eine ressourcenorientierte Gesamtstrategie, welche auf die Grundprinzipien Empowerment, Ressourcenorientierung, Partizipation, Lebensweltorientierung und Netzwerkarbeit aufbaut (WHO, 1986). Dabei bildet sie eine Nahtstelle zwischen Verhalten und Verhältnissen.

Dieser sozialwissenschaftliche Zugang und Übergang von einem rein biomedizinischen zu einem holistischeren Gesundheitsverständnis zeigt sich auch in der Gerontologie. Ältere Menschen stehen zunehmend im Fokus von Gesundheitsförderung und Prävention. Der Schwerpunkt liegt vermehrt auf der Förderung gesunder Lebensjahre und des aktiven Alterns, was die WHO als „Prozess der Optimierung der Möglichkeiten von Menschen, im zunehmenden Alter ihre Gesundheit zu wahren, am Leben ihrer sozialen Umgebung teilzunehmen und ihre persönliche Sicherheit zu gewährleisten, und derart ihre Lebensqualität zu verbessern" (2002, S. 12) definiert.

Nachdem die Bedeutung des Settings Gemeinde bzw. auch des Gemeinwesens lange Zeit nur mehr wenig beachtet wurde, setzte in den 1970er Jahren die große „Wiederentdeckung der Gemeinde" (Süß & Trojan, 2020, online) ein. Die Auseinandersetzung mit Gesundheitspotenzialen und -risiken im Wohnumfeld rückte wieder vermehrt ins Zentrum der Public-Health-Forschung. Da das direkte Wohnumfeld mit ansteigendem Alter zunehmend an Bedeutung gewinnt (Mairhofer & Teti, 2020; Teti, 2015; Teti & Mairhofer, 2017), wird gemeinwesenbasierte Gesundheitsförderung zum vielversprechenden Ansatz für die Arbeit mit älteren Menschen (Mairhofer, 2021). Eine partizipative Planung und Umsetzung gemeinwesenbasierter Gesundheitsförderung erscheint essenziell, damit diese auch den Bedürfnissen und Wünschen älterer Menschen entspricht: Lebensweltorientierung und Partizipation werden zu Erfolgsfaktoren gemeinwesenbasierter Gesundheitsförderung.

Eine Auseinandersetzung mit den Differenzen zwischen urbanen und ruralen Räumen ist im Hinblick auf die Gestaltung altersgerechter Gemeinden bedeutend. Die zunehmende Landflucht wird das Ungleichgewicht der Generationen weiter verstärken: Während junge Menschen und Familien mit Kindern vermehrt in urbane Räume mit Arbeits-, Bildungs- und Betreuungsmöglichkeiten ziehen, verbleiben ältere Menschen meist in ihrem gewohnten ländlichen Wohnumfeld (Fachinger & Künemund, 2015). Es braucht *altersgerechte ländliche Gemeinden* (Baumgartner et al., 2013). Ländliche Räume waren jahrhundertelang von traditioneller Dorfgemeinschaft mit Netzwerken sozialer Kontrolle und Unterstützung gekennzeichnet (ebd.) und sind nun zunehmend mit einer Angleichung an die Stadt konfrontiert. Ältere Menschen sehen den schwindenden Zusammenhalt und loser werdende Netzwerke und den Identitätsverlust des Lokalen zunehmend als Verlust (ebd.; Mairhofer, 2021) und ziehen sich vermehrt aus dem öffentlichen Raum zurück (Cloke, 1996; zitiert nach Baumgartner et al., 2013, S. 36). Aktive soziale Teilhabe gehört aber zu den Voraussetzungen für erfolgreiches Altern (Rowe & Kahn, 1997). Soziale Teilhabemöglichkeiten müssen für ältere Menschen im direkten Wohnumfeld geboten werden. Gleichzeitig ist es dringend notwendig, neben diesen Herausforderungen auch die vielen Ressourcen ländlicher Räume für ein gesundes Altern wahrzunehmen (Fachinger & Künemund, 2015). Durch eine darauf aufbauende altersgerechte Lebenswelt wird ein gesundes Altern in ländlichen Räumen gefördert.

Partizipative Forschung
Seit einigen Jahren ist eine zunehmende Veränderung von einer mono- und interdisziplinären zu einer transdisziplinären Forschung beobachtbar.

Transdisziplinarität verbindet das Wissen verschiedener Disziplinen mit dem in der Gesellschaft vorhandenen Wissen (Lenz, 2010). Dadurch werden Bürger*innen und Expert*innen verschiedener Disziplinen zu Wissenspartner*innen. Bürger*innen entscheiden als Lebensweltexpert*innen mit, welche Forschung wie umgesetzt wird: Sie werden von einer teilnehmenden Zielgruppe zu Teilhaber*innen der Forschung.

Dabei geht es Vertreter*innen der transdisziplinären Forschung aber nicht nur um ethische Diskussionen, welche eine Verschiebung der Machtverhältnisse in der Forschung fordern, sondern vielmehr um ein anderes Qualitätsverständnis der Forschung. Durch das Einbinden von Lebensweltexpert*innen in die Wissensproduktion kann Wissen aufbereitet werden, welches ohne diese Einbindung nicht sichtbar werden würde. Transdisziplinarität ermöglicht es, bessere Kenntnisse über die Zielgruppe der Forschung zu erhalten, und dies ist besonders bei schwer erreichbaren Zielgruppen von großer Bedeutung. So wird in transdisziplinären Projekten der Gerontologie beispielsweise gemeinsam mit älteren Menschen nach geeigneten Erhebungsmethoden gesucht, da aufgrund eingeschränktem Seh- oder Hörvermögen die Teilnahme an vielen klassischen Erhebungsmethoden nicht immer möglich ist. Gemeinsam können aber Methoden erarbeitet werden, damit möglichst viele Personen der Zielgruppe dann auch teilnehmen können und wollen. Vor allem für Metadisziplinen wie der Gerontologie, sofern sie als solche bezeichnet werden kann, ist diese gezielte Multi-, Inter- und vielleicht auch Transdisziplinarität eine Chance (Künemund & Schröter, 2015).

Community-basierte partizipative Forschung (CBPR) baut auf Ansätzen des *community development* auf, einer „weltweit verbreitete[n] Strategie der systematischen und partizipativen Entwicklung lokaler und regionaler Räume gemeinsam mit der örtlichen Bevölkerung" (Ife, 1995; zitiert nach Elsen, 2014, S. 243). Der von der *International Collaboration for Participatory Health Research* (ICPHR) daraus weiterentwickelte *Participatory Health Research ***Approach* und im Deutschen als *Partizipative Gesundheitsforschung* (PGF) bekannte Ansatz hat in den letzten Jahren in der deutschsprachigen Sozial- und Gesundheitsforschung großen Aufschwung erfahren. PGF *„ist ein wissenschaftlicher Ansatz, der die Durchführung von Forschung als eine Koproduktion verschiedener Akteurinnen und Akteure versteht. Der Forschungsprozess wird zwischen allen Beteiligten partnerschaftlich organisiert und kontinuierlich im Hinblick auf die Machtverhältnisse reflektiert. Am gesamten Forschungsprozess soll dabei eine maximale Mitgestaltung der Menschen erreicht werden, deren Lebensbereiche erforscht werden"* (Definition PartNet, 2015; zitiert nach Wright, 2016, online). Neben der klassischen Datengewinnung sieht PGF die Partizipationsprozesse selbst als Kern der Forschung.

Umsetzung partizipativer Sozial- und Gesundheitsforschung mit älteren Menschen im ländlichen Raum Südtirol
Aufbauend auf diesen theoretischen Hintergrund und eine Einführung in die partizipative Forschung wird nun ein Forschungsprojekt beschrieben, welches von der Autorin dieses Beitrages geleitet und im ländlichen Südtirol ausgearbeitet und umgesetzt wurde.

Das Forschungsprojekt war Teil des Praxisprojektes *Gesundes l(i)ebenswertes V.- Gesundheit für Alle*[1] und folgte auf das Interreg-Projektes *insieme sano – gemeinsam gesund* ausgearbeitet, welches in mehreren Gemeinden Südtirols (Italien) und Graubündens (Schweiz) zur Implementierung gemeinwesenbasierter Gesundheitsförderung in ländlichen Gemeinden umgesetzt wurde. Dieses Projekt wurde im Herbst 2013 abgeschlossen, mit der politisch unterstützten Vereinbarung, dass darauf aufbauend weiter am Thema gemeindebasierte Gesundheitsförderung gearbeitet werden sollte. Hierfür wurde vorerst eine der ursprünglich fünf Gemeinden ausgewählt. Die weiteren Projekte in dieser Gemeinde sollten durch partizipative Forschung begleitet und evaluiert werden. Zu diesem Zeitpunkt gab es lediglich diese Vorgaben, ohne Einschränkung auf Zielgruppen oder andere konkrete Pläne.

Um das Interesse und den Konsens der Bevölkerung und vor allem der als Kooperationspartner*innen wichtigen Vertreter*innen der ehrenamtlichen Vereine abzuklären, wurde das Projekt 2014 im Rahmen einer Versammlung vorgestellt. Dieser Einladung folgten neben Vertreter*innen der Gemeindepolitik rund fünfzig interessierte Bürger*innen, wobei ein reges Interesse an dieser Thematik beobachtet werden konnte. Das Praxisprojekt wurde beim Amt für Weiterbildung der Autonomen Provinz Bozen mit einer finanziellen Unterstützung zur Deckung der anfallenden Kosten mitfinanziert. Zeitgleich mit der Projektgenehmigung wurde die wichtigste Kooperationspartnerin des Projektes, die Stiftung Vital, das Kompetenzzentrum für Gesundheitsförderung in Südtirol, aus politischen Gründen geschlossen. Die Steuerungsgruppe *Gesunde Gemeinde,* welche über dieses Vorgehen der Politik enttäuscht und verärgert war, legte ihre Arbeit nieder. Das Konzept wurde überarbeitet und es war längere Zeit unklar, ob das Projekt ohne die Ressourcen der Stiftung Vital umgesetzt werden konnte. Durch diesen Ressourcenwegfall kam es zu einer grundlegenden Veränderung: Während die Gemeindepolitik ihre Anliegen am Thema Gesundheitsförderung vorerst von der Tagesordnung nahm, wurden Vertreter*innen der ehrenamtlichen Vereine aktiv. Sie wollten am Projekt mitarbeiten und umsetzen: Ein Top-Down-Projekt wandelte sich zum Bottom-Up-Projekt, welches ab 2015 in eine mehrjährige Implementierung starten durfte.

In einer anfänglich noch wenig partizipativen Phase der Sensibilisierung möglicher Stakeholder und einer ersten Sammlung und Aufbereitung von Informationen und vorhandenem Datenmaterial wurde mit Vertreter*innen der Gemeindepolitik und lokaler Vereine die Zielgruppen des Projektes festgelegt: Familien mit Kindern, Jugendliche, Alleinerziehende, Alleinlebende, Einwohner*innen der neuen

---

[1] „V." ist die Abkürzung der politischen Gemeinde, die aus vier Dörfern besteht und hier im Text nicht namentlich genannt werden soll.

großen Wohnbauzonen[2] und Senior*innen. Dieser Buchbeitrag stellt lediglich die Projektschritte und -ergebnisse mit der Zielgruppe Senior*innen vor.

Vertreter*innen aus ehrenamtlichen Senior*innenvereinen bildeten eine Forschungsgruppe, welche den gesamten Prozess im Sinne eines wissenschaftlichen Beirates als gleichwertige Partnerin begleitete. So legte die Forschungsgruppe nicht nur die Erhebungsform der Daten fest, sondern war auch maßgeblich an der Erstellung des Leitfadens und der gesamten Planung, Umsetzung und Auswertung beteiligt.

In intensiver Zusammenarbeit von Forschung, Praxis, Politik und Bürger*innen wurden Daten mittels narrativer Interviews, kleinen Fokusgruppen und leitfadengestützten Fokusgruppendiskussionen im Rahmen einer Großgruppenveranstaltung erhoben (Mairhofer, 2021). Bereits in der Planung und Umsetzung der Datenerhebungen zeigte sich, welchen Einfluss Partizipation auf den Forschungsverlauf hat. Während in einer anfänglichen Planung von Seiten der Projektleitung ein Fragebogen als Erhebungsform vorgeschlagen wurde, stellte sich im Rahmen der Diskussion in der Forschungsgruppe schnell heraus, dass dieser ein ungeeignetes Instrument für die Zielgruppe darstellt. Viele Teilnehmer*innen hätten vermutlich weder die Lese- und Schreibkompetenz, das Sprachverständnis oder das Interesse, einen Fragebogen auszufüllen, so die Einwände des Forschungsteams. Um möglichst viele Personen der Zielgruppe zu erreichen, wurde vorgeschlagen, eine Großgruppenveranstaltung zu besuchen, an der die große Mehrheit der Zielgruppe teilnehmen würde: die Adventfeier für alle Senior*innen der Gemeinde, eine jährlich stattfindende Veranstaltung mit Kaffee, Keksen, Suppen, Adventmusik und fröhlichem Beisammensein. Auch wurde deutlich, dass es keine klassischen Einzelgespräche oder vorgefertigte Fragenkataloge sein sollten. Die Senior*innen wollten sich austauschen und gemeinsam diskutieren, sodass die Forschungsgruppe mehrere offene Fragen ausarbeitete, welche an den Tischen bei Kaffee und Keksen unter der Leitung von Studierenden diskutiert wurden. Aufgrund der besonderen Dialekte im Territorium erschien es der Forschungsgruppe notwendig, für diese Aufgabe Personen aus dem Territorium einzubringen, und so konnte die Veranstaltung mit Unterstützung lokaler Student*innen der Sozialpädagogik umgesetzt werden.

Die gesammelten Daten wurden gemeinsam in der Forschungsgruppe aufbereitet und mit dem vorhandenen Wissen der verschiedenen Projektpartner zusammengetragen, diskutiert und aufbauend auf eine erste deduktive Codierungsordnung (Van der Donk et al., 2014) induktiv thematisch weiter analysiert und aufbereitet. Die Themen wurden in thematischen Clustern organisiert und um eigene Erfahrungen

---

[2] Der österreichische Begriff Wohnbauzone wird für neu geplante bzw. entstandene und oft dicht besiedelte Wohngebiete verwendet.

und das in der Gruppe vorhandene Wissen ergänzt (Mairhofer, 2021). Hierfür war es wichtig, die Methodik verständlich und kreativ der Zielgruppe anzupassen, z. B. durch die Arbeit mit Flipcharts und bunten Kärtchen, mit Bildern und Beschreibungen. Die in der Gruppe erarbeiteten Ergebnisblöcke waren für die Arbeitsgruppe ausreichend, um davon ausgehend Gesundheitsförderungsangebote auszuarbeiten und der Gemeindepolitik und der Bevölkerung darüber berichten zu können. Für die Projektleitung war es aus wissenschaftlichem Interesse wichtig, an einer Vertiefung der Daten zu arbeiten. An diesem Prozess wollte sich die Arbeitsgruppe nicht weiter beteiligen und dieses Recht auf Nicht-Partizipation wurde respektiert.

Förderung von Teilhabemöglichkeiten
Die Förderung von Partizipation älterer Menschen im Forschungsprozess gestaltete sich herausfordernd. Sehr häufig zeigte sich, dass sich ältere Menschen mehr Angebote wünschten und mit der aktuellen Situation unzufrieden waren, aber eigentlich selbst nicht an der Veränderung arbeiten, sondern einfach vorgegebene Angebote erhalten möchten. Wenngleich das Recht auf Nichtpartizipation respektiert werden muss, so erscheint es dennoch notwendig abzuklären, ob es tatsächlich ein Wunsch nach Nichtpartizipation ist, oder vielmehr Mangel an Wissen und Kompetenz über Teilhabemöglichkeiten und der damit zusammenhängenden Konsequenzen. Im Projektverlauf wurde deutlich, dass erst Teilhabevoraussetzungen geschaffen werden müssen und ältere Menschen es häufig nicht gewohnt sind, selbst aktiv zur Veränderung beizutragen bzw. beitragen zu können und zu dürfen. Dabei mussten nicht nur Zeitpunkt und Ort gut gewählt werden, sondern es zeigte sich vor allem auch die Bedeutung von angepassten Methoden.

Im Projektverlauf wurden zwei besonders große Hürden für die Implementierung gemeindebasierter Gesundheitsförderung deutlich:

Zum einen stellte das Fehlen professioneller Angebote alle Beteiligten vor große Herausforderungen. Es gab weder Professionist*innen aus dem Bereich soziale Gemeinwesenarbeit noch aus der Gesundheitsförderung oder anderen verwandten Feldern, welche vor Ort arbeiten. Es zeigte sich deutlich, dass für eine erfolgreiche Implementierung gemeinwesenbasierter Gesundheitsförderung eine Investition in den Aufbau professioneller Dienste notwendig ist und nicht alles auf das Ehrenamt abgewälzt werden darf (Mairhofer, 2021).

Zum anderen stellte die notwendige Flexibilität, Kreativität und Ergebnisoffenheit aufgrund des partizipativen Ansatzes und damit verbunden der große Zeitaufwand die gesamte Projektplanung und -umsetzung immer wieder vor neue Herausforderungen. So brauchte es beispielsweise mehrere Treffen, um festzulegen, wie die Zielgruppe genannt oder eben nicht genannt werden wollte. Die

vorerst vorgeschlagene Begrifflichkeit *Senior*innen* wurden wenig positiv aufgenommen und schließlich einigten sich die Teilnehmenden in einem langen
begleiteten Prozess auf die Bezeichnung *Bürgerinnen und Bürger 60 plus*. Diese
Diskussionen verdeutlichten die Bedeutung von Altersbildern und dass sich ältere
Menschen häufig in einer Identitätskrise (Jaeggi, 1997) befinden.

Das Zusammenführen verschiedener Stakeholder, welche bisher vor allem
auch aufgrund unterschiedlicher hierarchischer Verhältnisse und Kompetenzen
keine Zusammenarbeit gewohnt waren, brauchte viel Zeit und Feingefühl. Erst
mit umfangreicher Vorarbeit konnte von Kooperation und nicht mehr von
Informationsvermittlung bzw. -austausch gesprochen werden. Hierbei wurde die
Bedeutung professioneller Unterstützung besonders deutlich.

Reflexion des Grades der Partizipation

Für den Forschungsprozess besonders bedeutend war die ständige Reflexion über
den Grad der Teilhabemöglichkeiten. Hierfür wurde eine Partizipationsmatrix
erstellt, welche die einzelnen Stakeholder mit der jeweiligen Projektphase und
-maßnahme und dem Grad der Partizipation verbindet. Die farbliche Schattie-
rung dient dem Verständnis: Umso intensiver der Farbton, umso höher ist der
Grad der Partizipation. Das Stufenmodell der Partizipation in der Gesundheitsförderung und Prävention nach Wright et al. (2009, zitiert nach Wright, 2020b)
bildete die Basis für diese Partizipationsmatrix (Abb. 13.1).

Auf den ersten beiden Stufen der Nicht-Partizipation werden diejenigen, deren
Lebenswelt erforscht wird, kategorisch vom Forschungsprozess ausgeschlossen,
ohne Rücksicht auf mögliche negative Konsequenzen beziehungsweise mit der
Erwartung, dass die Beforschten nach den Erwartungen der Forscher*innen handeln. In den Vorstufen der Partizipation werden die Beforschten zwar vermehrt
wahrgenommen und einbezogen (z. B. im Rahmen von Fokusgruppen zur Klä-
rung von Forschungsfragen), doch kann erst auf den Stufen sechs bis acht,
Mitbestimmung bis Entscheidungsmacht, von partizipativer Forschung gesprochen werden, denn erst dort haben alle Beteiligten einen unmittelbaren formalen
Einfluss auf das Forschungsprojekt. Die Selbstorganisation der Forschung, wobei
die Forschungszielgruppe eigenständig das Forschungsvorhaben konzipiert und
umsetzt, wird als „betroffenenkontrollierte Forschung" bezeichnet (Wright, 2016).

Dabei ist nicht unbedingt der höchste Grad an Partizipation aller Akteur*innen
erstrebenswert, sondern dass Partizipationschancen erweitert und reflektiert
werden und dass der Grad den Bedürfnissen und Wünschen der jeweiligen
Stakeholder – und dabei ganz besonders der Zielgruppe – entspricht (Abb. 13.2).

Diese Matrix wird nun anhand des Beispiels *Aktivierung eines PC-Kurses*
erläutert. Im Rahmen des Projektes zeigte sich, dass viele ältere Menschen über

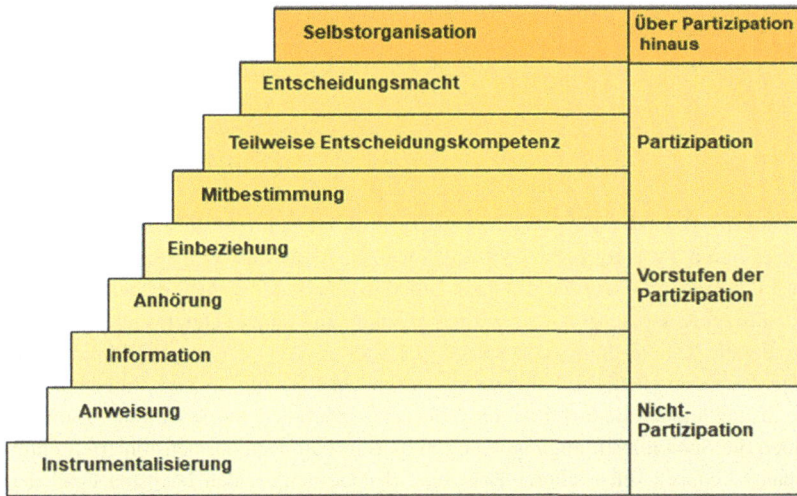

Abb. 13.1 Stufen der Partizipation in der Gesundheitsförderung nach Wright et al. (2009, zitiert nach Wright, 2020, eigene farbliche Anpassung)

Maßnahme Stakeholder	Projektplanung (Projektantrag)	Erhebung Adventsfeier	Umsetzung (PC-Kurs)	Umsetzung (Votrag)	Legende
Projektleitung/ Forscherin	Entscheidungsmacht	Entscheidungsmacht	Information	Teilweise Entscheidungs- kompetenz	Über Partizipation hinaus
Senioren- vereinigungen	Information (als Teil der Bevölkerung, ältere Menschen wurden erst im Prozess zur „Zielgruppe")	Entscheidungsmacht – Selbstorganisation	Selbstorganisation	Entscheidungsmacht	Partizipation
Bildungsausschuss (Projektträger)	Entscheidungsmacht	Mitbestimmung	Keine Partizipation gewünscht/notwendig	Mitbestimmung	Vorstufen der Partizipation
Lokalpolitik	Mitbestimmung	Information – Einbeziehung	Keine Partizipation gewünscht/notwendig	Keine Partizipation gewünscht/notwendig	Nicht-Partizipation
Bürger*innen	Information	Einbeziehung – Mitbestimmung	Information über Umsetzung (Entscheidungsmacht: Themenwahl von Bev.) – Teilnahme Interessierte	Information über Umsetzung (Entscheidungsmacht: Themenwahl von Bev.) – Teilnahme Interessierte	
Andere	Stiftung Vital Mitbestimmung	Studentinnen Sozialpädagogik Einbeziehung	Rentner der Gemeinde als Referent: Selbstorganisation	Seniorenvereinigungen Selbstorganisation	

Abb. 13.2 Ausschnitt der Evaluationsmatrix: Grad der Beteiligung. (Eigene Abbildung)

keine oder kaum digitale Kompetenzen verfügen, aber gerne mit Angehörigen und Bekannten videotelefonieren, Fotos austauschen oder per E-Mail Kontakt halten möchten. Ein weiterer Wunsch war das Lesen der Tagesnachrichten und der Todesanzeigen. Wenngleich ein PC-Kurs von einigen Stakeholdern nicht als gesundheitsfördernd verstanden wurde und daher keine Geldmittel zur Verfügung gestellt werden konnten, so wird durch einen Blick auf soziale Teilhabemöglichkeiten dieser Zusammenhang schnell deutlich. Dieses Beispiel veranschaulicht die Transformationsprozesse, die partizipative Forschung anregt. Innerhalb der transdisziplinären Projektgruppe konnte gemeinsam eine Lösung gefunden und ein Angebot umgesetzt werden. Ein pensionierter Lehrer der Gemeinde verfügte über die nötigen Kompetenzen, diesen Kurs abhalten zu können. Durch seine Kontakte zur Schule konnte er für den späten Nachmittag den dortigen PC-Raum organisieren, wodurch für die älteren Menschen ein kostenloser Kurs, angepasst an die festgehaltenen Bedürfnisse und Wünsche, angeboten werden konnte. Dadurch haben die Seniorenvereinigungen und in diesem Fall auch der pensionierte Lehrer (Spalte *Andere*), selbst älterer Bewohner der Gemeinde, den höchsten Grad der Stufenleiter erreicht, die *Selbstorganisation*. Dieses Beispiel verdeutlicht auch, dass nicht alle Stakeholder den höchsten Grad erreichen müssen und Pluralität sinnvoll ist. Es reichte aus, die Projektleitung darüber zu informieren und die notwendige Unterstützung bei ihr einzuholen (Vorstufe der Partizipation), ebenso war eine aktive Einbindung der Gemeindepolitik nicht nötig.

Fazit

Die abnehmenden Mobilitätsmöglichkeiten, das Zurückgehen sozialer Netzwerke und der oft zunehmende soziale Rückzug sind bedeutende Herausforderungen und Gesundheitsrisiken des Alterns, welchen frühzeitig begegnet werden muss, um ältere Menschen darin zu unterstützen, möglichst lange gesund leben zu können. Eine Angleichung der Umwelt an die Bedürfnisse älterer Menschen ist notwendig. Hierfür braucht es neben dem ehrenamtlichen Angebot vor allem auch professionelle Dienste, wie professionelle gesundheitsfördernde Gemeinwesenarbeit, welche im ländlichen Raum Südtirols noch nicht vorhanden sind.

Obwohl die Förderung von Partizipation zu den Grundprinzipien der Gesundheitsförderung gehört, so gestaltet es sich in der Praxis und Forschung sehr herausfordernd, einen hohen Grad an Beteiligung zu ermöglichen und nicht in einem, häufig üblichen Bereich der Alibipartizipation (Pfaffenberger, 2007; Straßburger & Rieger, 2014; Wright, 2020) zu verweilen. Im Kontext von Forschung,

Politik und Praxis sind Prozesse aufgrund hierarchischer Verhältnisse und Vorgaben oft nicht ergebnis- und prozessoffen und so muss der Grad der Partizipation regelmäßig reflektiert werden, um frei wählbar zu sein/bleiben.

Eine häufige Herausforderung im Rahmen partizipativer Prozesse zeigte sich dann, wenn die Interessen und Erwartungen der professionell-institutionellen Seite nicht mit den Interessen und Erwartungen der Bürger*innen übereinstimmen. Obwohl beispielsweise Gesundheitsbildung, welche durch Wissensvermittlung auf die Förderung gesunden Verhaltens ausgerichtet ist, aus Sicht der Forschung nicht als einzige Maßnahme der Gesundheitsförderung ausreichen kann, so legte die Bevölkerung das Hauptaugenmerk auf diesen Bereich. Aufgrund des partizipativen Prozesses musste diese Entscheidung der Bevölkerung mitgetragen werden, der Hauptteil der Arbeit der Vereinsvertretungen und der finanziellen Ressourcen wurde in den Bereich Gesundheitsbildung, wie beispielsweise Vorträge zu gesunder Ernährung und Bewegung, investiert. Zu bedenken gilt aber, dass die Bevölkerung diese Entscheidung mit einem bestimmten Wissensstand getroffen hat, denn ohne Wissen über die Möglichkeiten und den Umfang eines Bereichs ist eine freie Entscheidung nur bis zu einem bestimmten Grad auch wirklich frei. Diese Freiheit bildet die Grundlage für Beteiligung oder nach Sen und Nussbaum für Verwirklichungschancen beziehungsweise *capabilities* (Bittlingmayer & Ziegler, 2012; Nussbaum, 1999; Sen, 2000). Erst durch Sensibilisierung konnte das Programm erweitert werden, was auch verdeutlicht, dass Teilhabechancen erst geschaffen werden müssen. So fehlte zu Beginn des Projektes das Bewusstsein, dass ein fehlender Treffpunkt für ältere Menschen im Ortskern, geringe Beschäftigungsmöglichkeiten, Überlastung durch Enkelkinderbetreuung, Einsamkeit, unsichere Wege, fehlende Computerkenntnisse und vieles mehr in diesem Projekt thematisiert werden können. Diese Themen wurden von älteren Menschen, aber auch von der Politik, nicht mit Gesundheit in Verbindung gebracht, was aufzeigt, wie wichtig der Prozess der Sensibilisierung und des Empowerments zur Partizipation ist.

Partizipative Prozesse brauchen vor allem eines: sehr viel Zeit. Das Forschungsprojekt war über mehrere Jahre angelegt und ermöglichte intensive Partizipationsprozesse. Im Alltag von Praxis und Forschung ist dies selten gegeben, was Partizipationsprozesse deutlich einschränkt.

Für eine erfolgreiche Umsetzung ist eine intensive Kooperation von Forschung, Praxis, Politik und Bevölkerung wichtige Voraussetzung. Zeit, Flexibilität, Zusammenarbeit auf Augenhöhe und die Bereitschaft zu einer Abkehr von Hierarchien sind dabei besondere Herausforderungen partizipativer Praxis und Forschung. Im Rahmen dieser Forschung konnte aufgezeigt werden, dass partizipative Forschung trotz vieler Herausforderungen und eines hohen Ausmaßes an Investitionen, wie Zeit und Personal, doch langfristig sehr vielversprechend scheint und nicht nur Daten gewonnen werden, sondern gleichzeitig nachhaltige Transformationsprozesse angeregt werden und bereits durch den Forschungs- prozess selbst gesunde Lebenswelten für ältere Menschen gefördert werden können.

Literatur

Baumgartner, K., Kolland, F. & Wanka, A. (2013). *Altern im ländlichen Raum: Entwicklungs- möglichkeiten und Teilhabepotenziale.* Kohlhammer.

Bittlingmayer, U. H. & Ziegler, H. (2012). *Public Health und das gute Leben: Der Capability-Approach als normatives Fundament interventionsbezogener Gesundheits- wissenschaften?* WZB Discussion Paper, No. SP I 2012-301. https://www.researchgate. net/publication/254460896_Public_Health_und_das_gute_Leben_Der_Capability-App roach_als_normatives_Fundament_interventionsbezogener_Gesundheitswissenschaften. Zugegriffen: 15. Okt. 2020.

Elsen, S. (2014). Soziale Innovation, ökosoziale Ökonomien und Community Development. In: S. Elsen & W. Lorenz (Hrsg.), *Social Innovation, Participation and the Development of Society: Soziale Innovation, Partizipation und die Entwicklung der Gesellschaft* (S. 231–263). Bu-Press.

Fachinger, U. & Künemund, H. (2015). Einleitung. In: U. Fachinger & H. Künemund (Hrsg.), *Gerontologie und ländlicher Raum. Vechtaer Beiträge zur Gerontologie.* Springer VS. https://doi-org.libproxy.unibz.it/10.1007/978-3-658-09005-0_1.

ICPHR. (2013). *Position paper 1: What is participatory health research?* International Col- laboration for Participatory Health Research. http://www.icphr.org/. Zugegriffen: 12. Okt. 2020.

ICPHR. (2015). Ensuring quality: Indicative characteristics of participatory (health) research. http://www.icphr.org/uploads/2/0/3/9/20399575/qualtiy_criteria_for_participa tory_health_research_-_cook_-_version_15_08_21__1_.pdf. Zugegriffen: 13. Aug. 2020.

Jaeggi, E. (1997). Die Jungen Alten. *Journal für Psychologie, 5*(4), 55–61.

Kühnemund, C. & Kümpers, S. (2018). Gesundheitsförderung für Ältere im Stadtteil. *Public Health Forum, 26*(2), 123–126. https://doi.org/10.1515/pubhef-2018-0012.

Künemund, H. & Schroeter, K. (2015). Gerontologie – Multi-, Inter- und Transdisziplinarität in Theorie und Praxis? *Z Gerontol Geriat, 48,* 215–219. https://doi-org.libproxy.unibz.it/ 10.1007/s00391-015-0875-2.

Lenz, W. (Hrsg.) (2010). *Interdisziplinarität – Wissenschaft im Wandel: Beiträge zur Entwicklung der Fakultät für Umwelt-, Regional- und Bildungswissenschaften.* Löcker.

Mairhofer, S. (2021). Gesunde Lebenswelten partizipativ gestalten: Die Bedeutung des Ehren- amtes für ein gesundes Altern im ländlichen Raum. In: C. Weidmann & B. Reime (Hrsg.), *Gesundheitsförderung und Versorgung im ländlichen Raum. Grundlagen und Interventionskonzepte.* Hogrefe.

Mairhofer, S. & Teti, A. (2020). Age-appropriate healthy living – Research examples from German and Italy. *European Journal of Public Health, 30*(5), 166–359. https://doi.org/10. 1093/eurpub/ckaa166.359.

Nussbaum, M. C. (1999). *Gerechtigkeit oder das gute Leben*. Suhrkamp.

Pfaffenberger, H. (2007). Partizipation. In: Deutscher Verein für öffentliche und private Fürsorge (Hrsg.), *Fachlexikon der sozialen Arbeit* (S. 693–694). Nomos.

Rowe, J. W. & Kahn, L. R. (1997). Successful aging. *The Gerontologist, 37*, 433–440.

Sen, A. (2000). *Ökonomie für den Menschen: Wege zu Gerechtigkeit und Solidarität in der Marktwirtschaft*. Hanser.

Straßburger, G. & Rieger, J. (2014). *Partizipation Kompakt: Für Studium, Lehre und Praxis sozialer Berufe*. Beltz.

Süß, W. & Trojan, A. (2020). Gemeindeorientierung. In: Bundeszentrale für gesundheitliche Aufklärung (BZgA), Leitbegriffe der Gesundheits-förderung. www.bzga.de/leitbegriffe/. https://doi.org/10.17623/BZGA:224-i021-2.0. Zugegriffen: 12. Sept. 2020.

Teti, A. (2015). Wohnen im Alter. In: K. Jacobs, A. Kuhlmey, A. Schwinger & S. Greß (Hrsg.), *Pflege Report 2015 – Pflege zwischen Heim und Häuslichkeit* (S. 15–25). Schattauer.

Teti, A. & Mairhofer, S. (2017). Altersgerechte Gestaltung gesunder Lebenswelten in der Gemeinde. In: S. Zerbe, L. Brusetti, B. Plagg & A. Polo (Hrsg.), *TER: Transdisciplinary environment and health research network South Tyrol* (S. 8). TER und Freie Universität Bozen.

Van der Donk, C., Van Lanen, B. & Wright, M. (2014). *Praxisforschung im Sozial- und Gesundheitswesen*. Huber.

Von Unger, H. (2014). *Partizipative Forschung: Einführung in die Forschungspraxis*. Springer.

Weidmann, C. & Reime, B. (2021). *Gesundheitsförderung und Versorgung im ländlichen Raum. Grundlagen und Interventionskonzepte*. Hogrefe.

WHO (1986). *Ottawa-Charta der Gesundheitsförderung*. http://www.euro.who.int/__data/assets/pdf_file/0006/129534/Ottawa_Charter_G.pdf. Zugegriffen: 15. Sept. 2020.

WHO (2002). *Aktiv Altern: Rahmenbedingungen und Vorschläge für politisches Handeln*. http://apps.who.int/iris/bitstream/10665/67215/2/WHO_NMH_NPH_02.8_ger.pdf. Zugegriffen: 2. Apr. 2017.

WHO (2020a). Proposal decade of healthy ageing 2020–2030. https://www.who.int/docs/default-source/decade-of-healthy-ageing/final-decade-proposal/decade-proposal-final-apr2020-en.pdf?sfvrsn=b4b75ebc_5. Zugegriffen: 11. Okt. 2020.

WHO (2020b). Decade of healthy ageing 2020–2030. https://apps.who.int/gb/ebwha/pdf_files/EB146/B146(13)-en.pdf. Zugegriffen: 11. Okt. 2020.

Wright, M. T. (Hrsg.) (2010). *Partizipative Qualitätsentwicklung in der Gesundheitsförderung und Prävention*. Huber.

Wright, M. T. (2016). *Partizipative Gesundheitsforschung*. In: Bundeszentrale für gesundheitliche Aufklärung (BZgA), Leitbegriffe der Gesundheitsförderung. www.bzga.de/leitbegriffe/. https://doi.org/10.17623/BZGA:224-i085-1.0. Zugegriffen: 29. Jan. 2021.

Wright, M. T. (2020) *Partizipation: Mitentscheidung der Bürgerinnen und Bürger*. In: Bundeszentrale für gesundheitliche Aufklärung (BZgA), Leitbegriffe der Gesundheitsförderung. www.bzga.de/leitbegriffe/. https://doi.org/10.17623/BZGA:224-i084-1.0. Zugegriffen: 29. Jan. 2021.

Open Access Dieses Kapitel wird unter der Creative Commons Namensnennung 4.0 International Lizenz (http://creativecommons.org/licenses/by/4.0/deed.de) veröffentlicht, welche die Nutzung, Vervielfältigung, Bearbeitung, Verbreitung und Wiedergabe in jeglichem Medium und Format erlaubt, sofern Sie den/die ursprünglichen Autor(en) und die Quelle ordnungsgemäß nennen, einen Link zur Creative Commons Lizenz beifügen und angeben, ob Änderungen vorgenommen wurden.

Die in diesem Kapitel enthaltenen Bilder und sonstiges Drittmaterial unterliegen ebenfalls der genannten Creative Commons Lizenz, sofern sich aus der Abbildungslegende nichts anderes ergibt. Sofern das betreffende Material nicht unter der genannten Creative Commons Lizenz steht und die betreffende Handlung nicht nach gesetzlichen Vorschriften erlaubt ist, ist für die oben aufgeführten Weiterverwendungen des Materials die Einwilligung des jeweiligen Rechteinhabers einzuholen.

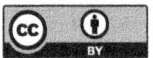

Ältere Menschen im Wohnquartier Margaretenau in Regensburg – aktuelle Situation und zukünftiger Bedarf

14

Sonja Haug und Miriam Vetter

14.1 Einleitung

Der Beitrag befasst sich mit der Frage, welche Bedürfnisse ältere Menschen bei der energetischen Gebäude- und Quartierssanierung haben und welche Herausforderungen und Chancen sich hierbei für Baugenossenschaften ergeben. Besonders im Alter wird im Vergleich zu jüngeren, örtlich unabhängigeren Menschen das Quartier bedeutender (Saup, 1993, S. 177). Dabei haben nicht nur die Gestaltung der Wohnung, sondern auch außerhäusliche Aktivitäten, soziale Zusammengehörigkeit und stadtteilbezogene Identität Einfluss auf das Wohlbefinden im Alter (Oswald & Konopik, 2015, S. 401). Ein Grund liegt darin, dass durch körperliche Einschränkungen, fehlende finanzielle Mittel und durch geringe Aktionsradien das nähere, räumliche Umfeld seltener verlassen werden kann (Eichler & Holz, 2014, S. 4). Im Alter konzentrieren sich daher die sozialen Beziehungen überwiegend im Quartier. Inzwischen wird auch bei kleinräumigen Sanierungen oder Quartiersneugestaltungen zunehmend eine altersgerechte Perspektive eingenommen. Ziel ist es, durch wohnortnahe Unterstützungs-, Teilhabe-

Beitrag zu: Andrea Teti, Harald Künemund, Judith Fuchs, Enno Nowossadeck (Hrsg.), Tagungsband: Wohnen und Gesundheit im Alter, in der Reihe Vechtaer Beiträge zur Gerontologie. Wiesbaden: Springer VS

S. Haug (✉) · M. Vetter
Institut für Sozialforschung und Technikfolgenabschätzung (IST), Ostbayerische Technische Hochschule, Regensburg, Deutschland
E-Mail: sonja.haug@oth-regensburg.de

© Der/die Autor(en) 2022
A. Teti et al. (Hrsg.), *Wohnen und Gesundheit im Alter,* Vechtaer Beiträge zur Gerontologie, https://doi.org/10.1007/978-3-658-34386-6_14

und Versorgungsstrukturen einen längeren Verbleib Älterer in der eigenen Wohnung zu ermöglichen (Cirkel, 2017, S. 7). Exemplarisch kann hierzu auf die Studie von Opitz und Pfaffenbach (2018) verwiesen werden, die die Lebensqualität der Bewohnerinnen und Bewohner im ländlichen Raum sozialräumlich analysiert haben. Heinze (siehe Beitrag in diesem Band) plädiert ebenfalls für integrierte, quartiersnahe Lösungen für das Wohnen im Alter. Durch Quartiersgestaltungen und Sanierungsmaßnahmen wird der lokale Nahraum an die Bedürfnisse älterer Menschen angepasst, um ihnen so einen längeren Verbleib in ihrer gewohnten Umgebung zu ermöglichen (Kremer-Preiß, 2013, S. 65). Genossenschaften weisen hierbei durch ihre Organisationsform hohes Unterstützungspotenzial auf, das nach Ansicht von Heinze et al. (2019, S. 27) bisher relativ wenig wahrgenommen wurde.

14.2 Das Wohnquartier Margaretenau in Regensburg

„Es ist eine Gnade, hier zu leben" (Hans Bretz, Margaretenau, 2018, S. 1).

„Es ist eine Gnade, in der Margaretenau wohnen zu dürfen" (Quelle: MAGGIE Haushaltsbefragung, Fragebogen Nr. 187).

Im Rahmen der interdisziplinären Forschungsprojekte MAGGIE und SAMM wird die Sanierung des genossenschaftlichen Wohnquartiers Margaretenau mit einer Sozialstudie begleitet. Das Projekt hat zum Ziel, städtischen Wohnraum ressourcenschonend und klimafreundlich energetisch zu modernisieren; der historische Charakter soll dabei ebenfalls erhalten bleiben. Ein Team aus den Bereichen Architektur, Bauphysik, Elektrotechnik und den Sozialwissenschaften erarbeitet zusammen mit der Stadt Regensburg und der Baugenossenschaft Margaretenau ein innovatives Lösungskonzept für eine energetische Quartierssanierung mit geringeren Energiekosten für die Bewohnerinnen und Bewohner sowie geringeren Treibgasemissionen für die Umwelt (Riederer et al., 2019, S. 16). Das Konzept soll erprobt und in den kommenden Jahren für das gesamte Wohnquartier schrittweise umgesetzt werden (Stadt Regensburg, 2018). Diese Arbeiten schließen an das Projekt RENARHIS an (Haug & Vernim, 2016, S. 3; Haug et al., 2017, S. 580; Haug & Steffens, 2019, S. 20).

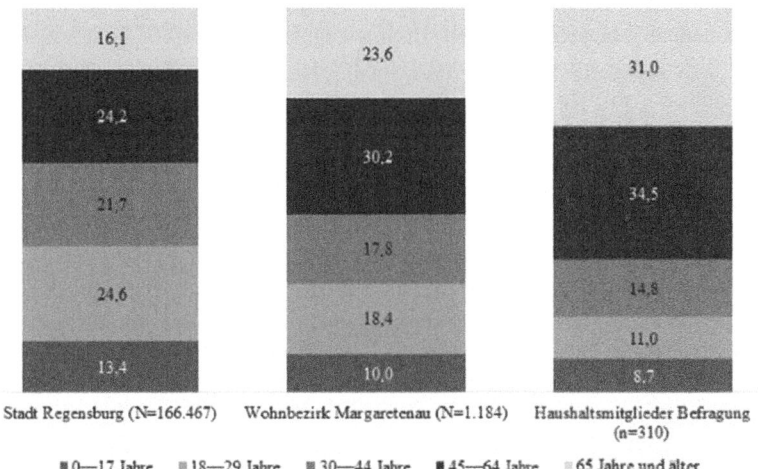

Stadt Regensburg (N=166.467)   Wohnbezirk Margaretenau (N=1.184)   Haushaltsmitglieder Befragung
(n=310)

■ 0—17 Jahre   ■ 18—29 Jahre   ■ 30—44 Jahre   ■ 45—64 Jahre   ▪ 65 Jahre und älter

Abb. 14.1 Altersstruktur Regensburg, Wohnbezirk Margaretenau und Befragung 2019. (Daten: Amt für Stadtentwicklung/Stadt Regensburg, MAGGIE Haushaltsbefragung, eigene Auswertung, in Prozent)

14.2.1 Altersstruktur

Überdurchschnittliches Alter ist ein wesentliches Charakteristikum bei Genossenschaftsmitgliedern (Theurl et al., 2013, S. 32). Im Vorfeld der Haushaltsbefragung wurden amtliche Daten zur Sozialstruktur des Quartiers „Wohnbezirk Margaretenau", das neben der Wohnbaugenossenschaft auch weitere Gebäude umfasst, im Vergleich zur gesamten Stadt Regensburg analysiert (Abb. 14.1). Auch im Wohnbezirk Margaretenau zeigt sich ein Alterseffekt. Knapp ein Viertel der Bevölkerung ist 65 Jahre oder älter.

14.2.2 Methode

Alle 344 Haushalte der Baugenossenschaft Margaretenau eG wurden im Januar 2019 mit schriftlichen, standardisierten Fragebögen befragt. An der Befragung nahmen 195 Haushalte (57 %) teil. Der seniorengerecht im Schriftgrad 14 erstellte 13-seitige Fragebogen bezog sich auf die energetische Sanierung, das Mobilitätsverhalten, das aktuelle und zukünftige Wohnen und Wünsche in Bezug auf nachhaltige und soziale Gemeinschaftsangebote. Die Mitglieder der 195 teilnehmenden Haushalte wurden zusammengefasst, woraus sich die Summe von 310 Personen ergab. Haushaltsmitglieder der MAGGIE-Studie gehören sehr viel häufiger zur Altersgruppe der über 65-Jährigen und auch der 45- bis 64-Jährigen (Abb. 14.1). Kinder, Jugendliche und jüngere Personen sind im Vergleich zur Stadt Regensburg und zum gesamten Wohnbezirk Margaretenau seltener vertreten. Dies ist unter anderem durch relativ kleine Wohneinheiten im Untersuchungsgebiet erklärbar.

Für die Analyse wurde zwischen jüngeren und Senioren-Haushalten mit mindestens einer 65-jährigen Person (37 % der Haushalte) unterschieden. Da Senioren überwiegend in Einpersonenhaushalten leben, ist ihre durchschnittliche Haushaltsgröße geringer (M = 1,44; SD = 0,91) als bei jüngeren Familien (M = 1,81; SD = 0,53), der Unterschied ist höchst signifikant (t-Test p ≤ 0,001; n = 193).

14.3 Altersgerechte Quartiersgestaltung und barrierereduziertes Wohnen

In diesem Beitrag wird die Margaretenau Regensburg aus einer seniorenspezifischen Perspektive betrachtet. Dies soll Möglichkeiten aufweisen, wie das Quartier hinsichtlich Wohnbedingungen und gesellschaftlicher Teilhabe angepasst werden kann.

14.3.1 Altersgerechtes und barrierereduziertes Wohnen

Der Begriff „altersgerecht" zielt nicht nur auf die seniorenspezifische Anpassung der Wohn- und Lebensbedingungen, sondern beinhaltet auch eine generationenübergreifende Dimension (Gädker et al., 2012, S. 1). „Eine altersgerechte Wohnung umfasst nicht nur eine weitgehend barrierefreie/-reduzierte Wohnung, sondern auch ein barrierefreies/-reduziertes Wohnumfeld, die ortsnahe Verfügbarkeit wesentlicher Infrastruktureinrichtungen sowie soziale und pflegerische Unterstützungsangebote. Von einer barrierefreien/-reduzierten Wohnung wird ausgegangen, wenn bestimmte Mindeststandards des barrierefreien/-reduzierten Wohnens eingehalten werden." (BMVBS, 2011, S. 25). Eine altersgerechte Wohnung soll im Gegensatz zur exakt definierten barrierefreien Bauweise folgende Mindestanforderungen aufweisen: Nicht mehr als drei Stufen zum Haus oder

Wohnungseingang, keine Stufen innerhalb der Wohnung, ausreichende Bewegungsflächen und Türbreiten im Sanitärbereich, Vorhandensein einer bodengleichen Dusche (BMVBS, 2011, S. 25). Meist profitieren von einer altersgerechten Bauweise nicht nur ältere Menschen, sondern auch weitere Personengruppen wie Menschen mit Handicap oder Familien mit Kleinkindern (Gädker et al., 2012, S. 1). Meist wird ein altersgerechter Umbau vorausschauend geplant, um trotz altersbedingter und gesundheitlicher Einschränkungen in der Wohnung verbleiben zu können. Am häufigsten erfolgt dies in der Altersklasse der 45- bis 64-Jährigen (Prognos, 2014).

93 % der älteren Menschen in Deutschland wohnen in einer „normalen Wohnung", 4 % in einem Alten- bzw. Pflegeheim, und andere Wohnformen sind noch seltener (Penger et al., 2019, S. 418). Barrierereduzierte Wohnungen sind wenig verbreitet (Penger et al., 2019, S. 419). „Unter den 40- bis 85-Jährigen leben im Jahr 2014 nur 2,9 % in einer barrierereduzierten Wohnung. Von den Personen, die eine Gehhilfe, einen Rollator beziehungsweise einen Rollstuhl benutzen, haben im Jahr 2014 6,9 % eine barrierereduzierte Wohnung" (Nowossadeck & Engstler, 2017, S. 287).

Nach einer Befragung durch TNS im Auftrag des Bundesverbands freier Immobilien- und Wohnungsunternehmen bei Personen ab 50 Jahren (n = 1100) bevorzugen zwei Drittel ein eigenständiges Leben in einer gewöhnlichen Wohnung oder im Haus. Nur ein Drittel möchte zwecks altersgerechten Wohnens umziehen. Etwa die Hälfte der Befragten würde stattdessen lieber die Wohnung oder das Haus umbauen (BFW, 2011). Ein Verlust der Selbstständigkeit im Alter wäre für über 80 % der Befragten ein Umzugsgrund. Die im Alter von 70 Jahren bevorzugte Wohnform ist die eigene Wohnung bzw. Haus, für 67 % ohne Hilfe und 57 % mit Hilfe. 32 % nennen Mehrgenerationenwohnen, 23 % betreutes Wohnen ohne Hilfe und 22 % mit Hilfe (TNS-Emnid, 2011a). Auf die Frage nach dem Alter, in dem man in eine altersgerechte Wohnung ziehen solle, antworteten 6 % „im Alter 60 bis 69 Jahre", 22 % „im Alter 70 bis 79 Jahre" und 15 % „im Alter 80 und mehr" (TNS Emnid, 2011b).

Obgleich ein Verbleib in einer nicht altersangepassten Wohnung mit Risiken verbunden ist, liegt die Priorität beim Verbleib in der bisherigen Wohnung. Begründbar ist dies auch durch eine im internationalen Vergleich in Deutschland überdurchschnittlich lange Wohndauer in einer Wohnung/einem Haus und eine durch steigende Wohndauer sinkende Mobilitätsbereitschaft (Höpflinger, 2017, S. 11). Nach Teti et al. (2014, S. 324) ist die als „stayers" bezeichnete Personengruppe erwartungsgemäß deutlich häufiger als sogenannte „movers" zu einem Wohnstandortwechsel bereit. Eine Seniorenbefragung (älter als 65 Jahre) ergab, dass 70 % nicht in eine altersgerechte Wohnung umziehen wollen; bei Personen

ab 80 Jahren liegt dieser Anteil der nicht umzugsbereiten Personen bei 81 %
(BMVBS, 2011, S. 56). Allerdings ist auch die Bereitschaft zu Umbaumaßnahmen zur Barrierereduzierung mit 17 % der 65 bis 79-Jährigen und 6 % der ab
80-Jährigen relativ gering (BMVBS, 2011, S. 57).

14.3.2 Veränderungsabsichten im Alter und barrierereduziertes Wohnen

Die durchschnittliche Wohndauer in der Margaretenau ist mit 19 Jahren sehr lang
(M = 18,99; SD 17,10). Ältere Haushalte leben seit durchschnittlich 28 Jahren
in der aktuellen Wohnung (M = 27,97; SD = 19,29), während jüngere Personen
im Durchschnitt 14 Jahre dort verbracht haben (M = 13,72; SD = 13,14, t-Test
p ≤ 0,001).

Insgesamt wollen 80 % dauerhaft bzw. auch im Alter in ihrer Wohnung bleiben, 89,3 % wollen dauerhaft bzw. auch im Alter in der Wohnbaugenossenschaft
Margaretenau leben. Die Betrachtung der zukünftigen Wohnorte zeigt, dass sich
nur 2,8 % der Senioren-Haushalte verändern wollen, wohingegen ein Fünftel der
jüngeren Haushalte (23,4 %) über Veränderungsabsichten nachdenkt (Chi^2-Test
p ≤ 0,01). Somit wurden die oben aufgeführten Ergebnisse von Studien bestätigt.
Die Umzugs- und Veränderungsbereitschaft ist im höheren Alter geringer.

Ein Viertel der Haushalte wünscht sich einen Umzug in eine sanierte, 17,8 %
in eine barrierefreie und 14,7 % der Befragten einen Umzug in eine größere
Wohnung (Tab. 14.1). Unerwartet ist, dass Senioren-Haushalte seltener an einer
barrierefreien Wohnung interessiert sind als jüngere Haushalte. Bei den Senio-
renhaushalten, die einen Umzug in eine barrierefreie Wohnung wünschen, steht
Barrierefreiheit im Bereich Bad/Badewanne/Dusche an erster Stelle, während die
jüngeren Haushalte häufiger an Barrieren im Hauseingang/Treppenaufgang oder
bei Türschwellen/Türbreiten in der Wohnung denken.

Eine Verkleinerung der Wohnsituation ist mit 6,6 % selten gewünscht. Auch
selten ist mit 8,0 % ein Auszug von Haushaltsmitgliedern absehbar, bei Senio-
renhaushalten signifikant seltener als bei Nicht-Seniorenhaushalten (Chi^2-Test
p ≤ 0,01). Insbesondere jüngere Haushalte stehen einer Vergrößerung der Wohnsituation (Chi^2-Test p ≤ 0,01) und einem Umzug in eine sanierte Wohnung
positiver gegenüber als Seniorenhaushalte (Chi^2-Test p ≤ 0,01).

Die Verbundenheit mit der Wohnsituation macht sich auch in den Zufrie-
denheitswerten bemerkbar. Die Mehrheit ist mit der Wohnausstattung zufrieden
(Skala 1: sehr zufrieden, 2: zufrieden, 3: mittel, 4: unzufrieden, 5: sehr unzufrieden. M = 2,23; SD = 0,95). Der Mittelwert für die Zufriedenheit mit der

Tab. 14.1 Veränderungsabsichten nach Alter. (Quelle: MAGGIE Haushaltsbefragung, eigene Auswertung)

Veränderungsabsichten	Gesamt	Nicht-Senioren-Haushalte	Senioren-Haushalte	n
Auszug von Haushaltsmitgliedern absehbar	8,0 %	11,8 %	1,5 %	176
Vergrößerung der Wohnsituation	14,7 %	23,7 %	0,8 %	184
Verkleinerung der Wohnsituation	6,6 %	6,3 %	7,2 %	181
Umzug in sanierte Wohnung	26,5 %	35,7 %	11,4 %	185
Umzug in barrierefreie Wohnung	17,8 %	18,6 %	16,4 %	180

Miethöhe ist noch höher, er beträgt 1,73 (SD = 0,82). Die Zufriedenheit mit Heiz- und Stromkosten ist dagegen etwas geringer (Heizkosten M = 2,39; SD = 0,96; Stromkosten M = 2,43; SD = 0,91). Letztere deuten auf den Bedarf der energetischen Sanierung und auf überdurchschnittlich hohe Energiekosten hin, die durch die Sanierungsmaßnahmen reduziert werden sollen. Auf Ergebnisse zur energetischen Sanierung der Margaretenau wird an dieser Stelle nicht eingegangen (siehe dazu Haug et al., 2020).

14.4 Gesellschaftliche Teilhabe, Zusammenleben und Soziales Kapital

Die Befragung sollte Möglichkeiten für die zukünftige Gestaltung der gesellschaftlichen Teilhabe und sozialen Einbettung im Quartier aufzeigen. Im Folgenden werden Ergebnisse zu Beteiligungswünschen am genossenschaftlichen Zusammenleben dargestellt.

14.4.1 Wohnumfeld und Gemeinschaftseinrichtungen

Das Untersuchungsgebiet Margaretenau ist von einem dichten Nachbarschaftsge-
füge geprägt. Die Mehrheit von 92,1 % ist sehr zufrieden oder zufrieden mit dem
genossenschaftlichen Zusammenleben. Wöchentlichen Kontakt zur Nachbarschaft
pflegt knapp die Hälfte der Haushalte. Verstärkt wird dies durch verwandtschaft-
liche Beziehungen, jeder Zweite hat eine verwandte Person im näheren Umfeld.
Ältere zeigen sich signifikant zufriedener und weisen mehr Kontakt auf als jüngere Haushalte. Ein Viertel der jüngeren Haushalte wünscht sich mehr Kontakt
zur Nachbarschaft.

Eine altersgerechte Wohnumfeldgestaltung umfasst auch Unterstützungs- oder
Gemeinschaftsangebote. Drei Viertel der Befragten sehen einen Bedarf für
Gemeinschaftseinrichtungen (Tab. 14.2). An erster Stelle interessieren sich
46,2 % der Haushalte für einen Quartiersladen, da es in fußläufiger Umgebung
keine Nahversorgung gibt. Auch Bedarfe für einen Außensitzplatz wurden von
40,0 % bzw. für einen Anbieter professioneller, pflegerischer Versorgung (z. B.
durch einen ambulanten Pflegedienst) von 26,7 % genannt. Einer Begegnungs-
stätte und einer Freizeitstätte steht nur etwa ein Fünftel der Befragten offen

Tab. 14.2 Wünsche für soziale Treffpunkte nach Haushaltstyp, Mehrfachnennung möglich.
(Quelle: MAGGIE Haushaltsbefragung, eigene Auswertung)

Soziale Treffpunkte	Gesamt	Nicht-Senioren-Haushalte	Senioren-Haushalte	N
Quartiersladen	46,2 %	51,6 %	37,0 %	90
Erholungsstätte wie Außensitzplatz oder Grillplatz	40,0 %	50,8 %	21,9 %	78
Anbieter für die professionelle, pflegerische Versorgung	26,7 %	27,9 %	24,7 %	52
Begegnungsstätte wie ein Bürgertreff	23,6 %	23,0 %	24,7 %	46
Freizeitstätte wie ein Spielplatz	20,5 %	24,6 %	13,7 %	40
Gemeinschaftsaktivitäten	13,8 %	14,8 %	12,3 %	27
Sonstige soziale Treffpunkte wie ein mietbarer Raum für Festlichkeiten	1,5 %	1,6 %	1,4 %	3

gegenüber. Gemeinschaftsaktivitäten im kulturellen oder sozialen Bereich werden von etwa einem Zehntel gewünscht.

Es zeigen sich altersspezifische Unterschiede in Bezug auf die Präferenzen für Gemeinschaftseinrichtungen: Jüngere Haushalte legen signifikant mehr Wert auf einen Quartiersladen als Seniorenhaushalte (Chi^2-Test p $\leq$ 0,05). Auch signifikant höher ist der Wunsch jüngerer Haushalte nach Erholungsstätten (Chi^2-Test p $\leq$ 0,001) und Freizeitstätten (nicht signifikant). Unerwartet interessieren sich auch jüngere Haushalte häufiger als Seniorenhaushalte für einen ambulanten Pflegedienstleister im Quartier.

14.4.2 Lokales soziales Kapital

Der Begriff *soziales Kapital* wurde 1961 in der stadtsoziologischen Studie von Jane Jacobs eingebracht, in der sie verschiedene Funktionen von Nachbarschaftsvierteln und den darin enthaltenen städtischen Anlagen untersuchte (Haug & Gerlitz, 2007, S. 190). Jacobs führt positive Aspekte des sozialen Kapitals vor allem auf die Stadtplanung, Straßenführung und Architektur in Wohngebieten zurück, die das Gemeinschaftsgefühl und die Entstehung von Beziehungsnetzen entscheidend beeinflussen können. Nach Schnur (2010, S. 110) können besonders in stark vom Alter geprägten Quartieren nachbarschaftsorientierte, intergenerationelle Beziehungen stabilisierend wirken.

Nach Schnur (2003, S. 73) wurde ein *lokaler Sozialkapitalindex* als additiver Index aus folgenden Variablen gebildet: zusammenlebend mit Ehepartner, Verwandtschaft in der Margaretenau, Zufriedenheitswerte mit Zusammenleben im Wohnblock, Kontaktintensität mit Nachbarschaft, Ehrenamtsquote (freiwillige ehrenamtliche Tätigkeit), Engagementbereitschaft für die Genossenschaft, geleistete und erhaltene Nachbarschaftshilfe. Aus den Angaben zu den genannten Fragen wurde ein Sozialkapitalindex berechnet, der zwischen 0,13 (sehr wenig Sozialkapital) bis 0,88 (sehr viel Sozialkapital) variiert. Die Quartiersbevölkerung weist mittleres bis höheres Sozialkapital auf. Für die Nicht-Senioren-Haushalte (n = 102) zeigt sich im Mittelwertevergleich ein minimal höherer Mittelwert von 0,54 des Sozialkapitalindexes mit einer Streuung von 0,19. Bei den Senioren-Haushalten (n = 59) liegt dieser bei 0,5 mit einer Standardabweichung von 0,17, jedoch ist dieser Unterschied nicht signifikant (t-Test p > 0,05). Der Median liegt bei einem Wert von 0,63, wobei dieser bei den Senioren-Haushalten niedriger als bei den jüngeren Haushalten ausfällt. Der Median des Sozialkapitalindexes ist von der Wohndauer unabhängig, jedoch weisen Haushalte mit einer Wohndauer von unter 19 Jahren teilweise sehr niedrige Werte auf. Ein Grund für diese Verteilung könnte sein, dass bei der Vergabe von Wohnungen Haushalte mit verwandtschaftlichen Beziehungen in der Genossenschaft bevorzugt werden.

14.5 Fazit

Die hohe Teilnahmequote bei der Befragung zeigt, dass die Bereitschaft der (älteren) Bewohnerschaft, aktiv bei der Planung der Gebäudesanierung und Quartiersentwicklung in der Genossenschaft Margaretenau mitzuwirken, sehr hoch ist. Die älteren Haushalte sind überwiegend sesshaft im Quartier. Das in der Literatur beschriebene Konzept *ageing in place* (Davey et al., 2004, S. 20) konnte bestätigt werden. Der Anteil der Sesshaften übersteigt erwartungsgemäß den der Veränderungsbereiten, wie auch bei Teti et al. (2014, S. 325). Dass Senioren-Haushalte in unserer Studie relativ wenig Interesse an barrierereduziertem Wohnen zeigen, müsste noch vertieft untersucht werden. Senioren-Haushalte, die einen Umzug in eine barrierearme Wohnung innerhalb der Genossenschaft in Erwägung ziehen, wünschen vor allem ein barrierefreies Bad, wohingegen Barrieren bei Türschwellen oder beim Hauseingang für jüngere Haushalte relevanter sind. Ein Aspekt ist auch, dass für Senioren-Haushalte im Vordergrund steht, die eigene Wohnung und direkte Nachbarschaft nicht zu verlassen und eine Sanierung in bewohntem Zustand zu realisieren. Es konnte belegt werden, dass die genossenschaftliche Wohnform relativ hohes lokales Sozialkapital erzeugt und so Isolation entgegenwirken kann. Der Bedarf für soziale Treffpunkte und einen Quartiersladen im Untersuchungsgebiet ebenso wie für einen Pflegedienst ist Basis für Empfehlungen an das Sanierungsmanagement.

Danksagung Das Projekt „MAGGIE – Energetische Modernisierung des genossenschaftlichen Wohnquartiers Margaretenau in Regensburg" wird gefördert durch das Bundesministerium für Wirtschaft und Energie (Förderlinie „Solares Bauen", Kennzeichen 03SBE0007). Das Sanierungsmanagement Margaretenau (SAMM), vertreten durch das Architekturbüro Luxgreen, wird finanziert durch die Stadt Regensburg und die KfW-Bank.

Literatur

Baugenossenschaft Margaretenau eG (2018). *„Es ist eine Gnade, hier zu leben." 100 Jahre Baugenossenschaft Margaretenau 1918–2018.* Baugenossenschaft Margaretenau eG.
Bundesministerium für Verkehr, Bau und Stadtentwicklung (BMVBS) (2011). *Wohnen im Alter. Marktprozesse und wohnungspolitischer Handlungsbedarf.* BMVBS

Forschungen Heft 147. https://www.bbsr.bund.de/BBSR/DE/Veroeffentlichungen/minist erien/BMVBS/Forschungen/2011/Heft147_DL.pdf. Zugegriffen: 25. Juni 2020.

Bundesverband freier Immobilien- und Wohnungsunternehmer e. V. (BFW) (2011). TNS Emnid-Umfrage: Wie wollen wir im Alter wohnen? – Verbände legen repräsentative Befragung zu Wohnwünschen von Senioren vor. https://www.dgap.de/dgap/News/corpor ate/tns-emnidumfrage-wie-wollen-wir-alter-wohnen-verbaende-legen-repraesentative-befragung-wohnwuenschen-von-senioren-vor/?newsID=656166. Zugegriffen: 25. Juni 2020.

Cirkel, M. (2017). *Altengerechte Quartiersentwicklung – Erfahrungen und Strategien.* Institut Arbeit und Technik (IAT), Forschung aktuell (01). https://www.iat.eu/forschung-aktuell/ 2017/fa2017-01.pdf. Zugegriffen: 25. Juni 2020.

Davey, J., de Joux, V., Nana, G. & Arcus, M. (2004). *Accommodation options for older people in Aotearoa/New Zealand.* NZ Institute for Research on Ageing/Business and Economic Research Ltd, for Centre for Housing Research. https://thehub.swa.govt.nz/assets/docume nts/accommodation_options_for_older_people_in_aotearoa_new_zealand.pdf. Zugegriffen: 25. Juni 2020.

Eichler, A. & Holz, G. (2014). *Inklusive Gesellschaft – Teilhabe in Deutschland. Älter werden im Quartier – Sozialraumorientierte Unterstützung älterer Menschen.* Institut für Sozialarbeit und Sozialpädagogik e. V. https://www.awo.org/sites/default/files/2017-01/AWO_ ISS_Inklusion_F4.pdf. Zugegriffen: 25. Juni 2020.

Gädker, J., Sinning, H. & Thalheim, K. (2012). 50plus als Zielgruppe der Wohnungswirtschaft und Stadtentwicklung. Systematisierungsansätze, Anforderungen und Handlungsstrategien. Institut für Stadtforschung, Planung und Kommunikation. https://www.db-thueringen.de/servlets/MCRFileNodeServlet/dbt_derivate_000 37520/Band_4_ISP_Schriftenreihe_50plus%20A.pdf. Zugegriffen: 25. Juni 2020.

Haug, S. & Gerlitz, J.-Y. (2007). Messkonzepte sozialen Kapitals. Eine Betrachtung vor dem Hintergrund der Nachhaltigkeitsdebatte. In: J. Meyerhoff & R. Schwarze (Hrsg.), *Jahrbuch Ökologische Ökonomik 5: Soziale Nachhaltigkeit* (S. 189–218). Metropolis.

Haug, S. & Steffens, O. (2019). Energetische Gebäudesanierung. Die Akzeptanz von Baumaßnahmen im Planungsstadium. *Deutsches Ingenieurblatt, 3,* 20–27.

Haug, S. & Vernim, M. (2016). Sozialstudie. In: O. Steffens (Hrsg.), *RENARHIS: Nachhaltige energetische Modernisierung und Restaurierung historisch wertvoller Stadtquartiere. Zukunft Bauen, Forschung für die Praxis* (Bd. 3, S. 47–73). Bundesinstitut für Bau-, Stadt- und Raumforschung.

Haug, S., Weber, K. & Vernim, M. (2017). Soziale und planerische Aspekte der energetischen Gebäudemodernisierung. Partizipative Planung, Zielkonflikte und Akzeptanz. In: G. Katrin, S. André & S. Christian (Hrsg.), *Energie und soziale Ungleichheit. Zur gesellschaftlichen Dimension der Energiewende in Deutschland und Europa.* Springer.

Haug, S., Vetter, M. & Weber, K. (2020). Energetische Gebäudesanierung zwischen Energieeffizienz und Sozialverträglichkeit. Das Beispiel Margaretenau Regensburg. *TATuP – Zeitschrift für Technikfolgenabschätzung in Theorie und Praxis, 29*(3). https://doi.org/10. 14512/tatup.29.3.56.

Heinze, R. G., Paetzel, U. & Bölting, T. (2019). Wasser, Wohnen, Werte. Genossenschaften stiften Mehrwert. Konferenzbroschüre. https://www.inwis.de/fileadmin/user_upload/Tag ung_Genossenschaften_Konferenzbroschu__re_Final_ES_200_dpi.pdf. Zugegriffen: 25. Juni 2020.

Höpflinger, F. (2017). Wohnen und Wohnmobilität im Alter. In: K. R. Schroeter, C. Vogel & H. Künemund (Hrsg.), *Handbuch Soziologie des Alter(n)s* (S. 1–24). Springer Link. https://doi.org/10.1007/978-3-658-09630-4_21-1. Zugegriffen: 25. Juni 2020.

Jacobs, J. (1961). *The death and life of Great American cities.* Random House.

Kremer-Preiß, U. (2013). Teil 2: Kommunale Quartiersentwicklung in der Praxis. In: P. Michell-Auli & U. Kremer-Preiß (Hrsg.), *Quartiersentwicklung. KDA-Ansatz und kommunale Praxis* (S. 58–117). Kuratorium Deutsche Altershilfe.

Nowossadeck, S. & Engstler, H. (2017). Wohnung und Wohnkosten im Alter. In: K. Mahne, J. Wolff, J. Simonson & C. Tesch-Römer (Hrsg.), *Altern im Wandel* (S. 287–300). Springer VS.

Opitz, S. & Pfaffenbach, C. D. (2018). Lebensqualität im ländlichen Raum. Wie bewerten Bewohner ihr Wohnumfeld? *Standort. Zeitschrift für angewandte Geographie, 42*(3), 171–177. https://doi.org/10.1007/s00548-018-0544-y. Zugegriffen: 25. Juni 2020.

Oswald, F. & Koponik, N. (2015). Bedeutung von außerhäuslichen Aktivitäten. Nachbarschaft und Stadtteilidentifikation für das Wohlbefinden im Alter. *Zeitschrift für Gerontologie und Geriatrie, 48*(5), 401–407. https://doi.org/10.1007/s00391-015-0912-1. Zugegriffen: 25. Juni 2020.

Penger, S., Oswald, F. & H.-W. Wahl (2019). Altern im Raum am Beispiel von Wohnen und Mobilität. In: K. Hank, F. Schulz-Nieswandt, M. Wagner & S. Zank (Hrsg.), *Alternsforschung. Handbuch für Wissenschaft und Praxis* (S. 415–443). Nomos.

Prognos (2014). *Evaluation des KfW-Programms Altersgerecht Umbauen.* Prognos. https://www.kfw.de/PDF/Download-Center/Konzernthemen/Research/PDF-Dokumente-alle-Evaluationen/Prognos_Evaluation-KfW-Programm-Altersgerecht-Umbauen.pdf. Zugegriffen: 25. Juni 2020.

Riederer, M., Nagl, K. & Steffens, O. (2019). Die Regensburger Margaretenau hat Köpfchen. In: OTH Regensburg (Hrsg.), *Forschung 2019 (16)*. https://www.oth-regensburg.de/fileadmin/media/forschung/Magazin_Forschung/190703_Magazin_Forschung_2019.pdf. Zugegriffen: 25. Juni 2020.

Saup, W. (1993). *Alter und Umwelt. Eine Einführung in die ökologische Gerontologie.* Kohlhammer.

Schnur, O. (2003). *Lokales Sozialkapital für die „soziale Stadt". Politische Geographien sozialer Quartiersentwicklung am Beispiel Berlin-Moabit.* VS Verlag für Sozialwissenschaften.

Schnur, O. (2010). *Demographischer Impact in städtischen Wohnquartieren.* Verlag für Sozialwissenschaften.

Stadt Regensburg (2018). Sanierungsmanagement Margaretenau. http://www.regensburg-effizient.de/energie-und-klimaschutz-in-regensburg/quartierskonzepte/margaretenau/. Zugegriffen: 25. Juni 2020.

Teti, A., Grittner, U., Kuhlmey, A. & Blüher, S. (2014). Wohnmobilität im Alter. Altersgerechtes Wohnen als primärpräventive Strategie. *Zeitschrift für Gerontologie und Geriatrie, 47*(4), 320–328. https://doi.org/10.1007/s00391-013-0538-0, Zugegriffen: 25. Juni 2020.

Theurl, T., Wicher, J. & Cappenberg, C. (2013). Arbeitspapiere des Instituts für Genossenschaftswesen der Westfälischen Wilhelms-Universität Münster. *Eigenschaften und Einstellungen von Bewohnern von Wohnungsgenossenschaften.* Münster, *129*. https://doi.org/10.13140/RG.2.2.26894.87363, Zugegriffen: 14. Januar 2020.

TNS Emnid (2011a). Wie möchten Sie im Alter von 70 Jahren wohnen? *Statista.* https://de.statista.com/statistik/daten/studie/170431/umfrage/gewuenschte-wohnfo rmen-der-generation-50-plus-mit-70-jahren/. Zugegriffen: 25. Juni 2020.
TNS Emnid (2011b). Was meinen Sie, in welchem Alter sollte man in eine altersgerechte Wohnung ziehen? *Statista.* https://de.statista.com/statistik/daten/studie/170437/umfrage/ meinung-zum-passenden-alter-fuer-altersgerechtes-wohnen/,DIB. Zugegriffen: 25. Juni 2020.

Open Access Dieses Kapitel wird unter der Creative Commons Namensnennung 4.0 International Lizenz (http://creativecommons.org/licenses/by/4.0/deed.de) veröffentlicht, welche die Nutzung, Vervielfältigung, Bearbeitung, Verbreitung und Wiedergabe in jeglichem Medium und Format erlaubt, sofern Sie den/die ursprünglichen Autor(en) und die Quelle ordnungsgemäß nennen, einen Link zur Creative Commons Lizenz beifügen und angeben, ob Änderungen vorgenommen wurden.

Die in diesem Kapitel enthaltenen Bilder und sonstiges Drittmaterial unterliegen ebenfalls der genannten Creative Commons Lizenz, sofern sich aus der Abbildungslegende nichts anderes ergibt. Sofern das betreffende Material nicht unter der genannten Creative Commons Lizenz steht und die betreffende Handlung nicht nach gesetzlichen Vorschriften erlaubt ist, ist für die oben aufgeführten Weiterverwendungen des Materials die Einwilligung des jeweiligen Rechteinhabers einzuholen.

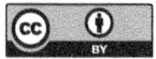

Teil IV
Wohnpolitik in der Gesellschaft des langen Lebens

Vernetzte Versorgung und Teilhabe im Alter – Beschleunigung durch die Corona-Krise?

Rolf G. Heinze

Die Corona-Pandemie als neue Herausforderung und Ungleichheitsverstärker

Bis zum Ausbruch der globalen Corona-Pandemie wurde als zentrale Herausforderung, neben der Digitalisierung und dem Klimawandel, auf den demografischen Wandel verwiesen. Diese Fokussierung ergab sich daraus, dass im nächsten Jahrzehnt allein in Deutschland die Zahl der Rentner und Pensionäre gegenüber heute um mehr als drei Millionen ansteigen wird, während die erwerbsfähige Bevölkerung schrumpft. Inzwischen hat sich die Situation grundlegend verändert: Ein Virus hat uns unvorbereitet getroffen und die Auswirkung und Intensität geht tiefer als die in den letzten Jahrzehnten erlebten Krisen. Man kann von einer Disruption des gesellschaftlichen Lebens sprechen, die bei Betrachtung der letzten 75 Jahre für die westlichen Länder beispiellos ist. Zwar gab es Hinweise, dass solche Pandemien und andere externe Schocks eintreten können, diese wurden aber sowohl von der Politik als auch der allgemeinen Öffentlichkeit weitgehend ignoriert. Diese Nichtthematisierung hat verschiedene Ursachen. Im Gegensatz zu den Risiken der Atomwirtschaft und des Klimawandels, die bspw. durch die Tschernobyl-Katastrophe und den Reaktorunfall in Fukushima konkrete Anlässe für Ängste, aber auch Empörung boten, wurden die schon seit einigen Jahren wiederkehrenden Virenausbrüche und andere Epidemien eher als abstrakte Bedrohungen interpretiert. Dennoch haben sich in den letzten Jahrzehnten parallel zur sich fortschreitenden Globalisierung auch in westlichen Ländern neue Infektionskrankheiten ausgebreitet. „Die neu auftauchenden Epidemien und Pandemien seit der Jahrtausendwende haben den epidemiologischen Optimismus des späten 20. Jahrhunderts beendet.

R. G. Heinze (✉)
Ruhr Universität Bochum, Bochum, Deutschland
E-Mail: rolf.heinze@rub.de

© Der/die Autor(en) 2022

A. Teti et al. (Hrsg.), *Wohnen und Gesundheit im Alter,* Vechtaer Beiträge zur Gerontologie, https://doi.org/10.1007/978-3-658-34386-6_15

Sie transformierten die Krisenhaftigkeit der Globalisierung in sinnlich erfahrbare Körperängste. Mit anderen Worten, die SARS-Pandemie ab 2002, die sogenannte Schweinegrippe ab 2009 oder die Ebola-Epidemie ab 2014 evozierten die Gefahr, die Risiken der Globalisierung am eigenen Körper zu erfahren. In diesen Bedrohungen verband sich das – wenn auch nur vage – Unbehagen an der Globalisierung mit der Angst um die Integrität des eigenen Körpers" (Biess, 2020, S. 38; vgl. auch die Beiträge in Brink et al., 2020; Stegbauer & Clemens, 2020).

Mit der Corona-Pandemie ist nun eine neue Risikostufe eingetreten, die das alltägliche Leben massiv veränderte, Ansteckungsängste auslöste und auch nach Überwindung tiefe Spuren in der Gesellschaft hinterlassen wird. Gerade hochaltrige Menschen, die oftmals gesundheitlich bedroht sind, werden von den sozialen Distanzierungen weitaus stärker betroffen. Dies gilt insbesondere für Bewohner von Altenheimen, die durch die Kontakteinschränkungen massiv unter Vereinsamung leiden. Für viele ist deshalb das Telefonieren die häufigste Kommunikationsweise, um mit der Familie und Freunden in Kontakt zu bleiben (angewachsen sind auch digitale Kontakte). Generell werden durch die Pandemie individuelle Verunsicherungen gesteigert und durch die ökonomisch-sozialen Verwerfungen weiten sich soziale Ungleichheiten aus. Zunächst bewirkte die Corona-Pandemie im Frühjahr 2020 einen Schockzustand und aufgrund der existenziellen Betroffenheit wurden die staatlich rigoros verordneten Einschränkungen von der großen Mehrheit widerspruchslos hingenommen. Zugleich breitete sich in der ersten Phase der Pandemie eine Welle von Hilfsbereitschaft aus, die manche Beobachter schon zur These verdichteten, die Solidarität habe nun ihre Gestaltungskraft nachhaltig demonstriert und werde auch die Gesellschaft in Zukunft stärker prägen. Wenngleich nicht bestritten werden soll, dass sich zukünftig einiges im Verhältnis von Zivilgesellschaft, Staat und Wirtschaft verändert, ist es voreilig, schon jetzt eine neue gesellschaftliche Entwicklungsstufe auszurufen, die oft auch als resiliente Gesellschaft bezeichnet wird. Resilienz ist inzwischen auch in sozialwissenschaftlichen Diskursen zu einem Modebegriff geworden, der vielfach verwendet wird, was nicht unbedingt seiner analytischen Klarheit dient. Im Kern geht es um die Widerstands- und Überlebensfähigkeit von Individuen und sozialen Gruppen in gesellschaftlichen Krisensituationen. Vor diesem Hintergrund erklärt sich die derzeitige Karriere des Begriffs, der in den meisten Argumentationen im Zusammenhang mit einer sozialverträglichen, ökologischen und nachhaltigen Handlungsstrategie genutzt wird. Für die soziale Sicherung älterer Menschen bedeutet dies, einerseits die sozialen Sicherungssysteme in Richtung Nachhaltigkeit umzustrukturieren und andererseits für integrierte Versorgungsstrukturen auf lokaler Ebene zu sorgen.

Mit der Krisendauer sind die Ängste und gesellschaftlichen Spannungen angewachsen; manche Ältere fühlen sich sozial ausgegrenzt. Über die langfristigen

Folgen kann derzeit aber nur wenig gesagt werden, dennoch sind schon heute verstärkte soziale Zersplitterungsprozesse unübersehbar. „Natürlich akzentuierte die Krise bestehende soziale Unterschiede. Das Virus wirkte keinesfalls demokratisierend. Soziale Distanzierung war und ist immer auch ein Mittelklasseprivileg, die Opferzahlen unter sozial Schwachen und Minderheiten sind um ein Vielfaches höher" (Biess, 2020, S. 38; vgl. auch Blom, 2020 sowie die Beiträge in Florack et al., 2021). Diese sozialen Selektivitäten zeigen sich in verschiedenen Dimensionen und konkret in den neu entstandenen Lebens- und Arbeitspraktiken. Ein Beispiel ist das „Homeworking", das durch die Corona-bedingten Einschränkungen erheblich an Bedeutung gewonnen hat. Während Akademiker im Homeoffice ihrer Arbeit zumeist relativ gesichert nachgehen können, ist der erzwungene Rückzug in den Privatbereich für andere Gruppen verbunden mit Existenzängsten und zunehmendem Alltagsfrust. Man denke etwa an die Schließung der Schulen und Kindertageseinrichtungen und deren Effekte für Alleinerziehende oder Großfamilien mit niedrigem Einkommen, die vor allem neue Belastungen für Frauen mit sich brachte (vgl. Krohn, 2020; Villa, 2020). Auf ältere Menschen hat die Ausbreitung von hybriden Arbeitsformen allerdings kaum Auswirkungen, da sie mehrheitlich nicht mehr erwerbstätig sind. Ihre Lebensqualität wird durch die radikalen Kontaktreduzierungen negativ betroffen, die auch das Angebot vieler gemeinnütziger Organisationen vor Ort (Vereine, Wohlfahrtsorganisationen, Selbsthilfegruppen etc.) fast vollständig lahmgelegt haben, in denen ältere Menschen miteinander kommunizieren und Kontakte pflegen konnten.

Die neuen Kommunikationsmedien können hierbei ein wenig Abhilfe schaffen und es ist auch zu einer Aufwertung digitaler Kontakte in der Corona-Krise gekommen, die die soziale Abschottung gerade Älterer verringert hat. Darüber hinaus haben Digitalkontakte auch in der gesundheitlichen Versorgung einen Bedeutungsgewinn erfahren. Durch die möglichen Gefährdungen, mit denen bspw. für ältere Menschen ein Arztbesuch verbunden war, erlebten telemedizinische Verfahren wie Online- und Videosprechstunden, Terminbuchungen über Apps, aber auch elektronische Patientenakten einen Aufschwung. Telemedizinische Technik, die mit gut zugänglichen und weit verbreiteten Kommunikationsmedien kombiniert werden kann, ermöglicht Ärzten, die Patienten mobil und ortsunabhängig zu betreuen. Die traditionelle Beziehung zwischen Ärzten und Patienten wird somit durch eine technische Komponente erweitert; unter dem Motto „move the information, not the patient" können problematische Patiententransporte oder Krankenhausaufenthalte vermieden oder reduziert werden. „Home Monitoring" kann sich so zu einem modernen Bestandteil der Betreuung Kranker und Hilfebedürftiger entwickeln, der von der Prävention über die Diagnostik und Therapie bis hin zur Rehabilitation die gesamte Behandlungskette berücksichtigt. Ältere Menschen können davon stark profitieren, wenn es zu einer Regelumsetzung kommt und zu den „normalen" Leistungen der Krankenkassen zählt.

Obwohl die Folgewirkungen der gesellschaftlichen Strukturbrüche bislang nur ansatzweise erkennbar sind, zeichnet sich insgesamt ein Wandel der gesellschafts-politischen Narrative ab. Nach einer Phase der dynamischen Fortschrittsgläubigkeit und vielfältigen Öffnungen in kultureller, sozialer wie ökonomischer Hinsicht ist nun eine Relativierung zu diagnostizieren. Es zeichnet sich ganz allgemein ein Wertigkeitsverlust marktlicher Regulierungen ab, denn das Virus hat bewusstge-macht, wie stark auch wirtschaftliche Wertschöpfungen von einer funktionierenden staatlichen Infrastruktur und öffentlicher Daseinsvorsorge abhängen. Reckwitz sieht deshalb als eine konkrete Folgewirkung der Pandemie eine Umsteuerung in „eine Art Infrastrukturstaat, der sich um notwendige Infrastruktur kümmert etwa im Bereich Gesundheit, aber auch wenn es um das Wohnen geht oder um die Bildung, die Ener-gieversorgung" (ders., 2020; vgl. auch ders., 2019 sowie Heinze, 2020). Die durch die Krise bewirkte Aufwertung digitaler Prozesse wie auch des lokalen Raumes wer-den über den Krisenmodus hinaus den Lebensalltag älterer Menschen beeinflussen, denn beide Entwicklungen zeichnen sich schon länger als Megatrends ab. Im Fol-genden werden diese strukturellen Trends dargestellt, wobei zunächst ein zentraler Bereich der Daseinsvorsorge für Ältere, das Wohnen, im Mittelpunkt steht.

„Aging in Place" als Leitbild

Mit der Ausdehnung der Lebensphase des Alters steigt die Bedeutung des Wohn-sitzes; die Wohnung wird immer stärker zum Lebensmittelpunkt. Wohnungen konstruieren die eigene Lebenswirklichkeit, sind mit vielen Erinnerungen versehen und geben damit Sicherheit. Man sucht in einer komplexen und beschleunigten Welt, die für viele (insbesondere Ältere) Orientierungsprobleme aufwirft, nach einem fes-ten Bezugspunkt. Im Wohnen kann man seine Umwelt gestalten, wobei eine gute „Passung" zwischen den individuellen Bedürfnissen und Wünschen älterer Men-schen und dem sozialräumlichen Umfeld anzustreben ist. In der gerontologischen Forschung wird schon länger auf die verschiedenen Alternsprozesse von Menschen hingewiesen und dies impliziert eine Vielfalt von Wohnformen (vgl. Höpflinger, 2009 sowie Oswald & Wahl, 2016; Penger et al., 2019). Bereits im zweiten Alten-bericht der Bundesregierung aus dem Jahr 1998 wurde auf die zentrale Bedeutung des Wohnens mit all den sozialen Netzwerken für Ältere hingewiesen. Im siebten Altenbericht wurde ebenfalls explizit auf das Wohnen und insbesondere auf die lokale Umgebung und neue technische Optionen (wie Smart Homes, Telemedizin) eingegangen. Über 90 % der Personen im Alter von über 65 Jahren leben in privaten Wohnungen; unter 5 % der Personen über 65 Jahre leben in institutionellen Kontex-ten von Alten- und Pflegeheimen, wobei der Anteil jenseits des 80. Lebensjahres deutlich ansteigt. Altenpflegeeinrichtungen werden von der Mehrheit der Älteren nur akzeptiert, wenn keine anderen Möglichkeiten zur selbstständigen Lebensführung mehr bestehen. Selbst im Falle von Pflegebedürftigkeit bleiben gut 70 % der Betroffenen in der eigenen Wohnung bzw. Immobilie und werden dort versorgt. Deshalb geht es bei dem Thema „Wohnen im Alter" nicht nur um die Wohnung oder die Immobilie, sondern um das sozialräumliche Umfeld (vgl. Heinze & Drewing, 2020).

Die Zufriedenheit mit der eigenen Wohnsituation und -umgebung ist nach empirischen Untersuchungen bei Älteren sehr hoch – insbesondere für diejenigen, die eine eigene Immobilie haben. Deutliche Unterschiede zeigen sich bei dem Immobilienbesitz mit Blick auf Stadt und Land (auf dem Land wohnen fast 80 % der Älteren). In den letzten Jahren ist es zu einer Steigerung der Wohneigentumsquote (insbesondere bei den über 70-Jährigen gekommen) (vgl. Generali-Altersstudie, 2017). Die Daten demonstrieren nicht nur eine hohe Verbundenheit mit dem Wohnzustand, sondern ebenso mit dem Wohnort. Vor pauschalen Bewertungen ist allerdings zu warnen; gerade weil die Wohnung als Verortungspunkt des eigenen Lebens gesehen und mit vielen Erinnerungen verbunden wird, fließen bei Befragungen viele Emotionen mit ein.

Hinsichtlich objektiver Lebenslagen ist auf den Trend zur Individualisierung im Alter hinzuweisen; die Zahl der Alleinlebenden steigt (und der größte Anteil davon ist weiblich). Insbesondere, wenn sich Individualisierung mit niedriger Bildung paart, besteht die Gefahr des Rückzugs aus assoziativen Netzwerken und der Vereinsamung. Die tendenzielle Auflösung der Großfamilien führt zu einem wachsenden Hilfe- und Pflegebedarf (auch wenn Familiennetzwerke noch immer eine große Bedeutung haben). Wohnwünsche differenzieren sich bei Älteren durch die wachsende Pluralisierung immer weiter aus. Es gibt nicht „den" älteren Menschen, die Vielfalt hat zugenommen – und dies gilt aus sozialer sowie regionaler Sicht. Räumliche Differenzierungen treten zudem stärker hervor. Man altert in städtischen Quartieren anders als auf dem Land und auch innerhalb der Städte wächst die Vielfalt. Gleichlaufend haben aber Mobilität und Selbstständigkeit in allen Altersgruppen über 65 Jahren deutlich zugenommen.

Wenn auch viele der heute älteren Menschen materiell besser abgesichert sind als frühere Generationen, gilt das nicht für alle Älteren gleichermaßen. Ob jemand im Alter finanziell hilfebedürftig und von Verarmungsprozessen betroffen ist, hängt von einer Vielzahl an Einflüssen ab und kann nur vor dem Hintergrund der Erwerbsbiografie, des Gesamteinkommens und des Haushaltskontextes beantwortet werden. Dramatische Verschiebungen in Richtung Verarmung hat es in den letzten Jahren aber nicht gegeben. Wenngleich konkrete Aussagen zur künftigen Verbreitung von Altersarmut in Deutschland aufgrund der Komplexität der unter Umständen zu Altersarmut führenden Lebensverläufe und der institutionellen Rahmenbedingungen kaum möglich sind, ist dennoch von einer wachsenden Gruppe auszugehen (vgl. hierzu zusammenfassend Fachinger, 2019). Dies hätte auch für das Wohnen im Alter – je nach regionalem Wohnungsmarkt – teilweise gravierende Auswirkungen. Schon heute sollten deshalb betroffene Kommunen gegensteuern (z. B. durch Stärkung des genossenschaftlichen Wohnens).

Generell ist für die Entwicklung des Wohnens weniger die Bevölkerungszahl als vielmehr die Zahl und Größe der nachfragenden (wohnungssuchenden) Haushalte von Bedeutung (z. B. wie viele Singlehaushalte bestehen). Hierfür mussten die Prognosen der letzten Jahre revidiert werden. Nach Angaben des Statistischen Bundesamtes gab es 2018 41,4 Mio. Haushalte in Deutschland, wovon knapp 42 % Einpersonenhaushalte waren. In der aktuellsten Haushaltsvorausberechnung wird davon ausgegangen, dass die Zahl der Haushalte bis 2035 auf etwa 43,2 Mio. ansteigen wird (trotz eines vorher einsetzenden Rückgangs der Bevölkerung). Bis zu diesem Zeitpunkt erwartet man allerdings auch einen Anstieg des Anteils an Einpersonenhaushalten auf 44 % – von denen viele zur älteren Bevölkerung gehören werden. Erst zeitverzögert wird es somit auch zu einem tatsächlichen Rückgang der Haushaltszahlen kommen. Für den Wohnungsmarkt bedeutet dies, dass zukünftig von einem weiteren (demografisch bedingten) Bedarf an Wohnungen auszugehen ist und dieser auch zunächst weiter anwächst, selbst wenn die Bevölkerung insgesamt zurückgeht. Dies liegt an der kontinuierlichen Veränderung der Altersstruktur und konkret an der gestiegenen Lebenserwartung.

Die absehbare anhaltende Steigerung des Anteils der älteren Bevölkerung in den kommenden Jahrzehnten macht die Entwicklung integrierter Versorgungsformen und damit verbunden auch neuer altersgerechter Produkte und Dienstleistungen zu einer dringenden Notwendigkeit. Da die große Mehrzahl der Älteren (auch viele Hochbetagte) möglichst lange im gewohnten Wohn- und Lebensumfeld verbleiben wollen, sind innovative Verbundlösungen zwischen sozialen Diensten, medizinischen Einrichtungen und technischen Assistenzsystemen gefragt, die helfen können, den Lebensalltag in der gewohnten Wohnumgebung zu bewältigen. Die Gestaltung des Wohnumfeldes ist gerade für ältere Menschen von erheblicher Bedeutung für Lebensqualität und gesellschaftliche Teilhabe. Deshalb gilt es, vor Ort eine soziale Infrastruktur inklusive der Versorgung mit Einkaufs- und sonstigen Dienstleistungsangeboten aufzubauen. Die ausgeprägte institutionelle Segmentierung und Differenzierung von Politikfeldern mit spezifischen Spielregeln und Diskursformen erschwert allerdings eine solchermaßen ressort- und sektorenübergreifende nachhaltige Politik. Vernetzte Versorgung bedeutet das Ineinandergreifen unterschiedlicher Hilfen und Unterstützungsformen; konkret heißt dies bspw. die Kooperation zwischen kommunalen Instanzen, Einrichtungen sozialer Dienste und Kostenträgern.

Wenn auch noch viele Handlungsvorschläge im Konzeptionellen steckenbleiben, hat sich dennoch eine experimentelle Praxis vernetzten, altengerechten Wohnens in einigen Regionen entwickelt, die zunehmend auch von der Politik aufgegriffen wird.

Engagement im Alter: Handlungsressourcen und aktuelle Begrenzungen
Hinsichtlich der zivilgesellschaftlichen Teilhabe belegen diverse empirische Untersuchungen soziale Ungleichheiten: Personen mit einer höheren Ausstattung an Ressourcen (einem höheren Bildungsabschluss und/oder einem höheren Einkommen) sind häufiger sozial engagiert als Personen, deren Ressourcenausstattung vergleichsweise schlechter ausfällt (vgl. Beckmann et al., 2019; Beckmann & Schönauer, 2020 sowie Richter, 2020). Konsens besteht auch darin, dass dem sozialen Nahraum für die Teilhabe eine wichtige Bedeutung zukommt, da sich für Menschen in prekären Lebensverhältnissen primär hier Anknüpfungspunkte für Engagement und Aktivität finden. SOEP-Daten zum Engagement weisen explizit auf eine Steigerung bei den älteren Gruppen hin, was auf verschiedene Faktoren (wie z. B. ein besseres Bildungsniveau und einen besseren Gesundheitszustand) zurückzuführen ist. „Insgesamt zeigt sich, dass sich insbesondere die Personen über 65 Jahre heute stärker engagieren als noch vor 20 bis 30 Jahren. Dies schlägt sich in einem Anstieg von drei Millionen Engagierten im Jahr 1990 auf sieben Millionen Engagierte im Jahr 2017 nieder" (Burkhardt & Schupp, 2019, S. 769). Auch andere Untersuchungen sehen den Aufholprozess bei den Senioren, sodass der Vorsprung der Jüngeren beim ehrenamtlichen Engagement kaum noch sichtbar ist. Hinzuweisen ist noch auf den durchschnittlich größeren Umfang ehrenamtlichen Engagements bei Älteren (mehr als drei Stunden wöchentlich bei den aktiven Senioren über 65 Jahre) (vgl. Erlinghagen & Hank, 2019). Wenngleich kaum Untersuchungen zum Engagement und der Teilhabe der Hochaltrigen (ab 80 Jahre) vorliegen, ist von deutlichen Einschränkungen auszugehen.

Empirische Studien belegen, dass sich soziale Nahbeziehungen durchaus positiv auf die soziale Integration auswirken können und die Bereitschaft der Bürger anspornen, das eigene Lebensumfeld mitzugestalten. Dabei treten aber sozialräumliche Differenzen auf. „Auf dem Lande hatte das subsidiäre, eigenverantwortliche Handeln immer einen hohen Stellenwert. Der fürsorgliche Staat, der in den Zentren die U-Bahn fahren lässt und für eine Rundumversorgung vom Kindergarten bis zum Krankenhaus sorgt, hat in den Dörfern so nie existiert. Deshalb sind aus reiner Notwendigkeit schon früh Selbsthilfestrukturen entstanden, von Genossenschaften bis zur freiwilligen Feuerwehr, die Versorgungslücken gar nicht erst haben entstehen lassen. Diese Strukturen funktionieren z. B. im Emsland bis heute und sie werden getragen von verschiedensten Sport-, Heimat- oder Schützenvereinen, von der Nachbarschaftshilfe und von den Kirchen, insbesondere der katholischen, die dort stark vertreten ist. Diese Zivilgesellschaft, die anderswo immer wieder als wichtige Stütze der Gesellschaft angemahnt wird, ist im Emsland fest verankert. Sie bindet die Menschen zusammen, absorbiert auch viele Zugezogene und sorgt für ein Verantwortungsgefühl, das auch die Jungen anspricht" (Berlin-Institut, 2017, S. 5).

Zu konstatieren ist in allen Regionen ein Strukturwandel sozialen Engagements, der sich auch in ländlichen Räumen – wenngleich mit einem gewissen Zeitverzug – bemerkbar macht. Insgesamt zeigt sich über alle Milieus hinweg, dass eher organisationsungebundene Aktivitäten im Sozialraum angewachsen sind und oft schon höher sind als „formale" Engagementstrukturen. Das Engagement ohne festgefügte und auf Langfristigkeit programmierte Organisationen wächst weiter, während viele der traditionellen Vereine und Sozialorganisationen über Mitgliederverluste klagen. Die Erfolgsaussichten für gesellschaftliche Integration liegen deshalb in eher informellen Teilhabestrukturen höher als bei „klassischen" Organisationen wie politischen Parteien, Verbänden und Vereinen. Aber auch hier hat die Corona-Pandemie für Einschränkungen gesorgt, denn gerade die Personengruppen, die auf soziale Kontakte und Hilfestellungen besonders angewiesen sind, sind von den geforderten sozialen Distanzierungen stärker betroffen – und dies gilt für viele ältere Menschen (vor allem, wenn sie zu den ohnehin nicht privilegierten sozialen Milieus gehören).

Die Kontakteinschränkungen betreffen gegenwärtig alle zivilgesellschaftlichen Organisationen. Dadurch leiden die unmittelbaren Begegnungen in Vereinen, Selbsthilfegruppen, Tafeln, Kirchengemeinden, Altenheimen und generell im öffentlichen Raum. „Denn aufgrund der Maßnahmen zur Eindämmung der Pandemie ist nicht nur die Wirtschaft zum Stillstand gekommen, sondern auch weite Teile der Zivilgesellschaft. Exemplarisch zeigt sich dies an den Tafeln, lokalen Hilfsorganisationen zur Verteilung von Lebensmitteln an Bedürftige. Trotz steigender Nachfrage war im April 2020 fast die Hälfte der Tafeln bundesweit geschlossen. Der Vorsitzende des Dachverbands Tafel Deutschland e. V., Jochen Brühl, äußerte die Sorge, dass sich dies auch langfristig auf das freiwillige Engagement in den Tafeln auswirkt" (Grande & Hutter, 2020, S. 28). Andererseits wachsen die digitalen Kommunikationsräume und diese können die Aktivitäten kleinerer Communities abseits etablierter Verbände und Vereine steigern. In der Corona-Krise wurde das Gestaltungspotenzial der beteiligungsoffenen digitalen Zivilgesellschaft anschaulich: „Civic Tech ist jener Teil der Zivilgesellschaft, der in Projekten und Organisationen mit digitalen Technologien auf gesellschaftliche Problemlagen reagieren will. Zwar kommen auch Praktiken aus der kommerziellen

Software-Entwicklung zum Einsatz, die Anwendungen sind aber gemeinwohlori-
entiert. Etablierte Civic-Tech-Praktiken zeichnen sich durch experimentelles und
schnelles Agieren aus. In der Krise öffnen sich auch staatliche Institutionen neuen
Handlungslogiken, in diesem Fall den Organisationsrepertoires und Verfahren der
Civic-Tech-Szene" (Berg et al., 2020, S. 30; vgl. auch Baack et al., 2019).

Neben der Zunahme der digitalen Kommunikation wurden auch nachbarschaft-
liche Kontakte revitalisiert. In einer repräsentativen Untersuchung in Nordrhein-
Westfalen konnte das gestiegene Engagement in der Nachbarschaft in der Corona-
Krise empirisch belegt werden: Etwa „ein Drittel der Befragten [ist] grundsätzlich
bereit, Nachbarschaftshilfe zu leisten (gegenüber 15 %, die das bereits heute tun).
Hinzu kommt wegen der Krisensituation ein weiteres Drittel, das als Solidarpo-
tenzial aktiviert werden könnte. Außerdem existiert ein veritabler Anteil, der nach
Abklingen der Krise (dauerhaft) für nachbarschaftliches Engagement gewonnen
werden könnte – je nachdem, wie sich das nachbarschaftliche Engagement in
Zukunft entwickelt, könnte also hier auch eine Art ,Weckruf' geschehen, um den
Anteil der Menschen, die sich dauerhaft in der Nachbarschaftshilfe engagieren, zu
erhöhen" (Bölting et al., 2020, S. 28).

**Von der Wohnung zum Quartier: Integrierte Versorgung als Steuerungskon-
zept**
In den öffentlichen Diskursen zur gesundheitlichen Versorgung und explizit zum
Thema „Wohnen im Alter" rückt die sozialräumliche Dimension (Quartiere) in
den letzten Jahren verstärkt in den Mittelpunkt. Zumeist wird der Quartiersbegriff
verwandt und es liegen auch vielfältige Definitionen vor. Quartiere sind mehr als
administrative Gebietsabgrenzungen, sie sind sozial konstruiert. Ein Quartier erfüllt
vielfältige Funktionen, ist lebensweltlich geprägt und bietet Identifikationspoten-
ziale. Analysen zeigen, dass sich eine aktive Teilhabe in der Nachbarschaft positiv
auf das Wohlbefinden und den Gesundheitszustand auswirkt (vgl. zusammenfassend
Heinze & Drewing, 2020).

Vor diesem Hintergrund wird über integrierte sozialräumliche Versorgungskonzepte in verschiedenen Regionen diskutiert und einzelne werden auch gefördert.
Neue Formen gemischter Sorge- und Pflegearrangements sind zwischen der traditionellen Familienpflege in der Immobilie und der Vollversorgung im Heim
angesiedelt. Unbestritten ist, dass ein großer Bedarf an derartigen Mischformen
besteht. Dies gilt nicht nur für Stadtquartiere, sondern auch für Dörfer mit hohen
Eigenheimanteilen, die oft von kollektiver Alterung betroffen sind. Es gibt jedoch
keinen einfachen Schlüssel dafür, wie eine lokale Hilfs- und Pflegekultur zur gesellschaftlichen Praxis wird, denn noch liegen so gut wie keine evidenzbasierten Studien
darüber vor, wie es gelingt, derartige Versorgungsstrukturen aufzubauen. Neben der

Funktion als Ort des Wohnens kommt dem Quartier bzw. dem Sozialraum als Ort des sozialen Austauschs und der Teilhabe an gesellschaftlichen Institutionen (wie Vereinen) eine wichtige Bedeutung zu – insbesondere, wenn die Mobilität eingeschränkt ist. In solchen Quartieren, in denen die Sozialeinbindung nicht mehr gegeben ist – zum Beispiel durch eine hohe Bewohnerfluktuation, den Generationenwechsel in Eigenheimquartieren oder den Fortzug der mittleren Generation in ländlichen Regionen –, ist die soziale Teilhabe gefährdet.

Wenngleich es einen Konsens über die Notwendigkeit gibt, die Voraussetzungen dafür zu verbessern, dass alte Menschen möglichst lange selbstständig zu Hause leben können, sind offenkundig Defizite unübersehbar. Noch dominiert auch in Altersfragen die Fragmentierung des deutschen Sozialstaats ("Silos"). Ein integriertes Vorgehen auf lokaler Ebene ist nicht selbstverständlich, allerdings rücken die steigenden Kosten im Pflegebereich für die Kommunen immer mehr in den Fokus und forcieren die Suche nach neuen Versorgungsarrangements. Viele Kommunen rechnen inzwischen im Feld des Wohnens im Alter mit einer Verdopplung der Aufwendungen für Sozialhilfeträger in den nächsten 20 Jahren. Wenn die sozialräumliche Dimension an Bedeutung gewinnt, ist auch auf kommunaler Ebene eine ressortübergreifende Querschnittspolitik gefragt. Neben der Kommunalpolitik sind die Sozialorganisationen und weitere Akteure ebenfalls aufgefordert, nicht nur ihre Organisationsinteressen zu verfolgen, sondern der in Deutschland ausgeprägten Gefahr des "Silodenkens" aktiv zu begegnen, um sowohl Doppelstrukturen zu vermeiden als auch neue strategische Allianzen aufzubauen. Benötigt wird ein Schnittstellenmanagement. Vor allem in strukturell benachteiligten Quartieren werden zudem Schlüsselfiguren gesucht, die das Leben vor Ort kennen, geschätzt werden und sich schon länger sozial engagieren. Sie können Partizipationsformate anregen und gemeinsame Projekte (auch generationenübergreifend) aufbauen. Sozialräumliche Infrastrukturen verursachen Kosten, bieten aber auch Entfaltungsmöglichkeiten für die Bewohner. Aktive Nachbarschaften und zivilgesellschaftliche Organisationen bringen Unterstützung im Alltag (z. B. handwerkliche Dienstleistungen, Einkäufe), ermöglichen rechtzeitiges Eingreifen bei sozialer Isolation oder Verarmung und verzögern so das Eintreten von Pflegebedürftigkeit.

Integrierte Versorgungsmodelle wurden als Pilotprojekte gefordert und haben explizit in der Corona-Krise ihre Leistungsfähigkeit belegt. Verschiedene Projekte zum "Smart-Living" oder "Ambient Assisted Living (AAL)" haben allerdings deutlich gemacht, dass für den Erfolg technischer Assistenzsysteme eine interdisziplinäre Kooperation erforderlich ist – zwischen Wohnungswirtschaft, Kommunen, Kranken- und Pflegekassen, Wohlfahrtsverbänden oder Kommunikationsanbietern. Die konkreten Anwendungen in der Corona-Phase weisen darauf hin, dass diese

Technologien von älteren Menschen dann angenommen werden, wenn sie auf die individuellen Bedürfnisse ausgerichtet und flexibel anpassbar sind.

Bezogen auf das Engagement und die Teilhabe im Quartier breiten sich neue Formen der digitalen Vernetzung aus (Nachbarschaftsforen und -Apps). Bislang gibt es allerdings nur wenige Studien darüber, wie solche Plattformen genutzt werden (vgl. Heinze et al., 2019). Der aktuelle Dritte Engagementbericht der Bundesregierung verweist auf die Vielfalt der digital agierenden Organisationen, wobei allerdings die traditionellen Seniorenorganisationen erst langsam eigene Digitalisierungsstrategien aufbauen (vgl. BMFSFJ, 2020a, S. 35 sowie den achten Altenbericht der Bundesregierung: BMFSFJ, 2020b; Baringhorst, 2020). Ob und für welche sozialen Gruppen in welchem sozialräumlichen Kontext es real zu neuen Vergemeinschaftungen kommt, ist noch offen. Es bedarf der Forschung, um die Frage zu beantworten, ob und wie digitale Techniken für den (analogen) Zusammenhalt einer alternden und sozial zersplitterten Gesellschaft nützlich gemacht werden können. Zu Beginn der Corona-Krise gab es deshalb ein Missmatch zwischen den digitalen Kommunikations- und Unterstützungsangeboten und der Nachfrage, da die Risikogruppen der Viruskrise nicht bzw. weitaus weniger in den digitalen Netzwerken engagiert waren. Die ersten Erfahrungsberichte (z. B. mit Online-Sprechstunden bei Ärzten) deuten darauf hin, dass vieles, was jahrelang abgelehnt oder verzögert und dann im Krisenmodus eingeführt wurde, zumeist besser funktioniert als erwartet. Diese großteils positiven Online-Erfahrungen im Schnelldurchgang haben in vielen Fällen Blockaden aufgelöst und werden wohl auch im Normalmodus beibehalten. Dennoch sollte untersucht werden, welche weiteren Wirkungen zu verzeichnen sind (ob bspw. durch digitale Kontakte analoge Treffen verringert werden und welche sozialen Gruppen vorwiegend die digitalen Angebote nutzen).

Gefragt sind jedoch nicht nur temporäre Förderungen in der Corona-Krise, sondern langfristig angelegte integrative Versorgungslösungen für hilfe- und pflegebedürftige ältere Menschen. Benötigt wird dafür eine flächendeckende Organisation der Daseinsvorsorge, die nur in Kooperation von öffentlichen Institutionen und zivilgesellschaftlichen Organisationen realisiert werden kann. Unabhängig von den Visionen eines gemeinschaftlich organisierten Zusammenlebens im Alter muss für alle eine (analoge wie digitale) Infrastruktur bereitgestellt werden, die eine selbstverantwortliche Alltagsgestaltung unterstützt, einen möglichst barrierefreien Zugang zu Geschäften, Behörden und Ämtern, öffentlichen Verkehrsmitteln, fachärztlicher Versorgung, aber auch zu Freizeit-, Kultur- und Bildungsangeboten eröffnet und es so Menschen auch bei zunehmenden Einschränkungen ermöglicht, in ihrer vertrauten Wohnumgebung zu verbleiben. Als Initiator und Moderator kommt hierbei den Kommunen insbesondere mit Blick auf integrierte Versorgungsformen eine entscheidende Rolle zu. Versorgung sollte unabhängig von den noch immer bestehenden Fragmentierungen dort geleistet werden, wo sie gebraucht wird. „Zur Aufhebung der sektoralen Fragmentierung sollen die leistungsrechtlichen, leistungserbringungsrechtlichen und ordnungsrechtlichen Unterschiede zwischen den Sektoren aufgehoben werden, sodass formelle Pflege unabhängig vom Ort der Pflege unter gleichen Regeln erfolgen kann. Dies führt dazu, dass die bisherige Abgrenzung von ambulanter und stationärer professioneller Pflege durch eine Unterscheidung entlang der Trennlinie ‚Pflege' und ‚Wohnen' ersetzt und Freiraum für innovative Formen der Leistungserbringung geschaffen wird" (Rothgang & Kalwitzki, 2019, S. 5).

Es ist inzwischen sowohl in der Forschung zu sozialen Innovationen bekannt als auch manchen Akteuren im Sozial- und Gesundheitssektor bewusst, dass die Verbesserung der Kooperation und der Aufbau neuer Netzwerke, d. h. das bessere Zusammenwirken von öffentlichen, gemeinnützigen und privaten Akteuren immer wichtiger wird, weil zukunftsträchtige Innovationen – so die neuere soziologische Innovationsforschung – nur noch zustande kommen, wenn Ressourcen und Potenziale aus unterschiedlichen Funktionsbereichen miteinander verknüpft werden. Gefragt ist eine vernetzte Politik, die auf einer gemeinsamen Entwicklungsstrategie beruht und je nach Bedarf über administrative Grenzen hinausgehen muss – ein hybrider Wohlfahrtsmix (vgl. Grohs et al., 2014). Ob sich solch neu akzentuierte Formen wohlfahrtsstaatlicher Politik erfolgreich ausbreiten, ist noch nicht endgültig entschieden. Grenzüberschreitungen produzieren auch immer neue Konfrontationen und Konflikte. Zudem bleibt das grundsätzliche Dilemma weiterhin bestehen, heute investieren zu müssen, den Ertrag aber erst morgen realisieren zu können. Von den öffentlichen Institutionen wird im Sinne eines neuen Managements sozialer Sicherung ein Paradigmenwechsel von bürokratischer Organisation und Planung hin zu einer Rolle als Vernetzungsinstanz gefordert, um die Fragmentierungen zu überwinden.

Durch die Corona-Krise wurde ein Fenster für digitale Versorgungsstrukturen geöffnet und solche Umbruchphasen können sogar zum Beschleuniger von Reformprozessen werden, weil im Notzustand sowohl bürokratische Regulierungen vereinfacht werden (müssen) als auch aus Eigennutz des „Gewährleistungsstaates" blockierende Interessengruppen weniger Gehör finden. Gleichwohl darf diese neue Verknüpfung von staatlicher und zivilgesellschaftlicher Steuerung nicht vorschnell als Epochenbruch überschätzt werden. Wenn etwa in Folge der Pandemie eine tiefgreifende Rezession folgt, die neben den ohnehin schon direkt existenziell betroffenen Branchen wie dem Gastgewerbe oder der Kulturwirtschaft insgesamt die Volkswirtschaft schwächt und dadurch die Gesellschaft weiter auseinanderdriftet, sind auch sozialpolitische Innovationen im Feld der integrierten Versorgung und Teilhabe älterer Menschen schwierig zu realisieren, denn diese sind zumeist von zusätzlichen finanziellen Unterstützungen abhängig (vgl. u. a. Dörre, 2020). Schon heute zeigen sich die Einschränkungen für die kommunalen Haushalte, denen durch die Corona-Pandemie die Steuereinnahmen wegbrechen, während die Ausgaben massiv ansteigen. Erforderlich sind für eine neugestaltete Politik aber starke öffentliche Institutionen, ein breiter gesellschaftlicher Diskurs und innovative Kooperationskulturen, um die Handlungsimpulse zu nutzen.

Derzeit steht die öffentliche Daseinsvorsorge bei nahezu allen im Bundestag vertretenen politischen Parteien und in der Öffentlichkeit hoch im Kurs. Die Gesundheitsversorgung und die Altenpflege werden wieder stärker als Kollektivgüter betrachtet, welche nicht dem Marktmechanismus sowie einer primär gesundheitsökonomischen Logik überlassen werden sollen. Gefordert sind aber nicht nur symbolische Bekundungen, wie wichtig öffentliche Infrastrukturen für die Überwindung von Krisen und den sozialen Zusammenhalt der Gesellschaft sind. Es müssen politische Prioritäten zur Stärkung dieser Infrastrukturen umgesetzt werden. Vor Ort werden „Treiber" für strategische Partnerschaften im Feld der integrierten Versorgung benötigt. Insbesondere für ältere Menschen sind quartiersnahe Versorgungsangebote – von der Prävention über die Beteiligung bis hin zur Pflege im eigenen Haushalt – attraktiv und steigern die Lebensqualität.

Erneuerungsstrategien haben bislang aber nur „Inseln" geschaffen, was auch darin begründet liegt, dass intersektorale Kooperationen sowie die Koproduktion mit den Nutzern schwer zu organisieren sind. Die Digitalisierung und deren gegenwärtige Verknüpfung mit der Corona-Pandemie könnten einerseits als Beschleuniger wirken und die Fragmentierungen in diesem Sektor aufbrechen. Nicht zu unterschätzen sind andererseits das Beharrungsvermögen und die Eigeninteressen der etablierten Akteure sowie die sozioökonomischen Zersplitterungen, die durch die Corona-Pandemie verstärkt werden.

Literatur

Baack, S., Djeffal, C., Jarke, J. & Send, H. (2019). Civic Tech – Ein Beispiel für Bürgerzentrierung und Bürgerbeteiligung als Leitbild der Verwaltungsdigitalisierung. In: T. Klenk, F. Nullmeier & G. Wewer (Hrsg.), *Handbuch Digitalisierung in Staat und Verwaltung*. Springer.
Baringhorst, S. (2020). Digitalisierung, Gemeinsinn und zivilgesellschaftliches Engagement. In: C. Hiebaum (Hrsg.), *Handbuch Gemeinwohl*. Springer.
Beckmann, F. & Schönauer, A.-L. (2020). Soziale Ungleichheit in der Freiwilligenarbeit. *Gesellschaft Wirtschaft Politik (GWP)*, *69*(3), 335 ff.

Beckmann, F., Heinze, R. G. & Schönauer, A.-L. (2019). Partizipation durch Nachbarschafts-netze? Potentiale und sozialräumliche Disparitäten. In: BAPP (Hrsg.), *Die Bedeutung der Quartiersarbeit für die Integration der Mehrheitsgesellschaft*, 32 ff.

Berg, S., Clute-Simon, V., Korinek, R., Rakowski, N. & Thiel, T. (2020). Krisen-Experiment. Wie der Hackathon #WirVsVirus neue Formen demokratischer Beteiligung erprobt. *WZB Mitteilungen, 168,* 30 ff.

Berlin-Institut für Bevölkerung und Entwicklung. (2017). *Von Kirchtürmen und Netzwerken.* Wie engagierte Bürger das Emsland voranbringen.

Biess, F. (2020). Corona-Angst und die Geschichte der Bundesrepublik. *Aus Politik und Zeitgeschichte (APuZ), 35–37,* 33 ff.

Blom, A. G. (2020). Zum gesellschaftlichen Umgang mit der Corona-Pandemie. Ergebnisse der Mannheimer Corona-Studie. *Aus Politik und Zeitgeschichte (APuZ), 35–37,* 16 ff.

BMFSFJ – Bundesministerium für Familie, Senioren, Frauen und Jugend (Hrsg.) (2020a). *Dritter Engagementbericht der Bundesregierung: Zukunft Zivilgesellschaft: Junges Engagement im digitalen Zeitalter.* Deutscher Bundestag/Drucksache 19/19320 v. 14.05.2020.

BMFSFJ – (Hrsg.) (2020b). *Achter Altenbericht.* Ältere Menschen und Digitalisierung.

Bölting, T., Eisele, B. & Kurtenbach, S. (2020). *Nachbarschaftshilfe in der Corona-Pandemie. Ergebnisse einer repräsentativen Befragung in NRW.* Ministerium für Arbeit, Gesundheit und Soziales in NRW.

Brink, A., Hollstein, B., Hübscher, M. C. & Neuhäuser, C. (Hrsg.) (2020). *Lehren aus Corona. Impulse aus der Wirtschafts- und Unternehmensethik.* Sonderband zfwu. Nomos.

Burkhardt, L. & Schupp, J. (2019). Wachsendes ehrenamtliches Engagement: Generation der 68er häufiger auch nach dem Renteneintritt aktiv. *DIW Wochenbericht, 42,* 765 ff.

Dörre, K., (2020). Die Corona-Pandemie – Eine Katastrophe mit Sprengkraft. *Berliner Journal für Soziologie,* (2), 165–190.

Erlinghagen, M. & Hank, K. (2019). Gesellschaftliche Teilhabe Älterer in der Nacherwerbs-phase. In: K. Hank, F. Schulz-Nieswandt, M. Wagner & S. Zank (Hrsg.), *Alternsforschung. Handbuch für Wissenschaft und Praxis* (S. 391 ff.). Nomos.

Fachinger, U. (2019). Alterssicherung und Armut. In: K. Hank, F. Schulz-Nieswandt, M. Wagner & S. Zank (Hrsg.), *Alternsforschung. Handbuch für Wissenschaft und Praxis* (S. 131 ff.). Nomos.

Florack, M., Korte, K.-R. & Julia Schwanholz, J. (Hrsg.). (2021). *Coronakratie. Demokratisches Regieren in Ausnahmezeiten.* Campus.

Generali Deutschland AG (2017). *Generali Altersstudie 2017. Wie ältere Menschen in Deutschland denken und leben.* Springer.

Grande, E. & Hutter, S. (2020). Wer hilft den Helfern? Die Zivilgesellschaft in der Corona-Krise. *WZB Mitteilungen, 168,* 27–29.

Grohs, S., Schneiders, K. & Heinze, R. G. (2014). *Mission Wohlfahrtsmarkt. Institutionelle Rahmenbedingungen, Strukturen und Verbreitung von Social Entrepreneurship in Deutschland.* Nomos.

Heinze, R. G. (2020). *Gesellschaftsgestaltung als Neujustierung von Zivilgesellschaft.* Staat und Markt. Springer.

Heinze, R. G. & Drewing, E. (2020). Das Quartier: soziologische Annäherungen an einen schillernden Begriff. In: C. Reicher & A. Schmidt (Hrsg.), *Handbuch Energieeffizienz im Quartier.* (S. 31–55). Springer.

Heinze, R. G., Kurtenbach, S. & Üblacker, J. (Hrsg.) (2019). *Digitalisierung und Nachbarschaft*. Nomos.

Höpflinger, F. (2009). *Age Report 2009. Einblicke und Ausblicke zum Wohnen im Alter.* Seismo.

Krohn, P. (2020). Retraditionalisierung? Care-Arbeit und Geschlechterverhältnisse in der Corona-Krise. *Aus Politik und Zeitgeschichte (APuZ), 45,* 11 ff.

Oswald, F. & Wahl, H.-W. (2016). Alte und neue Umwelten des Alterns – Zur Bedeutung von Wohnen und Technologie für Teilhabe in der späten Lebensphase. In: G. Naegele, E. Olbermann & A. Kuhlmann (Hrsg.), *Teilhabe im Alter gestalten* (S. 113 ff.). Springer.

Penger, S., Oswald, F. & Wahl, H.-W. (2019). Altern im Raum am Beispiel von Wohnen und Mobilität. In: K. Hank, F. Schulz-Nieswandt, M. Wagner & S. Zank (Hrsg.), *Alternsforschung. Handbuch für Wissenschaft und Praxis* (S. 415 ff.). Nomos.

Reckwitz, A. (2019). *Das Ende der Illusionen. Politik, Ökonomie und Kultur in der Spätmoderne.* Suhrkamp.

Reckwitz, A. (2020). „Verluste müssen artikuliert werden dürfen". Interview in: Berliner Zeitung v. 08.06.2020. https://www.berliner-zeitung.de/politik-gesellschaft/verluste-mue ssen-artikuliert-werden-duerfen-li.86049.

Richter, E. (2020). *Seniorendemokratie. Die Überalterung der Gesellschaft und ihre Folgen für die Politik.* Suhrkamp.

Rothgang, H. & Kalwitzki, T. (2019). *Alternative Ausgestaltung der Pflegeversicherung – Abbau der Sektorengrenzen und bedarfsgerechte Leistungsstruktur, Gutachten für die Initiative Pro-Pflegereform.*

Stegbauer, C. & Clemens, I. (2020). *Corona-Netzwerke – Gesellschaft im Zeichen des Virus.* Transcript.

Villa, P.-I. (2020). Corona-Krise meets Care-Krise – Ist das systemrelevant? *Leviathan, 48*(3), 433 ff.

Open Access Dieses Kapitel wird unter der Creative Commons Namensnennung 4.0 International Lizenz (http://creativecommons.org/licenses/by/4.0/deed.de) veröffentlicht, welche die Nutzung, Vervielfältigung, Bearbeitung, Verbreitung und Wiedergabe in jeglichem Medium und Format erlaubt, sofern Sie den/die ursprünglichen Autor(en) und die Quelle ordnungsgemäß nennen, einen Link zur Creative Commons Lizenz beifügen und angeben, ob Änderungen vorgenommen wurden.

Die in diesem Kapitel enthaltenen Bilder und sonstiges Drittmaterial unterliegen ebenfalls der genannten Creative Commons Lizenz, sofern sich aus der Abbildungslegende nichts anderes ergibt. Sofern das betreffende Material nicht unter der genannten Creative Commons Lizenz steht und die betreffende Handlung nicht nach gesetzlichen Vorschriften erlaubt ist, ist für die oben aufgeführten Weiterverwendungen des Materials die Einwilligung des jeweiligen Rechteinhabers einzuholen.

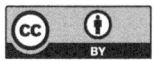

Steigende Wohnkosten im Alter – (k)ein Problem? 16

Claudia Vogel, Alberto Lozano Alcántara
und Laura Romeu Gordo

16.1 Einführung[1]

Viele Menschen setzen auf Wohneigentum, um für ihr Alter vorzusorgen. Selbstgenutztes Wohneigentum geht mit Vorteilen einher: Die monatlichen Wohnkosten sind in der Regel geringer als beim Wohnen zur Miete, da keine Mietzahlungen geleistet werden müssen; Wohneigentum bietet die Perspektive, dauerhaft in der eigenen Wohnung/dem eigenen Haus leben zu können, da anders als bei Mietwohnungen kaum forcierte Wohnungswechsel drohen können; und Wohneigentum wird meist als wertsichernde Anlageform betrachtet, insbesondere in Zeiten niedriger Zinsen und steigender Kaufpreise für Immobilien. Nichtsdestotrotz fallen auch bei Eigentümerhaushalten Wohnkosten für selbstgenutzte Immobilien an, vor allem, wenn neben dem Wert der Immobilie ein gewisser

---

[1] Bei diesem Beitrag handelt es sich um eine aktualisierte und erweiterte Version des DIW Wochenberichts „Immer mehr ältere Haushalte sind von steigenden Wohnkosten schwer belastet" (Romeu Gordo et al., 2019).

Stand: 31. Januar 2021
Beitrag zum Band: Wohnen und Gesundheit im Alter

C. Vogel (✉)
Hochschule Neubrandenburg, Neubrandenburg, Deutschland
E-Mail: cvogel@hs-nb.de

A. Lozano Alcántara · L. Romeu Gordo
Deutsches Zentrum für Altersfragen, Berlin, Deutschland
E-Mail: alberto.lozano@dza.de

L. Romeu Gordo
E-Mail: laura.romeu-gordo@dza.de

© Der/die Autor(en) 2022
A. Teti et al. (Hrsg.), *Wohnen und Gesundheit im Alter,* Vechtaer Beiträge zur Gerontologie, https://doi.org/10.1007/978-3-658-34386-6_16

Wohnstandard erhalten werden soll. Die monatlichen Wohnkosten für Eigentümerhaushalte können unterteilt werden in Verbrauchskosten (laufende Kosten für Heizung und Warmwasser sowie Kosten für Frischwasser/Abwasser, Müllabfuhr und Straßenreinigung etc.) und in Kosten für Instandhaltung (z. B. Ersetzen einer alten Heizungsanlage durch Einbau einer neuen) und Modernisierung (z. B. nachträglicher Anbau von Balkons). Falls das Wohneigentum schuldenfrei ist, also keine Zins- und Tilgungszahlungen geleistet werden müssen – und das ist bei der großen Mehrheit (rund 85 %) der Eigentümerhaushalte mit einer Referenzperson ab 65 Jahren der Fall – sind die Wohnkosten im Alter für Eigentümerhaushalte niedriger als für Mieterhaushalte (vgl. jüngst z. B. Nowossadeck & Engstler, 2017; Romeu Gordo et al., 2019). Die knappe Mehrheit der Haushalte mit einer Referenzperson ab 65 Jahren lebt heute im Eigentum.

Mieterhaushalte müssen neben den Verbrauchskosten monatlich einen Mietzins entrichten. Von einem Anstieg der Mieten sind insbesondere Mieterhaushalte betroffen, die in eine neue Wohnung/ein neues Haus umziehen. Aber auch Bestandsmieterhaushalte sind von steigenden Wohnkosten betroffen, etwa wenn sie einen Staffelmietvertrag haben, die Vermieter jährliche Mietanpassungen vornehmen oder wenn die Miete aufgrund von Modernisierungsmaßnahmen erhöht wird. Ältere Menschen wechseln zwar seltener die Wohnung als jüngere (vgl. z. B. Kohli et al., 2008; Teti et al., 2012), sie sind aber vermutlich nicht seltener von einem Anstieg der Wohnkosten durch Modernisierung betroffen, denn sie leben durchschnittlich deutlich länger in ihren Wohnungen und damit überdurchschnittlich häufig in Immobilien, bei denen Instandhaltungs- sowie auch Modernisierungsmaßnahmen durchgeführt werden. Zudem sind ältere Mieterhaushalte ebenso wie jüngere von dem Anstieg der Nebenkosten betroffen, der in den letzten Jahren besonders stark ausgefallen ist. Aber sind die Wohnkosten bei den Mieterhaushalten älterer Menschen stärker gestiegen als bei den Eigentümerhaushalten? Und wie sieht es mit der relativen Belastung durch Wohnkosten aus, also der Entwicklung der Wohnkosten im Verhältnis zur Entwicklung der Alterseinkommen, im Vergleich von Eigentümer- und Mieterhaushalten mit einer Referenzperson ab 65 Jahren?

Insgesamt sind die Mieten in Deutschland in den letzten Jahren stark gestiegen. Beispielsweise haben sich die Angebotsmieten von 2005 bis 2018 im Durchschnitt laut Marktanalyse des privaten Beratungsunternehmens Empirica AG um 33 % erhöht (Empirica AG, 2020).[2] Trotz jährlicher Rentenanpassung

---

[2] Informationen zur Empirica Preisdatenbank unter https://www.empirica-institut.de/filead min/Redaktion/Publikationen_Referenzen/PDFs/empirica-Preisdatenbank.pdf.

gilt das nicht für die Alterseinkommen. So sind die durchschnittlichen Zahlbeträge der Gesetzlichen Rentenversicherung laut Deutscher Rentenversicherung im gleichen Zeitraum nur um 24 % gestiegen (Deutsche Rentenversicherung Bund, 2020). Es ist also anzunehmen, dass mehr und mehr ältere Menschen eine höhere relative Wohnkostenbelastung zu tragen haben, durch die eine Überbelastung droht, und zwar insbesondere den älteren Mieterinnen und Mietern.[3]

In diesem Beitrag werden die relative Wohnkostenbelastung und ihre Entwicklung seit Mitte der 1990er Jahre bei älteren Menschen ab 65 Jahren beleuchtet, und zwar differenziert für Mieterhaushalte und Eigentümerhaushalte (Abschn. 16.3). Insbesondere gehen wir der Frage nach, für welche Gruppen älterer Haushalte die Wohnkosten zu einem Problem werden, weil für die Wohnkosten große Anteile der Einkommen beansprucht werden, also eine finanzielle Überbelastung durch zu hohe Wohnkosten zu beobachten ist (Abschn. 16.4).

16.2   Daten und Operationalisierung der Wohnkosten

16.2.1   Sozio-oekonomisches Panel (SOEP)

Datengrundlage für diesen Beitrag sind die Daten des Sozio-oekonomischen Panels (SOEP), einer repräsentativen jährlichen Wiederholungsbefragung privater Haushalte in Deutschland (Goebel et al., 2019). In die Analyse gehen Privathaushalte mit einer Referenzperson im Alter ab 65 Jahren ein. Die Referenzperson ist im SOEP die Person, die Antworten zum Haushaltsfragebogen gemacht hat.

Insgesamt umfasst unsere Stichprobe 59.098 Haushaltsbeobachtungen mit einer Referenzperson im Alter ab 65 Jahren, die über 22 Jahre verteilt sind.[4] So haben wir zum Beispiel 1161 Haushalte im Jahr 1996, 3060 Haushalte im Jahr 2008 und 3657 Haushalte im Jahr 2018 analysiert. Von den Privathaushalten mit einer Referenzperson im Alter von 65 und mehr Jahren sind im Jahr 2018 mehr als die Hälfte (57 %) Einpersonenhaushalte: Von allen Privathaushalten in dieser Altersgruppe sind 39 % Haushalte alleinlebender Frauen und 18 % Haushalte alleinlebender Männer, 42 % sind Paarhaushalte und lediglich 1 % der Haushalte sonstige Haushaltskonstellationen.

---

[3] Von einer finanziellen Überbelastung kann bei einer relativen Wohnkostenbelastung von 40 % und mehr gesprochen werden, bei 30 bis 40 % sprechen wir im Folgenden von einer starken Belastung (vgl. Eurostat, 2018).

[4] Der Analysezeitraum wurde einerseits gewählt, um die Entwicklung über einen möglichst langen Zeitraum darzustellen, andererseits wurden die Umbrüche des Wohnungsmarktes in der Transformationsperiode nach der Wiedervereinigung ausgeschlossen.

16.2.2 Was geht ein in die Berechnung der Wohnkostenbelastung?

Im SOEP werden jährlich Informationen zu Wohnkosten erhoben. In die Berechnung der monatlichen Wohnkosten der Mieterhaushalte (Euro pro Monat) gehen folgende Bestandteile ein:

- Monatliche Kaltmiete
- Kosten für Heizung und Warmwasser
- Umlagekosten, also Kosten für Wasser/Abwasser, Müllabfuhr etc.

In die Berechnung der monatlichen Wohnkosten der Eigentümerhaushalte (Euro pro Monat) gehen folgende Bestandteile ein:

- Kosten für Heizung und Warmwasser
- Umlagekosten, also Kosten für Wasser/Abwasser, Müllabfuhr, Hausverwaltung, etc.
- Kosten für Instandhaltung und Modernisierung

Das SOEP enthält Informationen über die Instandhaltungskosten der Wohnung nur für Eigentümerhaushalte, da davon ausgegangen wird, dass die Instandhaltungskosten der Mieterhaushalte in deren Mietzahlungen enthalten sind. Bis 2015 bezog sich die konkrete Formulierung im Fragebogen nur auf die „Instandhaltungskosten", ab 2015 wurde sie um die „Modernisierungskosten" erweitert. Die Umlagekosten für die Hausverwaltung wurden bis 2014 explizit erhoben. Ab 2016 wurde aber die Formulierung der Frage nach den allgemeinen Umlagekosten erweitert, damit die Befragten diese Kosten ebenfalls berücksichtigen. Die Kosten für Strom werden im SOEP erst ab 2010 erhoben (vgl. Lozano Alcántara & Romeu Gordo, 2020); wir haben sie für den gesamten Untersuchungszeitraum nicht berücksichtigt, um den Anstieg der Wohnkosten nicht zu überschätzen.

Als Haushaltseinkommen werden die monatlichen Nettoeinkommen berücksichtigt. Die entsprechende Abfrage im SOEP lautet: „Wie hoch ist das monatliche Haushaltseinkommen aller Haushaltsmitglieder heute?" Es folgen diese Erläuterungen: „Bitte geben Sie den monatlichen Nettobetrag an, also nach Abzug von Steuern und Sozialabgaben. Regelmäßige Zahlungen wie Renten, Wohngeld, Kindergeld, BAföG, Unterhaltszahlungen usw. rechnen Sie bitte dazu! Falls nicht genau bekannt: Bitte schätzen Sie den monatlichen Betrag."

Die monatliche Wohnkostenbelastung wird berechnet, indem die monatlichen Wohnkosten durch das monatliche Haushaltsnettoeinkommen dividiert werden.

In diesem Beitrag steht die Wohnkostenbelastung somit jeweils für die relative Belastung. Die absolute Höhe der Wohnkosten wird in Euro pro Monat berichtet. Die relative Wohnkostenbelastung wird im Folgenden dargestellt als Anteil des Haushaltsnettoeinkommens, das für die Deckung der Wohnkosten aufgebracht wird. Um potenzielle Messfehler zu reduzieren, wird der maximale Wert der Wohnkostenbelastung auf 50 % gedeckt. Insbesondere bei Haushalten, für die im SOEP sehr geringe Einkommensangaben vorliegen, wird die relative Wohnkostenbelastung sonst möglicherweise stark überschätzt.

Für die Analysen nach Einkommensquintilen werden die Haushalte mit einer Referenzperson im Alter ab 65 Jahren, geordnet nach der Höhe ihres Äquivalenzeinkommens, in fünf gleich große Gruppen aufgeteilt, wobei das erste Quintil die Haushalte mit den niedrigsten Äquivalenzeinkommen umfasst, das fünfte Quintil jene mit den höchsten Äquivalenzeinkommen.

16.3 Entwicklung der Wohnkostenbelastung von älteren Haushalten seit Mitte der 1990er Jahre

16.3.1 Wie hat sich die Wohnkostenbelastung seit 1996 in Deutschland entwickelt?

Die relative Wohnkostenbelastung der Mieterhaushalte ist über den gesamten hier betrachteten Zeitraum von 1996 bis 2018 höher als diejenige der Eigentümerhaushalte (Abb. 16.1). Für Mieterhaushalte zeigt sich ein deutlicher Anstieg der relativen Wohnkostenbelastung: Sie lag 1996 noch bei 26,8 % und hat im Jahr 2018 einen Wert von durchschnittlich 30,2 % erreicht. Sie liegt damit im Durchschnitt bereits über dem kritischen Schwellenwert von 30 %, der eine starke Belastung durch Wohnkosten anzeigt. Für Eigentümerhaushalte zeigt sich dagegen kein Anstieg der relativen Wohnkostenbelastung, im Gegenteil: Sie liegt mit 15,7 % im Jahr 2018 sogar wieder unter dem Wert von 1996 (18,6 %).

Es lässt sich festhalten, dass die Differenz der durchschnittlichen Wohnkostenbelastung zwischen Mieterhaushalten und Eigentümerhaushalten mit einer Referenzperson im Alter von 65 und mehr Jahren über die Zeit zugenommen hat. Bei den Mieterhaushalten ist die Wohnkostenbelastung nicht nur höher als bei den Eigentümern, sondern sie ist auch – anders als bei den Eigentümerhaushalten – über den betrachteten Zeitraum hinweg deutlich angestiegen.

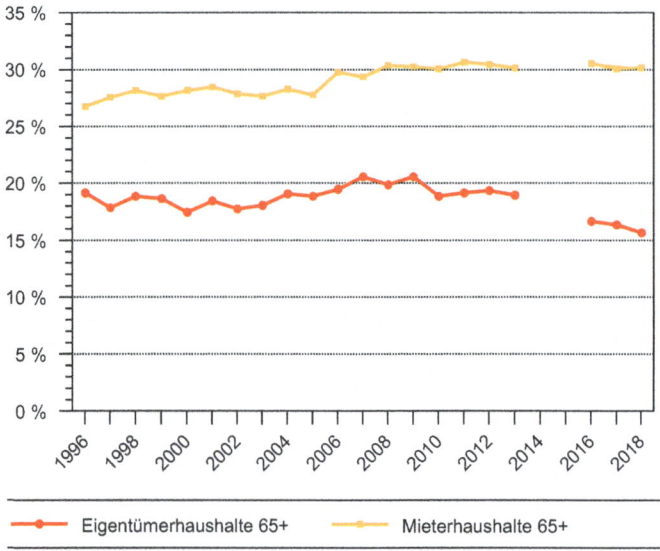

Abb. 16.1 Relative Wohnkostenbelastung von älteren Haushalten 1996 bis 2018. (Quelle: SOEP v35, 1996–2018, eigene Berechnungen, gewichtet)

16.3.2 Entwicklung der Wohnkosten und der Einkommen von älteren Haushalten

Die relative Wohnkostenbelastung eines Haushalts berechnet sich aus den monatlichen Wohnkosten im Verhältnis zum monatlichen Einkommen. Es stellt sich also die Frage, ob der beschriebene Anstieg der Wohnkostenbelastung allein durch einen besonders starken Anstieg der Wohnkosten bedingt wird oder auch durch die schwächere Entwicklung der Einkommen im beobachteten Zeitraum von 1996 bis 2018. Betrachten wir zunächst die Entwicklung der Wohnkosten, wiederum getrennt für Mieterhaushalte und für Eigentümerhaushalte mit einer Referenzperson im Alter von 65 und mehr Jahren.

Die Wohnkosten in Euro sind für die Mieterhaushalte stärker angestiegen als für die Eigentümerhaushalte mit einer Referenzperson im Alter von 65 und mehr Jahren (Abb. 16.2): Der Anstieg von 234 € im Jahr 1996 auf 523 € im Jahr 2018 bedeutet mehr als eine Verdoppelung der Wohnkosten der Mieterhaushalte. Die

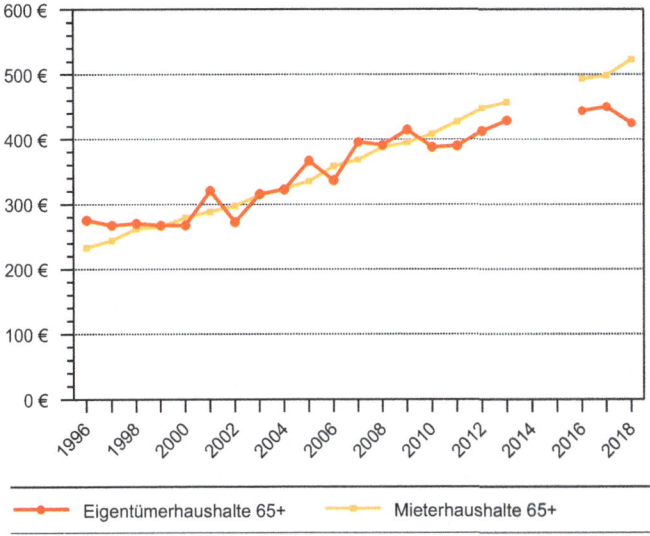

Abb. 16.2 Wohnkosten von älteren Haushalten 1996 bis 2018 (Euro pro Monat). (Quelle: SOEP v35, 1996–2018, inflationsbereinigte Werte [100 = 2016], eigene Berechnungen, gewichtet)

Wohnkosten der Eigentümerhaushalte älterer Menschen sind lediglich von 276 € auf 425 € gestiegen, das entspricht einem Anstieg um das 1,5-Fache in diesem Zeitraum.

Die Haushaltsnettoeinkommen sind für die Eigentümerhaushalte real deutlich stärker angestiegen als für die Mieterhaushalte (Abb. 16.3): Eigentümerhaushalte mit einer Referenzperson im Alter von 65 und mehr Jahren verfügen 2018 über ein durchschnittliches Nettoeinkommen von 2656 € (1996: 1240 €). Mieterhaushalte verfügen im höheren Alter nur über ein durchschnittliches Nettoeinkommen von 1911 € (1996: 954 €).

Es ist also davon auszugehen, dass der Anstieg der relativen Wohnkostenbelastung bei den Mieterhaushalten zum Teil bedingt ist durch die schwächere Einkommensentwicklung bei den älteren Mietern und Mieterinnen (zur Einkommensentwicklung siehe auch Grabka et al., 2019).

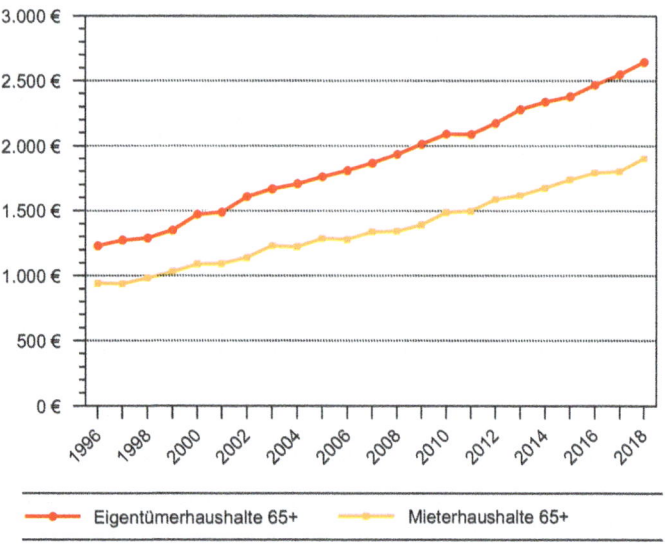

─── Eigentümerhaushalte 65+   ─── Mieterhaushalte 65+

Abb. 16.3 Haushaltsnettoeinkommen von älteren Haushalten 1996 bis 2018 (Euro pro Monat). (Quelle: SOEP v35, 1996–2018, inflationsbereinigte Werte [100 = 2016], eigene Berechnungen, gewichtet)

16.4   Relative Wohnkostenbelastung nach Gruppen

16.4.1 Wie weit verbreitet sind hohe Wohnkostenbelastungen?

Nicht alle Haushalte von Referenzpersonen im Alter ab 65 Jahren sind mit hohen Wohnkostenbelastungen konfrontiert, die Hälfte der Haushalte hat sogar nur eine geringe relative Belastung von unter 20 % (29 % der Haushalte sogar von unter 10 %) zu tragen (Abb. 16.4). Dies sind ganz überwiegend Eigentümerhaushalte (46 % gegenüber 9 % bei den Mieterhaushalten mit einer relativen Wohnkostenbelastung von unter 10 %). Über alle Haushalte älterer Menschen hinweg sind jedoch 16 % durch Wohnkosten finanziell überbelastet, weitere 14 % sind durch Wohnkosten finanziell schwer belastet.

Vor allem Mieterhaushalte sind im Alter durch Wohnkosten finanziell überbelastet. Bei mehr als einem Viertel der Mieterhaushalte liegt die relative

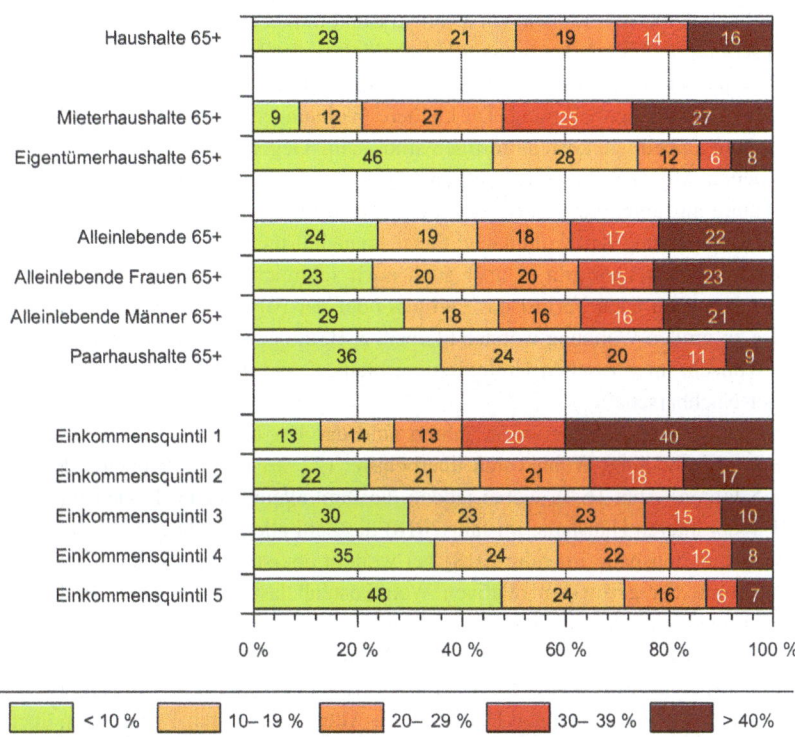

Abb. 16.4 Relative Wohnkostenbelastung von älteren Haushalten 2018. (Quelle: SOEP v35, 2018, eigene Berechnungen, gewichtet)

Wohnkostenbelastung sogar bei über 40 % (Abb. 16.4). Zudem sind Einpersonenhaushalte im Alter deutlich häufiger durch Wohnkosten überbelastet als Paarhaushalte. Während von den Alleinlebenden mit 22 % fast ein Viertel eine Wohnkostenbelastung von 40 % oder mehr tragen muss, sind es bei den Paarhaushalten lediglich 9 %. Zudem sind durch relative Wohnkosten von 30 bis unter 40 % immerhin 17 % der Alleinlebenden belastet, während es bei Paarhaushalten nur 11 % sind. Eine niedrige Wohnkostenbelastung von unter 10 % haben hingegen nur 24 % der Alleinlebenden, aber 36 % der Paarhaushalte.

Dass die Wohnkostenbelastung im Alter von Alleinlebenden häufig höher ist als von Paarhaushalten, kann auch mit dem Familienstand zusammenhängen. Witwen und Witwer bleiben häufig in der ehemals gemeinsamen Wohnung, die bei fast gleichbleibenden Kosten nun aus dem Einkommen nur einer Person finanziert sein will (ähnlich nach Trennung und Scheidung), das Haushaltseinkommen sinkt also, während die Wohnkosten weitgehend unverändert bleiben – daher steigt die relative Wohnkostenbelastung. Da kleinere Wohnungen mit geringerer Wohnfläche nicht unbedingt kostengünstiger sind – im Gegenteil, meist ist die Miete bei neuen Mietverhältnissen deutlich höher als die Miete für die alte größere Wohnung aus einem langjährig laufenden Mietvertrag –, ist ein Wohnungswechsel zur Anpassung der Wohnfläche meist finanziell unattraktiv. Neben fehlenden finanziellen Anreizen gibt es aber auch noch zahlreiche andere Gründe, warum Menschen auch nach Verlust des Partners oder der Partnerin in einer möglicherweise zu großen Wohnung wohnen bleiben, z. B. die gemeinsamen Erinnerungen, der Wunsch, im vertrauten Umfeld zu verbleiben, und die sozialen Beziehungen in der Nachbarschaft.

Alleinlebende Männer ab 65 Jahren sind darüber hinaus zu gleichen Anteilen durch sehr hohe Wohnkosten überbelastet (22 %) wie alleinlebende Frauen ab 65 Jahren (Abb. 16.4), wobei jedoch die Zahl alleinlebender Frauen im Alter (39 % der älteren Haushalte im Jahr 2018) die Zahl alleinlebender Männer (18 % der älteren Haushalte im Jahr 2018) bei weitem übersteigt. Dass der Anteil derjenigen mit der geringsten relativen Wohnkostenbelastung von unter 10 % des Einkommens bei den alleinlebenden Männern wiederum höher ist als bei den alleinlebenden Frauen, dürfte vor allem daran liegen, dass Frauen im Vergleich über deutlich geringere Alterseinkommen verfügen als Männer.

Schließlich sind diejenigen Haushalte im Alter häufig durch Wohnkosten überbelastet, die über geringe Alterseinkommen verfügen (Abb. 16.4). Von den 20 % der Haushalte mit den niedrigsten Einkommen (1. Quintil) sind zwei Drittel stark durch Wohnkosten belastet: 20 % von ihnen tragen Wohnkosten von 30 bis unter 40 %, 40 % sogar Wohnkosten von 40 % und mehr ihres Einkommens. Anhand dieser Befunde wird deutlich, dass insbesondere Haushalten aus dem untersten Einkommensquintil nach Begleichung der Wohnkosten wenig finanzieller Spielraum bleibt. Zwar gibt es auch beim Einkommensquintil mit den höchsten Einkommen 7 % Haushalte, deren Wohnkostenbelastung 40 % oder mehr beträgt, allerdings bleibt diesen Haushalten dank der höchsten Einkommen trotzdem noch mehr verfügbares Einkommen für alle anderen Ausgaben. Gleichzeitig zeigt sich, je höher die Einkommen, desto größer der Anteil von Haushalten mit einer geringen Wohnkostenbelastung von unter 10 %. Beim Einkommensquintil mit den höchsten Einkommen (5. Quintil) liegt die Wohnkostenbelastung von fast der Hälfte (48 %) unter 10 %.

16.4.2 Bei welchen Gruppen sind hohe Wohnkostenbelastungen ein Problem?

Im Folgenden unterscheiden wir die Haushalte von Alleinlebenden und Paarhaushalten nach Einkommenssituation. Problematisch erscheint die Überbelastung durch hohe Wohnkosten vor allem für ältere Alleinlebende mit niedrigen Einkommen (Abb. 16.5). Von ihnen trägt fast die Hälfte (46 %) Wohnkosten in Höhe von 40 % und mehr des Nettoeinkommens. Bei den Paarhaushalten im ersten Einkommensquintil sind es immerhin mit 27 % auch mehr als ein Viertel, die durch Wohnkosten überbelastet sind. Dass hohe relative Wohnkostenbelastungen insbesondere bei Haushalten mit geringeren Einkommen zum Problem

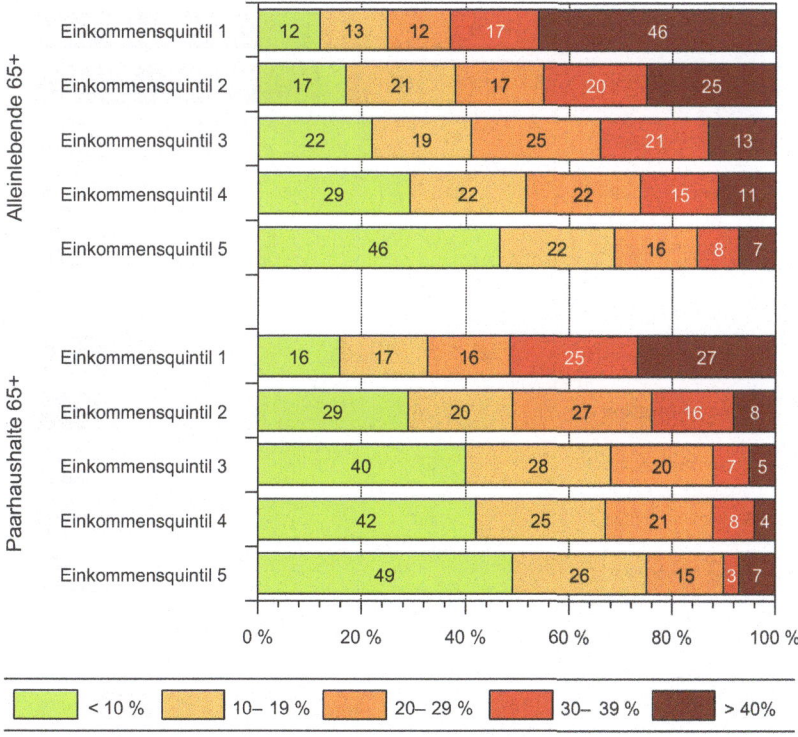

Abb. 16.5 Relative Wohnkostenbelastung nach Haushaltsgröße und Einkommensquintilen 2018. (Quelle: SOEP v35, 2018, eigene Berechnungen, gewichtet)

werden, liegt unter anderem daran, dass deren finanzieller Spielraum insgesamt sehr gering ist, was auch Verbesserungen und Anpassungen ihrer Wohnsituation – sei es durch Umzug oder durch Modernisierung – erschwert. Zudem kann bei einem hohen oder sehr hohen Einkommen auch ein höherer Anteil auf die Wohnkosten entfallen, ohne dass deshalb die Lebenshaltung insgesamt infrage gestellt wäre.

Im Folgenden unterscheiden wir innerhalb der Mieterhaushalte und innerhalb der Eigentümerhaushalte nach Einkommensquintil (Abb. 16.6). Es wird abermals sehr deutlich, dass vor allem Haushalte mit geringeren Einkommen durch Wohnkosten stark überbelastet sind: Bei den Mieterhaushalten im 1. Einkommensquintil tragen mehr als die Hälfte (53 %) Wohnkosten von 40 % und

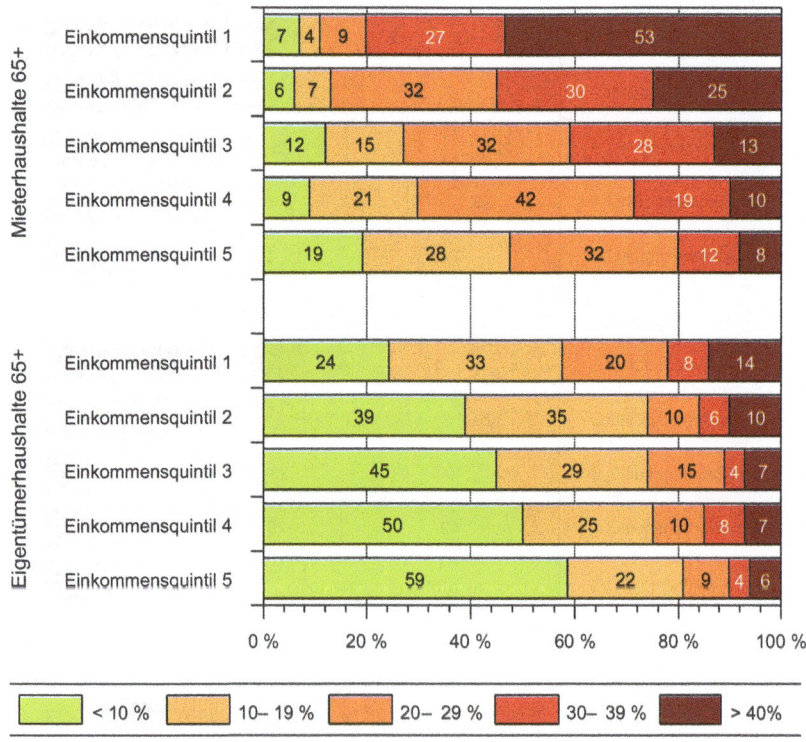

Abb. 16.6 Relative Wohnkostenbelastung nach Eigentümerstatus und Einkommensquintilen 2018. (Quelle: SOEP v35, 2018, eigene Berechnungen, gewichtet)

mehr. Im 2. Einkommensquintil ist es ein Viertel (25 %), das durch Wohnkosten überbelastet ist. Bei den Eigentümerhaushalten stellt sich die Situation tatsächlich weniger drastisch dar, aber auch hier liegt ein starker Einkommensgradient vor: Von den Eigentümerhaushalten aus dem untersten Einkommensquintil tragen immerhin 14 % Wohnkosten von 40 % und mehr ihres Einkommens, aus dem 2. Einkommensquintil liegt der vergleichbare Wert bei 10 %. Es sind somit vor allem die Mieterhaushalte aus den unteren Einkommensquintilen, bei denen die hohe Belastung durch Wohnkosten ein Problem ist. Bei diesen Mieterhaushalten können bereits kleine Anstiege der Kosten zu einer existenziellen Notsituation führen.

16.5 Fazit

In diesem Beitrag haben wir dargestellt, dass die relative Wohnkostenbelastung für ältere Menschen seit 1996 angestiegen ist, und zwar insbesondere für Mieterhaushalte. Es ist eine Polarisierung zwischen Eigentümer- und Mieterhaushalten zu beobachten, in der sich eine deutliche Zunahme der sozialen Ungleichheit im Alter widerspiegelt (vgl. auch Nowossadeck & Engstler, 2017). Schließlich bildet die stark steigende relative Wohnkostenbelastung insbesondere der älteren Mieterhaushalte nicht nur die steigenden Kosten für Mieten inklusive Nebenkosten ab, sondern auch die Zunahme der Ungleichheitsverteilung der Alterseinkommen, die über die letzten Dekaden für Deutschland zu beobachten ist. Darüber hinaus ist die Eigentümerquote unter den Haushalten mit höheren Einkommen angestiegen, wobei in der Gruppe der Mieterhaushalte über die Jahre eher die Haushalte mit unterdurchschnittlichen Einkommen verbleiben. Theoretisch könnten unsere Befunde einer steigenden Wohnkostenbelastung bei Mieterhaushalten ausschließlich auf diesen Kompositionseffekt zurückgehen, allerdings zeigen entsprechende Analysen über alle Altersgruppen, dass nach Kontrolle des Kompositionseffekts die Wohnkosten der Mieter im Vergleich zu den Wohnkosten der Eigentümer in den letzten Jahrzehnten sehr wohl stärker gestiegen sind (Dustmann et al., 2018).

Um Abhilfe für jene älteren Menschen zu schaffen, die finanziell überbelastet werden, sind erstens Maßnahmen notwendig, die daran ansetzen, dass Wohnen bezahlbar bleibt, und zwar auch für alleinlebende ältere Menschen. Neben der Knappheit von Wohnraum – und der „einfachen" Lösung des Baus von ausreichend Wohnungen – gibt es noch viele weitere Gründe, warum die Wohnkosten in den vergangenen Jahren stark angestiegen sind. Einer der Gründe ist, dass nach der Finanzkrise 2008 weltweit immer mehr Menschen und Finanzakteure nach sicheren Geldanlagen gesucht haben, und der Kauf von Immobilien zu

Niedrigzinszeiten vergleichsweise attraktiver wurde. Durch die steigende Nachfrage wurden die Preise in die Höhe getrieben. Ein weiterer Grund für steigende Wohnkosten ist, dass in Teilen des Wohnungsmarktes Renditen erzielt werden. Ob mit dem Wohnen überhaupt Gewinne erzielt werden sollen oder nicht, weil es sich beim Wohnen eigentlich um ein Grundrecht handelt, ist eine politisch stark umkämpfte Frage.[5] Zumindest könnten Genossenschaftsmodelle, die ohne Gewinnerzielung auskommen, steigenden Wohnkosten am Wohnungsmarkt entgegenwirken. In Städten mit einem hohen Anteil an kommunalem, nicht profitorientiertem Wohnen sind die Mieten eher noch bezahlbar, ein gutes Beispiel hierfür ist etwa Wien.

Unter den privaten Vermieterinnen und Vermietern gibt es auch jene, die sich mit Mieteinnahmen ihre Alterseinkommen aufbessern. Während es nach unseren Ergebnissen einerseits als sinnvolle Altersvorsorgestrategie erscheint, Immobilieneigentum zu erwerben, um im Alter Kosten einzusparen durch das Bewohnen einer selbstgenutzten Immobilie, verursacht jedoch andererseits ein Teil dieser privaten Vermieterinnen und Vermieter die steigenden Kosten für Mietwohnungen mit, wenn sie die Mieten erhöhen, um ihre eigenen Einkommen aufzubessern. Nach unseren Berechnungen auf Basis des SOEP gehören immerhin gut zwei Drittel der Mietwohnungen in Deutschland privaten Vermieterinnen und Vermietern mit wenigen Mietobjekten.

Es sind zweitens Maßnahmen notwendig, die sichere Alterseinkommen für alle ermöglichen, vor allem durch eine Stärkung der gesetzlichen Rentenversicherung mit Umlagefinanzierung und solidarischer Umverteilung.[6] Stärker auf die dritte Säule der Altersvorsorge zu setzen führt umgekehrt dazu, dass Menschen unter anderem Eigentum erwerben, um eine Rendite aus der Vermietung zu erwirtschaften, oder sich an börsengehandelten Immobilienfonds etc. beteiligen. Durch die von der Politik verursachte Schwächung der ersten Säule wird die soziale Ungleichheit im Alter zunehmen. Gleichzeitig ist die Absenkung des Sicherungsniveaus in der ersten Säule neben diskontinuierlichen Erwerbsverläufen einer der Hauptgründe für Armut im Alter (vgl. Vogel & Künemund, 2018).

---

[5] Die wohnungspolitische Debatte ist derzeit sehr aufgeheizt und Forderungen bis hin zur Enteignung von privaten Unternehmen der Immobilienwirtschaft sind durchaus verbreitet, wie die Kampagne „Deutsche Wohnen und Co enteignen" in Berlin zeigt.

[6] Die Alterseinkommen setzen sich zusammen aus Renten/Pensionen (in der Regel aus der gesetzlichen Rentenversicherung bzw. der 1. Säule der Altersvorsorge), betrieblicher Vorsorge (2. Säule der Altersvorsorge) und privater Altersabsicherung (3. Säule der Altersvorsorge). Darüber hinaus verfügt ein kleiner Teil der über 65-Jährigen über zusätzliche Alterseinkommen, etwa aus Vermietung und Verpachtung.

Darüber hinaus können steigende Wohnkosten die Armutslagen im Alter deutlich verschärfen (Lozano Alcántara & Vogel, 2021).

Flankierend können Maßnahmen wie Sozialtransfers für Haushalte mit geringen Einkommen eingesetzt werden, etwa Verbesserungen beim Wohngeld, damit auch ältere Menschen mit geringen Einkommen ihre Wohnungen dauerhaft behalten können. Dass Menschen im Alter in ihrer vertrauten Umgebung bleiben können, ist wichtig, weil die Wohnung mit steigendem Alter zunehmend zum zentralen Lebensmittelpunkt wird, der auch mit vielen Erinnerungen verknüpft ist und Orientierung gibt. Darüber hinaus bestimmt die Wohnsituation entscheidend über die Lebensqualität in dieser Lebensphase mit (Oswald et al., 2011). Auch vor dem Hintergrund der steigenden Lebenserwartung und der mit dem langen Leben einhergehenden längeren Wohndauern sollten wir alle Interesse an einer verantwortungsvollen Wohnungs- und Alterssicherungspolitik haben.

Literatur

Deutsche Rentenversicherung Bund (2020). *Rentenversicherung in Zeitreihen*. DRV Bund.

Dustmann, C., Fitzenberger, B. & Zimmermann, M. (2018). *Housing expenditures and income inequality (CPD 16/18)*. Centre for Research and Analysis of Migration, University College London.

Empirica AG (2020). *Preisdatenbank*. Empirica AG. https://www.empirica-institut.de. Zugegriffen: 17. Jan. 2021.

Eurostat (2018). *Quote der Überbelastung durch Wohnkosten*. Eurostat. https://ec.europa.eu/eurostat/de/web/products-datasets/product?code=tespm140. Zugegriffen: 17. Jan. 2021.

Goebel, J., Grabka, M. M., Liebig, S., Kroh, M., Richter, D., Schröder, C. & Schupp, J. (2019). The German Socio-Economic Panel (SOEP). *Journal of Economics and Statistics, 239*(2), 345–360. https://doi.org/10.1515/jbnst-2018-0022.

Grabka, M. M., Goebel, J. & Liebig, S. (2019). Wiederanstieg der Einkommensungleichheit – Aber auch deutlich steigende Realeinkommen. *DIW Wochenbericht, 86*(19), 343–353.

Kohli, M., Künemund, H. & Vogel, C. (2008). Staying or moving? Housing and residential mobility. In: A. Börsch-Supan, A. Brugiavini, H. Jürges, A. Kapteyn, J. Mackenbach, J. Siegrist & G. Weber (Hrsg.), *First results from the survey of health, ageing and retirement in Europe (2004–2007)* (S. 108–113). Mannheim Research Institute for the Economics of Aging (MEA).

Lozano Alcántara, A. & Romeu Gordo, L. (2020). *Measuring housing costs and housing affordability using SOEP: An example applied to older households*. DIW Berlin, The German Socio-Economic Panel (SOEP).

Lozano Alcántara, A. & Vogel, C. (2021). *Rising housing costs and income poverty among the elderly in Germany*. Housing Studies. 1–19. https://doi.org/10.1080/02673037.2021.1935759.

Nowossadeck, S. & Engstler, H. (2017). Wohnung und Wohnkosten im Alter. In: K. Mahne, J. K. Wolff, J. Simonson & C. Tesch-Römer (Hrsg.), *Altern im Wandel: Zwei Jahrzehnte Deutscher Alterssurvey* (S. 287–300). Springer VS.

Oswald, F., Jopp, D., Rott, C. & Wahl, H.-W. (2011). Is aging in place a resource for or risk to life satisfaction? *The Gerontologist, 51*(2), 238–250. https://doi.org/10.1093/geront/gnq096.

Romeu Gordo, L., Grabka, M. M., Lozano Alcántara, A., Engstler, H. & Vogel, C. (2019). Immer mehr ältere Haushalte sind von steigenden Wohnkosten schwer belastet. *DIW Wochenbericht, 86*(27), 468–476. https://doi.org/10.18723/diw_wb:2019-27-1.

Teti, A., Kuhlmey, A., Dräger, D. & Blüher, S. (2012). Prädiktoren individueller Wohnmobilität älterer Frauen und Männer. *Prävention und Gesundheitsförderung, 7*(4), 278–285. https://doi.org/10.1007/s11553-012-0353-2.

Vogel, C. & Künemund, H. (2018). Armut im Alter. In: P. Böhnke, J. Dittmann & J. Goebel (Hrsg.), *Handbuch Armut* (S. 144–153). Budrich.

Open Access Dieses Kapitel wird unter der Creative Commons Namensnennung 4.0 International Lizenz (http://creativecommons.org/licenses/by/4.0/deed.de) veröffentlicht, welche die Nutzung, Vervielfältigung, Bearbeitung, Verbreitung und Wiedergabe in jeglichem Medium und Format erlaubt, sofern Sie den/die ursprünglichen Autor(en) und die Quelle ordnungsgemäß nennen, einen Link zur Creative Commons Lizenz beifügen und angeben, ob Änderungen vorgenommen wurden.

Die in diesem Kapitel enthaltenen Bilder und sonstiges Drittmaterial unterliegen ebenfalls der genannten Creative Commons Lizenz, sofern sich aus der Abbildungslegende nichts anderes ergibt. Sofern das betreffende Material nicht unter der genannten Creative Commons Lizenz steht und die betreffende Handlung nicht nach gesetzlichen Vorschriften erlaubt ist, ist für die oben aufgeführten Weiterverwendungen des Materials die Einwilligung des jeweiligen Rechteinhabers einzuholen.

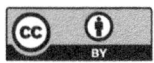

Die politische Steuerung von „altersgerechtem" Wohnraum

17

Melanie Slavici

17.1 Problemstellung

In Deutschland steigt die Anzahl älterer Menschen, während die Rentenansprüche der zukünftigen Senior*innen voraussichtlich sinken. Diese Verknüpfung aus einem „Mehr" an älteren Menschen und einem „Weniger" an ihnen zur Verfügung stehenden Einkommen könnte zu einer *„grauen Wohnungsnot"* führen (Bundesbaublatt, 2019). Während Senior*innen also bereits als eine Risikogruppe für bezahlbaren Wohnraum gehandelt werden (Nowossadeck & Engstler, 2017, S. 299; Pestel Institut, 2018, S. 28 f.; Vogel et al., 2021), stellt sich aufgrund zunehmender körperlicher Einschränkungen nicht nur die Frage nach der Quantität von Wohnraum, sondern auch nach seiner qualitativen Ausstattung. Die Studienlage attestiert hierzu einen Mangel an barrierefreiem bzw. -reduziertem Wohnraum (BMVBS, 2011; KDA & Wüstenrot Stiftung, 2014a; BBSR, 2017; Pestel Institut, 2018).

Der aus diesem Mangel entstehende Handlungsbedarf wird dabei je nach Perspektive teils bei den Akteur*innen des Wohnungsmarktes selbst gesehen, teils bei der Politik. Eine politische Zuschreibung begründet sich durch zweierlei sozialpolitische Zielsetzungen: Zum einen wünschen sich viele Menschen die selbstständige Lebensführung *„in den eigenen vier Wänden"* (Neubart, 2018, S. 59), zum anderen entspricht dies dem gesundheitsökonomischen Leitsatz *„ambulant vor stationär"* (Deutscher Bundestag, 2015, S. 108 f.).

Dieser Beitrag beschäftigt sich deshalb mit der politischen Steuerung in diesem Feld und fragt: Inwieweit ist barrierefreier bzw. -reduzierter Wohnraum ein

M. Slavici (✉)
Otto-von-Guericke-Universität, Magdeburg, Deutschland
E-Mail: Melanie.Slavici@ovgu.de

© Der/die Autor(en) 2022
A. Teti et al. (Hrsg.), *Wohnen und Gesundheit im Alter,* Vechtaer Beiträge zur Gerontologie, https://doi.org/10.1007/978-3-658-34386-6_17

Handlungsfeld für die Politik? **Das Erkenntnisinteresse liegt auf den Steuerungsmöglichkeiten, die politischen Entscheider*innen zur Verfügung stehen.**
Hierfür wird zunächst der barrierefreie bzw. -reduzierte Wohnraum definiert
und der einschlägige Forschungsstand skizziert. Konzeptionell soll daraufhin das
Spektrum politischer Maßnahmen nachgezeichnet werden, welches anschließend
am empirischen Beispiel des barrierefreien bzw. -reduzierten Wohnraums mit
Inhalt gefüllt wird. Die Datenbasis dafür bilden parlamentarische Dokumente,
dazu Interviews mit Expert*innen sowie leitfadengestützte Interviews mit den am
politischen Prozess beteiligten Akteur*innen.

17.2   Untersuchungsgegenstand: Barrierefreier Wohnraum

Die in diesem Beitrag titelgebende Bezeichnung des „altersgerechten" Wohnraums ist rechtlich nicht definiert (vgl. bspw. Teti et al., 2014, S. 320), weshalb
im Folgenden auf die Barrierefreiheit zurückgegriffen wird. Hierfür bietet §
4 des Behindertengleichstellungsgesetzes einen zentralen Orientierungspunkt:
*„Barrierefrei sind bauliche und sonstige Anlagen […], wenn sie für Menschen
mit Behinderungen in der allgemein üblichen Weise, ohne besondere Erschwer-
nis und grundsätzlich ohne fremde Hilfe auffindbar, zugänglich und nutzbar sind"*
(BMAS, 2016, S. 3). Es handelt sich um eine sogenannte Definitionsnorm,
die einem Begriff einen normativen Inhalt zuschreibt. Daraus ergeben sich
noch keine konkreten Pflichten – vielmehr sind diese Normen *„bei der Ausle-
gung von Vorschriften heranzuziehen, die solche Rechte oder Pflichten enthalten"*
(Bundesfachstelle Barrierefreiheit, 2020).

Dabei ist für die Wohnungspolitik die DIN 18040-2 „Barrierefreies Bauen –
Planungsgrundlagen – Teil 2: Wohnungen" handlungsleitend (DIN, 2020). Sie
formuliert Voraussetzungen zu Wohngebäuden und ihren Außenanlagen, nach
denen ein Gebäude barrierefrei ist. Diese Norm wurde für den Neubau konzipiert und ist bei Modernisierung im Bestand *„sinngemäß anzuwenden"* (VDI,
2017, S. 4). Durch die baulichen Gegebenheiten ist eine vollständige Realisierung
der DIN 18040-2 hierbei allerdings häufig nicht möglich, weshalb verschiedene
Anstrengungen bestehen, auch für die Bestandsmodernisierung entsprechende
Kriterien zu formulieren. Die prominenteste ist dem KfW-Programm „Altersgerecht Umbauen" zu entnehmen, welches von barrierereduzierenden Maßnahmen
spricht (KfW, 2019, S. 2 ff.). Dieser Begriff wird hier in Ergänzung zur
Barrierefreiheit genutzt, wenn Umbaumaßnahmen im Bestand zwar nicht zur
Einhaltung der DIN 18040-2 führen, wohl aber im Sinne einer individuellen
Wohnraumanpassung die Wohnsituation verbessern.

17.3 Forschungsstand

Der Forschungsstand zur politischen Steuerung von barrierefreiem bzw. -reduziertem Wohnraum ist äußerst überschaubar. Am nächsten kommt dem vorliegenden Erkenntnisinteresse die Dissertation von Joo (2018), welche sich mit Wohnberatungen zur altersgerechten Wohnraumanpassung beschäftigt. Zudem bietet der Wohnatlas einen wertvollen Startpunkt, sind in ihm doch verschiedene politische Maßnahmen zum „Wohnen im Alter" strukturiert aufgearbeitet (KDA & Wüstenrot Stiftung, 2014a, b). Ähnliches gilt für die gleichnamige Studie des BMVBS (2011).

Während gerontologische oder soziologische Studien nach individuellen Wohnraumbedarfen fragen, wird die bauliche Seite von Barrierefreiheit bislang den Fachkreisen von Architekt*innen sowie verschiedenen am Bau und Umbau beteiligten Gewerken überlassen. Mit dem Nachzeichnen der politischen Steuerung zum barrierefreien bzw. -reduzierten Wohnraum lassen sich somit gleich mehrere Diskurse bespielen. Einerseits erweitert sich das politikwissenschaftliche Themenspektrum, andererseits ist eine Brücke zur interdisziplinären Beschäftigung mit dem „Wohnen im Alter" geschlagen.

17.4 Konzeptionelle Annahmen zur politischen Steuerung

Generell stehen politischen Entscheider*innen unterschiedliche Möglichkeiten der politischen Steuerung zur Verfügung. Dabei wird Steuerung in Anlehnung an Dose (2018, S. 1239) als *„staatliche[n] Steuerung gesellschaftlicher und wirtschaftlicher Prozesse"* verstanden. Gesteuert wird über Instrumente, welche laut Böcher und Töller (2012, S. 74) dazu dienen, *„politische Ziele durch Beeinflussung des Handelns gesellschaftlicher Akteure zu erreichen"*. Tab. 17.1 zeigt dafür ein Spektrum von regulativen über ökonomische bis hin zu informationellen Instrumenten. Während Gebote und Verbote als regulatives Ordnungsrecht den stärksten

Tab. 17.1 Spektrum politischer Instrumente. (Nach Böcher & Töller, 2012, S. 75)

Regulative Instrumente (Ordnungsrecht)	Ökonomische Instrumente	Informationelle Instrumente
• Gebote & Verbote	• Steuern & Abgaben	• Information
• Grenzwerte	• Subventionen	• Bildung & Beratung
• Bewilligungsverfahren	• Förderprogramme	• Labels & Symbole

staatlichen Eingriff darstellen, werden positive ökonomische Anreize wie Förderungen und informationelle Instrumente als weiche Formen der politischen
Steuerung bezeichnet (ebd.).

Zudem weisen Braun und Giraud (2003, S. 151) darauf hin, dass der Staat
selbst als *„Anbieter von Gütern und Dienstleistungen"* fungieren könne. Durch die
staatliche Bereitstellung von Infrastruktur wie Straßen, öffentlichem Verkehr oder
Wohnraum wird ein Angebot geschaffen, welches wiederum das Handeln von
wirtschaftlichen oder gesellschaftlichen Akteur*innen beeinflusst. Dies geschieht
beispielsweise dann, wenn private Akteur*innen sich wegen mangelnder Ren-
tabilität zurückhalten oder die politischen Entscheider*innen die Sicherstellung
bestimmter Güter als so wichtig empfinden, dass eine Delegation an nichtstaatli-
che Akteur*innen abgelehnt wird (Braun & Giraud, 2003, S. 151 f.; Kirchgässner,
2000).

Demgegenüber setzen Verfechter*innen eines „schlanken" Staates auf die
Selbstregelung wirtschaftlicher Teilsysteme. In dieser Logik reguliert sich der
Wohnungsmarkt weitgehend von allein. Mayntz und Scharpf (1995, S. 9)
sprechen von einer *„Selbstregelungsfähigkeit"* sektoraler Systeme und sehen
politische Steuerung erst dann als notwendig an, wenn diese Selbstregelung
unerwünschte Auswirkungen auf einzelne gesellschaftliche Gruppen oder gesamt-
gesellschaftliche Strukturen zeigt.

Zusammenfassend ist mit der staatlichen Bereitstellung von Gütern eine Steue-
rungsform ergänzt, die im Spektrum des Instrumentenkontinuums aufgrund ihrer
direkten staatlichen Intervention noch links vom regulativen Instrumentarium ver-
ortet wird. Die wirtschaftliche Selbstregelung hingegen findet *„im Schatten der
Hierarchie"* statt und ist in ihrer Eingriffstiefe weicher als informationelle Instrumente. Tatsächlich handelt es sich gar nicht mehr um ein „politisches" Instrument,
sondern um dem Politischen vorgelagerte wirtschaftliche Aktivitäten (Scharpf,
1991, S. 27; vgl. Tab. 17.2).

Tab. 17.2 Erweitertes Spektrum politischer und nichtstaatlicher Instrumente. (Nach Böcher
& Töller, 2012, S. 75; Braun & Giraud, 2003, S. 151 ff.)

Bereitstellung öffentlicher Güter	Politische Instrumente nach Tab. 17.1	Wirtschaftliche Selbstregelung
Staat bietet Güter oder Dienstleistungen in Eigenregie an		Nichtstaatliche Akteur*innen steuern im Rahmen ihrer Interessen und Ressourcen

Bislang wurden die Steuerungsformen isoliert voneinander dargestellt. Meist sind Probleme jedoch so komplex und vielschichtig, dass erst eine Kombination unterschiedlicher Maßnahmen eine erfolgreiche Problemlösung verspricht. Dem Verständnis eines solchen Policy-Mix liegt die Annahme zugrunde, dass ein bestimmtes Problem identifiziert ist und daraufhin die bestmögliche Kombination an auf dieses Problem zugeschnittenen Maßnahmen verabschiedet wird (Borrás & Edquist, 2013, S. 1514 f.).

17.5 Empirische Ergebnisse

Im Folgenden interessiert, welcher Policy-Mix zum barrierefreien bzw. -reduzierten Wohnraum vorzufinden ist. Diese empirische Analyse orientiert sich an den zuvor eingeführten Formen politischer Steuerung (vgl. Tab. 17.1 und 17.2), wobei der Fokus auf den Bundesländern liegt, da diesen zentrale legislative Kompetenzen in der Wohnungspolitik zukommen. Gleichzeitig wird ersichtlich, dass auch Bund und Kommunen über verschiedene Steuerungsmöglichkeiten verfügen.[1]

▶ *Regulative Steuerung*
Gebote und Verbote stellen die verbindlichste Form der staatlichen Intervention dar. Einschlägig sind im vorliegenden Kontext die Landesbauordnungen, über die alle 16 Bundesländer Vorgaben zur Anzahl barrierefrei herzustellender Wohnungen definieren. Die sogenannte Musterbauordnung der Bauministerkonferenz schreibt hierzu: *„In Gebäuden mit mehr als zwei Wohnungen müssen die Wohnungen eines Geschosses barrierefrei erreichbar sein [...]. In diesen Wohnungen müssen die Wohn- und Schlafräume, eine Toilette, ein Bad sowie die Küche oder die Kochnische barrierefrei sein"* (ARGEBAU, 2016, S. 39). Einige Länder gehen über diesen Standard jedoch deutlich hinaus. So fordern Rheinland-Pfalz und Niedersachsen – sowie Bremen ab Oktober 2021 – zusätzliche Quoten für rollstuhlgerechten Wohnraum. Dieser ist in der DIN 18040-2 gesondert ausgewiesen (vgl. VDI, 2017, S. 5 f.). Zudem sind in Niedersachsen und Nordrhein-Westfalen ab einer bestimmten Gebäudegröße – wenn zum Beispiel ohnehin ein Aufzug erforderlich ist – alle Wohnungen nach barrierefreien Standards herzurichten.

Neben den Bundesländern können auch Kommunen Standards zum barrierefreien Neubau einfordern. Im Rahmen von städtebaulichen Verträgen wie

---

[1] Aufgrund der Vielfalt der genutzten Primärquellen in den 16 Ländern wird auf eine detaillierte Darstellung der einzelnen Quellen verzichtet. Die einschlägigen Gesetzestexte sowie Richtlinien sind bei Bedarf separat nachzulesen.

Bebauungsplänen oder Konzeptvergaben können sie lokalen Bedarfen nachkommen und über das jeweilige Bauordnungsrecht hinaus strengere Vorgaben definieren. Flankiert wird dieses Ordnungsrecht noch über eine mietrechtliche Regelung des Bundes, die auf bauliche Veränderungen im Bestand abzielt. Hierzu regelt § 554a im Bürgerlichen Gesetzbuch (BGB), dass Vermieter*innen entsprechenden Umbaumaßnahmen prinzipiell zustimmen müssen – etwa dem Einbau eines Treppenlifts. Sie können dafür allerdings eine Kaution zum nachträglichen Rückbau nach Mieterwechsel verlangen (BMJV, 2020).

▶ *Ökonomische Steuerung*
Die ökonomische Steuerung erfolgt beim barrierefreien bzw. -reduzierten Wohnraum als positive Anreizsteuerung über Fördermittel. So steuern die Landesförderbanken über die soziale Wohnraumförderung, aber auch finanzstarke Kommunen geben eigene Förderprogramme aus und auf Bundesebene besteht das KfW-Programm „Altersgerecht Umbauen". Besonders ambitionierte oder über die bauordnungsrechtlichen Vorgaben hinausgehende Standards zum barrierefreien Neubau oder barrierereduzierten Umbau sollen somit unterstützt werden. Dies kann über Darlehen sowie nicht rückzahlbare Zuschüsse erfolgen und sich sowohl an selbstnutzende Eigentümer*innen als auch an die institutionalisierte Wohnungs- und Bauwirtschaft richten. Bemerkenswert bei dieser ökonomischen Steuerung ist, dass mit Nordrhein-Westfalen, Bayern und Bremen drei Bundesländer für ihren gesamten sozialen Wohnungsbau bestimmte barrierefreie Kriterien als Grundvoraussetzung definiert haben.

Über diese Objektförderung „in Stein" hinaus finden sich verschiedene sozialpolitische Subjektförderungen, etwa Zuschüsse der Pflege- und Krankenkassen zu „wohnumfeldverbessernden Maßnahmen" nach dem SGB XI sowie Eingliederungs- und Transferleistungen in der sozialen Grundsicherung. Diese Maßnahmen sind ebenfalls der ökonomischen Steuerung zuzuordnen, entziehen sich aufgrund ihrer sozialpolitischen Ausrichtung jedoch dem wohnungspolitischen Schwerpunkt der Analyse.

▶ *Informationelle Steuerung*
Als weichste Form der staatlichen Steuerung gelten informationelle Angebote. Einschlägig ist hierfür die Wohnberatung zur Wohnraumanpassung. Wohnberater*innen unterstützen bei geplanten Umbaumaßnahmen zur technischen und finanziellen Umsetzbarkeit. Dabei ist diese Berufsbezeichnung bislang nicht geschützt und die Wohnberatung selbst hat keine feste Verankerung im föderalen System. Während es Schnittstellen zur kommunalen Altenhilfe gibt, sehen es einige Bundesländer als ihre Aufgabe, dieses Beratungsangebot selbst zu steuern.

Nordrhein-Westfalen kooperiert mit den Pflegekassen und ermöglicht dadurch ein flächendeckendes Netz an Wohnberatungen im Bundesland. Bayern indessen fördert den Aufbau von Wohnberatungen und verbindet dies mit bestimmten Kriterien an die Qualität der Beratungsleistungen. Darüber hinaus haben etwa Niedersachsen, Hessen und Rheinland-Pfalz eine koordinierende, ausbildende Fachstelle eingerichtet. Die Wohnberatungen selbst werden indessen vielfach durch freie Träger der Sozial- und Wohlfahrtspflege geleistet.

Informationelle Steuerung ist insgesamt extrem vielfältig und beinhaltet verschiedenste Beratungs- und Informationsangebote. So docken viele Kommunen Wohnberatungen an bestehende Beratungsstellen (bspw. Pflege-/Altenstützpunkte) an und sichern so eine entsprechende Infrastruktur vor Ort.

▶ *Staatliche Bereitstellung von Gütern und Selbstregelung*
In den konzeptionellen Annahmen wurde die klassische politische Steuerung noch um die staatliche Bereitstellung von Gütern und die wirtschaftliche Selbstregelung erweitert.

Nach wie vor verfügen viele Kommunen, aber auch einige Bundesländer, über eigene Wohnungsunternehmen und stellen damit selbst Wohnraum bereit. Durch die politische Nähe dieser Wohnungsunternehmen sind politische Zielsetzungen wie eine bestimmte barrierefreie Ausstattung mutmaßlich leichter zu realisieren als bei Wohnungsunternehmen ohne staatliche Beteiligung. Es bedarf einer detaillierten Prüfung, inwieweit diese politische Nähe aktiv zur Steuerung genutzt wird.

Die Selbstregelung über die private Wohnungs- und Bauwirtschaft begründet sich dadurch, dass der Wohnungsmarkt von sich aus auf die von Mieter*innen bzw. Käufer*innen nachgefragten Wohnausstattungen reagiert. Insbesondere auf stark alternden oder von Leerstand bedrohten Wohnungsmärkten erscheint eine solche Selbstregelung wahrscheinlich und kann ergänzend oder ersetzend zur engeren politischen Steuerung fungieren.

▶ *Zusammenfassung*
Abschließend stellt Tab. 17.3 den Policy-Mix zum barrierefreien bzw. -reduzierten Wohnraum dar und zeigt eine Synopse von regulativen, ökonomischen und informationellen Instrumenten. Die verbindliche Steuerung über die Landesbauordnungen wird durch verschiedene politische und wirtschaftliche Maßnahmen ergänzt. Hierbei zeigt sich, dass dieser wohnungspolitische Teilbereich nicht nur unterschiedliche Politikfelder (Wohnungs-/Baupolitik und Sozialpolitik), sondern auch unterschiedliche föderale Ebenen (Bund, Länder, Kommunen) umspannt. Dies wiederum erschwert eine kohärente politische Steuerung.

Tab. 17.3 Empirische Analyse zur Typologie politischer Instrumente

	Staatliche Bereitstellung von Gütern	Regulative Instrumente (Ordnungsrecht)	Ökonomische Instrumente	Informationelle Instrumente	Wirtschaftliche Selbstregelung
Definition, Beispiele	*Staat bietet Güter oder Dienstleistungen in Eigenregie an*	• *Gebote & Verbote* • *Grenzwerte* • *Bewilligungsverfahren*	• *Steuern & Abgaben* • *Subventionen* • *Förderprogramme*	• *Information* • *Bildung & Beratung* • *Labels & Symbole*	*Nichtstaatliche Akteur*innen steuern im Rahmen ihrer Interessen und Ressourcen*
Bund	–	• Mietrecht, § 554a BGB	• Wohnraumförderung der KfW	–	Aktivitäten der Wohnungs- und Bauwirtschaft selbst
Bundesländer	Landeseigene und kommunale Wohnungsunternehmen	• Bauordnungen	• Soziale Wohnraumförderung	Wohnberatung zur Wohnraumanpassung	
Kommunen		• Bebauungspläne • Konzeptvergaben	• Kommunale Förderprogramme		

17.6 Diskussion der Ergebnisse & Ausblick

Dieser Beitrag hat die politischen Steuerungsmöglichkeiten zum barrierefreien bzw. -reduzierten Wohnraum aufgezeigt. Hieran schließen sich verschiedenste Folgefragen an: Wie intensiv nutzen die einzelnen föderalen Einheiten die ihnen zur Verfügung stehenden Maßnahmen? Begründet sich eine unterschiedlich starke Nutzung durch parteipolitische Unterschiede, soziodemografische Strukturen vor Ort oder die Situationen auf den lokalen Wohnungsmärkten? Und wie kohärent ist der jeweilige Policy-Mix überhaupt – sprich: Ergänzen sich die einzelnen Maßnahmen sinnvoll oder konterkarieren sie sich gar in gewisser Weise?

Derartige Fragen zur Policy-Gestaltung und Policy-Wirkung können nur beantwortet werden, wenn eine Basis zum Untersuchungsgegenstand selbst besteht. Diesen ersten Schritt hat dieser Beitrag geleistet und reagiert damit auf veränderte Wohnraumbedarfe in einer älter werdenden Gesellschaft. Dabei stand die bauliche Seite vom „altersgerechten" Wohnen im Fokus. Direkt damit zusammen hängen gemeinschaftliche Wohnformen oder bestimmte mit dem Wohnen verbundene Serviceleistungen. Auch Ansätze der Quartiers- und Stadtentwicklung stellen wesentliche Aspekte einer – barrierefreien – bedarfsgerechten Infrastruktur dar. Indessen wächst der Querschnittscharakter der politischen Steuerung, je mehr Politikfelder und Akteur*innen beteiligt sind. Dies ist eine herausfordernde Aufgabe für die Politikintegration (vgl. Jänicke, 2006, S. 405 ff.), welche die unterschiedlichen wohnungspolitischen und sozialpolitischen Logiken in Einklang zu bringen versucht.

Literatur

ARGEBAU – Arbeitsgemeinschaft der für das Bau- und Siedlungswesen zuständigen Minister und Senatoren der Länder (2016). Musterbauordnung – MBO – Fassung November 2002. Zuletzt geändert durch Beschluss der Bauministerkonferenz vom 13.05.2016. https://www.is-argebau.de/Dokumente/42318979.pdf. Zugegriffen: 28. Sept. 2020.

BBSR – Bundesinstitut für Bau-, Stadt- und Raumforschung (2017). Kommunale Wohnungsbestände in Deutschland – Ergebnisse der BBSR-Kommunalbefragung 2015. http://www.bbsr.bund.de/BBSR/DE/Veroeffentlichungen/Sonderveroeffentlichungen/2018/kommunale-wohnungsbestaende-dl.pdf?__blob=publicationFile&v=3. Zugegriffen: 28. Sept. 2020.

BMAS – Bundesministerium für Arbeit und Soziales (2016). Gesetz zur Gleichstellung von Menschen mit Behinderungen (Behindertengleichstellungsgesetz – BGG) in der Fassung ab dem 27. Juli 2016 (bis 31.12.2017). https://www.bmas.de/SharedDocs/Downloads/DE/PDF-Meldungen/2016/gesetz-zur-weiterentwicklung-des-behindertengleichstellungsrechts.pdf?__blob=publicationFile&v=2. Zugegriffen: 28. Sept. 2020.

BMJV – Bundesministerium der Justiz und für Verbraucherschutz (2020). Bürgerliches Gesetzbuch (BGB) – § 554a Barrierefreiheit. https://www.gesetze-im-internet.de/bgb/__ 554a.html. Zugegriffen: 28. Sept. 2020.

BMVBS – Bundesministerium für Verkehr, Bau und Stadtentwicklung (2011). Wohnen im Alter. Marktprozesse und wohnungspolitischer Handlungsbedarf. Schriftenreihe „Forschungen", *147*. https://www.bbsr.bund.de/BBSR/DE/Veroeffentlichungen/BMVBS/For schungen/2011/Heft147_DL.pdf?__blob=publicationFile&v=2. Zugegriffen: 28. Sept. 2020.

Böcher, M. & Töller, A. E. (2012). *Umweltpolitik in Deutschland: Eine politikfeldanalytische Einführung*. Springer VS.

Borrás, S. & Edquist, C. (2013). The choice of innovation policy instruments. *Technological Forecasting and Social Change, 80*(8), 1513–1522.

Braun, D. & Giraud, O. (2003). Steuerungsinstrumente. In: K. Schubert & N. C. Bandelow (Hrsg.), *Lehrbuch der Politikfeldanalyse* (S. 147–174). Oldenbourg Wissenschaftsverlag GmbH.

Bundesbaublatt (2019). „Graue Wohnungsnot": Deutschland muss sich für neue Rentner-Generation umbauen. https://www.bundesbaublatt.de/news/graue-wohnungsnot-deutsc hland-muss-sich-fuer-neue-rentner-generation-umbauen_3298227.html. Zugegriffen: 28. Sept. 2020.

Bundesfachstelle Barrierefreiheit (2020). Wie ist Barrierefreiheit definiert? https://www.bun desfachstelle-barrierefreiheit.de/DE/Ueber-Uns/Definition-Barrierefreiheit/definition-barrierefreiheit.html. Zugegriffen: 28. Sept. 2020.

Deutscher Bundestag (2015). Antwort der Bundesregierung auf die Große Anfrage der Abgeordneten Katrin Werner, Jan Korte, Sabine Zimmermann (Zwickau), weiterer Abgeordneter und der Fraktion DIE LINKE. – Drucksache 18/3460 (neu) – Entwicklungsstand und Umsetzung des Inklusionsgebotes in der Bundesrepublik Deutschland. http://dipbt. bundestag.de/dip21/btd/18/065/1806533.pdf. Zugegriffen: 28. Sept. 2020.

DIN – Deutsches Institut für Normung e. V. (2020). DIN 18040 Barrierefreies Bauen im Überblick. https://din18040.de/din18040-inhalt.htm. Zugegriffen: 28. Sept. 2020.

Dose, N. (2018). Steuerung. In: R. Voigt (Hrsg.), *Handbuch Staat* (S. 1239–1248). Springer VS.

Jänicke, M. (2006). Umweltpolitik – Auf dem Weg zur Querschnittspolitik. In: M. G. Schmidt & R. Zohlnhöfer (Hrsg.), *Regieren in der Bundesrepublik Deutschland. Innen- und Außenpolitik seit 1949* (S. 405–418). VS Verlag für Sozialwissenschaften.

Joo, B. (2018). Politik der altersgerechten Wohnungsanpassung und Wohnberatung für einen möglichst langen Verbleib in vertrauter Häuslichkeit. Anschluss an die Konzepte des Wohlfahrtsmarktes und der sozialen Innovation. https://eldorado.tu-dortmund.de/bitstr eam/2003/36821/1/Dissertation_Joo.pdf. Zugegriffen. 28. Sept. 2020.

KDA – Kuratorium Deutsche Altershilfe/Wüstenrot Stiftung (2014a). Wohnatlas. Rahmenbedingungen der Bundesländer beim Wohnen im Alter. Teil 1: Bestandsanalyse und Praxisbeispiele. https://www.serviceportal-zuhause-im-alter.de/fileadmin/sozialesw ohnen/PDF/Broschueren/Wohnatlas_Teil1.pdf. Zugegriffen: 28. Sept. 2020.

KDA – Kuratorium Deutsche Altershilfe/Wüstenrot Stiftung (2014b). Wohnatlas. Rahmenbedingungen der Bundesländer beim Wohnen im Alter. Teil 2: Zukunftsträchtige Strategien im Politikfeld „Wohnen im Alter". https://www.serviceportal-zuhause-im-alter.de/fileadmin/sozialeswohnen/PDF/Broschueren/Wohnatlas_Teil2.pdf. Zugegriffen: 28. Sept. 2020.

KfW – Kreditanstalt für Wiederaufbau (2019). Anlage zum Merkblatt Altersgerecht Umbauen: Kredit, *159*. https://www.kfw.de/PDF/Download-Center/F%C3%B6rderpro gramme-(Inlandsf%C3%B6rderung)/PDF-Dokumente/6000003991_M_159_AU_Anl age_TMA_ff_Ma%C3%9Fnahmen.pdf. Zugegriffen: 28. Sept. 2020.

Kirchgässner, G. (2000). Staatliche Bereitstellung von Gütern: Allokative und distributive Aspekte. *Swiss Political Science Review, 6*(1), 9–28.

Mayntz, R. & Scharpf, F. W. (1995). Steuerung und Selbstorganisation in staatsnahen Sektoren. In: R. Mayntz & F. W. Scharpf (Hrsg.), *Gesellschaftliche Selbstregelung und politische Steuerung* (S. S. 9–38). Campus.

Neubart, R. (2018). *Altenselbsthilfe. Bedeutung, Aufgaben, Organisation, Umsetzung*. Springer VS.

Nowossadeck, S. & Engstler, H. (2017). Wohnung und Wohnkosten im Alter. In: K. Mahne, J. K. Wolff, J. Simonson & C. Tesch-Römer (Hrsg.), *Altern im Wandel: Zwei Jahrzehnte Deutscher Alterssurvey (DEAS)* (S. 287–300). Springer VS.

Pestel Institut (2018). Wohnen der Altersgruppe 65plus. Untersuchung im Auftrag vom: Bundesverband Deutscher Baustoff-Fachhandel e. V. https://www.igbau.de/Binaries/Binary 21521/AKI_20_2013_Studie-65plus.pdf. Zugegriffen: 28. Sept. 2020.

Scharpf, F. W. (1991). Die Handlungsfähigkeit des Staates am Ende des zwanzigsten Jahrhunderts. MPIFG Discussion Paper 91/10.

Teti, A., Grittner, U., Kuhlmey, A. & Blüher, S. (2014). Wohnmobilität im Alter. Altersgerechtes Wohnen als primärpräventive Strategie. *Zeitschrift für Gerontologie und Geriatrie, 47*(4), 320–328.

Vogel, C., Lozano Alcántara, A. & Romeu Gordo, L. (2021). Steigende Wohnkosten im Alter – (K)ein Problem? In: A. Teti, E. Nowossadeck, J. Fuchs & H. Künemund (Hrsg.), *Wohnen und Gesundheit im Alter. Vechtaer Beiträge zur Gerontologie*. Springer.

VDI – Verein Deutscher Ingenieure (2017). Barrierefreiheit im Wohnungsbau. Barrierefrei-Anforderungen im Bauordnungsrecht. VDI-Statusreport, Oktober 2017. https://www.vdi. de/presse/publikationen/publikationen-details/pubid/vdi-statusreport-barrierefreiheit-im-wohnungsbau/. Zugegriffen: 28. Sept. 2020.

Open Access Dieses Kapitel wird unter der Creative Commons Namensnennung 4.0 International Lizenz (http://creativecommons.org/licenses/by/4.0/deed.de) veröffentlicht, welche die Nutzung, Vervielfältigung, Bearbeitung, Verbreitung und Wiedergabe in jeglichem Medium und Format erlaubt, sofern Sie den/die ursprünglichen Autor(en) und die Quelle ordnungsgemäß nennen, einen Link zur Creative Commons Lizenz beifügen und angeben, ob Änderungen vorgenommen wurden.

Die in diesem Kapitel enthaltenen Bilder und sonstiges Drittmaterial unterliegen ebenfalls der genannten Creative Commons Lizenz, sofern sich aus der Abbildungslegende nichts anderes ergibt. Sofern das betreffende Material nicht unter der genannten Creative Commons Lizenz steht und die betreffende Handlung nicht nach gesetzlichen Vorschriften erlaubt ist, ist für die oben aufgeführten Weiterverwendungen des Materials die Einwilligung des jeweiligen Rechteinhabers einzuholen.

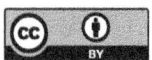

Teil V
Ausblick

Alter und Altern – Kritik der Messung und Auswertung am Beispiel des Wohnens

18

Harald Künemund und Claudia Vogel

Wohnen und Gesundheit sind seit langem zentrale Themen der Gerontologie und der Soziologie des Alters und des Lebenslaufs. Gesundheit ist zudem bereits ein wichtiger Bezugspunkt bei der Zuschreibung des Alters, genauer: des Altseins im Sinne eines z. B. als vulnerabel, fragil oder gebrechlich zu beschreibenden Zustands, der mit einem hohen Lebensalter korreliert. Diese Formulierung mag umständlich klingen, sie ist u. E. aber nötigerweise umständlich: Der Begriff Alter ist vieldeutig und in gewisser Hinsicht sogar ungeeignet für die Gerontologie wie auch die Soziologie des Alters und des Lebenslaufs. Denn zunächst einmal kann „Alter" jedes Lebensalter bezeichnen, etwa das Jugendalter, und jedem Menschen (und generell jedem Objekt der Betrachtung) kann ein Alter zugemessen werden (vgl. z. B. Kohli, 1998, S. 1). Bereits diese Komplikation wird nicht immer beachtet, sondern Alter wird oft mit einem hohen Lebensalter gleichgesetzt. Manchmal sind mit „Alter" auch andere Personen, Väter oder (Ehe-)Partner angesprochen.

Wenn wir im Folgenden von Alter sprechen, ist eine soziale Zuschreibung gemeint, die zumeist an der Kalenderzeit orientiert ist und in Relation zu Umdrehungen der Erde um die Sonne (Jahre), bei kürzeren Zeiträumen der Umdrehungen des Mondes um die Erde (Monate), der Erdrotation (Tage) sowie von willkürlichen Unterteilungen des Tages in möglichst gleichförmige Abschnitte (Stunden, Minuten, Sekunden, Milli- oder auch Nanosekunden usw.)

H. Künemund (✉)
Institut für Gerontologie, Universität Vechta, Vechta, Deutschland
E-Mail: harald.kuenemund@uni-vechta.de

C. Vogel
Fachbereich Soziale Arbeit, Bildung und Erziehung, Hochschule Neubrandenburg, Neubrandenburg, Deutschland
E-Mail: cvogel@hs-nb.de

© Der/die Autor(en) 2022
A. Teti et al. (Hrsg.), *Wohnen und Gesundheit im Alter,* Vechtaer Beiträge zur Gerontologie, https://doi.org/10.1007/978-3-658-34386-6_18

vorgenommen wird. Diese Konstruktionen und ihre Geschichte sind sehr gut dokumentiert (vgl. insbesondere Wendorff, 1980) und im Hinblick auf die damit einhergehenden gesellschaftlichen Veränderungen beschrieben (vgl. insbesondere Elias, 1984). Nicht nur für die Soziologie und die Gerontologie ist dabei u. E. wichtig festzuhalten, dass die Messung des menschlichen Alters in Jahren, Monaten usw. keine valide Messung sein kann: Der Kalender wurde entwickelt, um soziale Interaktionen zu koordinieren, nicht um z. B. das biologische oder psychische Alter von Individuen zu bestimmen. Das lineare Zeitkonzept kann z. B. unterschiedliche Geschwindigkeiten des Alterns nicht fassen, Individuen können bei gleichem kalendarischem Alter z. B. biologisch und psychisch ganz unterschiedlich „alt" sein und zudem in unterschiedlichen sozialen Kontexten gleichzeitig als „alt" oder „jung" (bzw. älter oder jünger) klassiert werden (ausführlicher z. B. Künemund, 2005, 2013; Schroeter & Künemund, 2020).

Insofern ist der Begriff „Alter" als Bezeichnung für das hohe Lebensalter auch deshalb problematisch, weil wir das Alter von Menschen genauso wie jenes von unbelebten Objekten mit dem Kalender bestimmen, obwohl das menschliche Altern sehr viel komplizierter und auch sehr unterschiedlich verläuft, während die als Vergleichsmaßstab herangezogenen Phänomene – Erdrotation, Umlaufdauer auf der Erdbahn usw. – weitgehend konstant bleiben. Die interindividuellen Differenzen nehmen auch mit dem Lebensalter deutlich zu, was der Begriff des „differentiellen" Alterns zu fassen versuchte (vgl. z. B. Thomae, 1976, 1983; kritisch hierzu jüngst Zimmermann, 2020). Die Korrelation von biologischen oder psychischen Prozessen mit den gleichförmigen Bewegungen, die Kalender und Uhren anzeigen, wird also über den menschlichen Lebenslauf hinweg betrachtet schwächer.

Auch Bezeichnungen wie „drittes" oder „viertes" Lebensalter (oder auch „neues" oder „junges" Alter und dergleichen mehr) sind aus unserer Sicht daher fragwürdig, da sie auf das kalendarische Alter verweisen. Besser wäre es, z. B. von Vulnerabilität oder Gebrechlichkeit als konkret diagnostizierbaren Zuständen zu sprechen, statt diese Zustände auf ein Alter und damit letztlich ganze Altersgruppen zu beziehen. Fraglos kann es sinnvoll sein, etwa Geburtskohorten zu unterscheiden oder diejenigen zu beziffern, die am längsten aus einer bestimmten sozialen Gruppe überleben, um die Varianz bzw. eine ungleiche Verteilung der Lebenserwartung zu verdeutlichen, oder eben die Heterogenität innerhalb einer Gruppe von „Gleichaltrigen". Fatal wird es aber dort, wo tatsächlich Altersgrenzen gezogen oder solche Grenzziehungen zumindest nahegelegt oder übernommen werden, etwa zwischen dem dritten und vierten „Alter" bei 80 oder 85 Jahren (z. B. Tesch-Römer & Wurm, 2009, S. 11). Es gibt hierfür

bislang keine Altersgrenze – allenfalls sukzessiv steigende Anteile von beispielsweise Vulnerabilität oder Gebrechlichkeit im Vergleich von anhand des Kalenders
konstruierten Altersgruppen, aber keinen konkreten Zeitpunkt, ab dem solche
Zustände einsetzen oder z. B. Versorgungsleistungen zugesprochen oder vor-
enthalten werden. Letzteres sollte aus unserer Sicht auch so bleiben, weil das
kalendarische Alter keine individuellen Zu- oder Umstände berücksichtigen kann
(was an anderer Stelle genau ein Vorteil von Altersgrenzen ist – vgl. ausführlicher
hierzu Künemund & Vogel, 2018). Eine Gesellschaft, in der ab dem 80. Geburts-
tag Vulnerabilität vermutet oder erwartet wird, keine künstlichen Hüftgelenke
oder andere medizinischen Behandlungen mehr solidarisch finanziert werden oder
z. B. im Fall der Knappheit Beatmungsgeräte nicht mehr zugewiesen werden, ist
u. E. nicht wünschenswert und entspricht – wie hier kurz gezeigt – nicht dem
Kenntnisstand. Zahlreiche weitere Beispiele, die immer wieder in der öffentlichen Diskussion stehen, könnten ausgeführt werden – wir halten es etwa nicht für
sinnvoll, allen Menschen bei Erreichen eines bestimmten kalendarischen Alters
den Führerschein zu entziehen (vielleicht wäre in diesem Fall das Angebot, den
Führerschein freiwillig gegen eine kostenfreie Nutzung des öffentlichen Perso-
nennahverkehrs einzutauschen, eine überlegenswerte Problemlösungsalternative).
Jedenfalls sollte man u. E. am besten nicht unpräzise vom „Alter" und von „den
Alten" sprechen, wenn z. B. konkret Unselbstständigkeit, Vulnerabilität, Multimorbidität oder auch sehr konkrete Einschränkungen angesprochen sind, die mit
Alter und Altern in Verbindung gebracht werden.[1]

Bei genauerem Hinsehen stellen sich ähnliche Probleme bei jedem Begriff
und seiner Operationalisierung, also dem Versuch der möglichst präzisen Messung, auch bei „Gesundheit" und „Wohnen". Wir können an dieser Stelle
nicht allen Definitionen, Operationalisierungen und Entwicklungslinien nachgehen, möchten aber für das Wohnen im hohen Lebensalter ganz kurz auf
die Entwicklung der soziologischen und gerontologischen Thematisierung in
der Bundesrepublik Deutschland eingehen (ausführlicher vgl. z. B. Höpflinger,
2017), um anschließend alternative Darstellungsmöglichkeiten beispielhaft kurz
zu skizzieren.

---

[1] In jüngerer Zeit entsteht u. E. zunehmend Verunsicherung über die gelegentliche Verklam-
merung von Alter und Altern zu „Alter(n)", deshalb zur Sicherheit: Die Abkürzung „Alter(n)"
soll als Ausnahme sowohl das Alter als Status als auch das Altern als Prozess bezeichnen, wenn
einmal beides angesprochen werden soll und z. B. der Platz für die gesonderte Nennung von
Alter und Altern nicht ausreicht, etwa im Namen der Sektion „Alter(n) und Gesellschaft" der
Deutschen Gesellschaft für Soziologie (DGS) oder im „Handbuch Soziologie des Alter(n)s".

Das Thema „Wohnen im Alter" war im Nachkriegsdeutschland zunehmend von einem Informationsbedürfnis hinsichtlich der Verbreitung von Lebensumständen und Wohnstandards geprägt, welches durch quantitative Forschung gut bedient werden konnte. Insbesondere die unterschiedlichen Geschwindigkeiten der Entwicklungen in Stadt und Land wurden bald als Problembereich identifiziert – Wohnungsneubau, aber wohl auch die Wohnungsmodernisierungen und vor allem der Ausbau der Infrastruktur schritten in den Städten deutlich schneller voran als auf dem Land, sodass (un-)gleiche Lebensverhältnisse und kumulative Benachteiligungen als Themen in den Fokus gerieten (vgl. etwa Blume, 1969; Lehr, 1977; Schelsky, 1953; Tews, 1987). Mit der Deutschen Einheit kamen Unterschiede zwischen Ost und West hinzu (z. B. Garms-Homolová & Korte, 1993; Tews, 1993; Motel et al., 2000). Beide Dimensionen – Ost-West und Stadt-Land – überschneiden sich, sodass bei fehlender Differenzierung Stadt-Land-Unterschiede als Ost-West-Unterschiede erscheinen konnten, oder auch Ost-West-Unterschiede als Stadt-Land-Differenzen (Motel et al., 2000; Brauer et al., 2004). Noch zum Zeitpunkt der Veröffentlichung des zweiten Altenberichts, der das Wohnen im Alter zum Thema hatte, wurde in diesem Zusammenhang ein Mangel an repräsentativen Daten konstatiert, die eine Sozialberichterstattung zum Bereich Wohnen im Alter ermöglichen könnten (BMFSFJ, 1998). Da hatte sich die Datenlage aber schon deutlich verbessert, nämlich insbesondere durch den Alters-Survey 1996 (seit 2002: Deutscher Alterssurvey – DEAS). Während allgemeine Informationen zum Wohnen schon länger dem Mikrozensus oder dem Sozio-oekonomischen Panel entnommen werden konnten, waren altersdifferenzierte Indikatoren und Bewertungen ansonsten nur aus regionalspezifischen oder aus anderen Gründen nur begrenzt verallgemeinerbaren Studien zu entnehmen. Solche feineren Differenzierungen nach verschiedenen Altersgruppen (wie auch nach Geschlecht) waren ein Fortschritt. Heute sehen wir dies differenzierter, aber auch kritischer.

Jedenfalls ist seither eine Sozialberichterstattung zum Thema Wohnen im Alter leicht verfügbar, auch bei Kontrolle von Region (z. B. Ost und West) sowie Stadt und Land. Zumindest für Indikatoren wie Haushaltsgröße und Wohnform, Eigentumsverhältnisse, Wohnungsgröße, Belegungsdichte, Zugänglichkeit der Wohnung, Wohnausstattungsmerkmale und Indikatoren der Barrierefreiheit, Wohnkosten und relative Wohnkostenbelastung, Wohnumfeldindikatoren, Bewertung der Nachbarschaft, die Wohnsituation betreffende Pläne und Wünsche, Wohndauer am Ort und in der Wohnung, Wohnentfernungen zu Kindern und Eltern u. v. a. mehr.

Zentrale Ergebnisse der nach Altersgruppen differenzierten Sozialberichter-stattung zum Wandel des Wohnens im Alter seit 1996 sind folgende:[2] Erstens haben sich die Eigentumsverhältnisse geändert, zugunsten von mehr Immobilieneigentum bei den älteren Menschen heute. Von den 55- bis 69-Jährigen lebten im Jahr 1996 rund 61 % im selbstgenutzten Immobilieneigentum, 2014 waren es bereits 65 % (Nowossadeck & Engstler, 2017, S. 292). Zwar ist der Anteil der Eigentümer auch in Westdeutschland gestiegen, der Anstieg war in Ostdeutschland allerdings deutlich stärker und ausgehend von einem deutlich niedrigeren Niveau nach der Wiedervereinigung.

Zweitens hat sich der pro Person zur Verfügung stehende Wohnraum, die Belegungsdichte ausgedrückt in Zimmerzahl pro Bewohnerin/Bewohner, über die Zeit kaum verändert: Bei den 55- bis 69-Jährigen lag die durchschnittliche Zimmerzahl pro Bewohnerin/Bewohner im Jahr 1996 bei 2,0 Zimmern und im Jahr 2014 minimal höher bei 2,2 Zimmern (vgl. Motel et al., 2000 für weitere Differenzierungen nach Geschlecht, Region usw.). Für die 70- bis 85-Jährigen ist das Bild sehr ähnlich, mit einer durchschnittlichen Zimmerzahl pro Bewohnerin/Bewohner von 2,2 Zimmern im Jahr 1996 und von 2,3 Zimmern im Jahr 2014. Das liegt an zweierlei: Zum einen ist die Zahl der Zimmer bei den Wohnungen der älteren Menschen über die Zeit nicht besonders stark gestiegen, bei den 55- bis 69-Jährigen lediglich von 3,9 Zimmer pro Wohnung im Jahr 1996 auf 4,2 Zimmer pro Wohnung im Jahr 2014. Zum anderen leben heute weniger Menschen im Alter ohne Partner als in der Vergangenheit. Bei den 70- bis 85-Jährigen waren im Jahr 1996 noch fast die Hälfte ohne Partner (46,4 %), im Jahr 2014 aber nur noch 30,7 % von ihnen; bei den 55- bis 69-Jährigen waren die Anteile im Jahr 1996 mit 19,2 % und im Jahr 2014 mit 19,3 % nahezu unverändert. Der durch den Zweiten Weltkrieg bedingte sogenannte „Frauenüberschuss" ist heute nicht mehr existent – es leben nun mehr ältere Paare zusammen als je zuvor in der Geschichte der Bundesrepublik.

Drittens hat die relative Wohnkostenbelastung über die Zeit zugenommen. Für die 70- bis 85-jährigen Mieter/Mieterinnen ist der durchschnittliche Anteil ihres Einkommens, den sie für die monatliche Warmmiete aufwenden mussten, von 29,1 % im Jahr 1996 auf 37,8 % im Jahr 2014 deutlich gestiegen (für die 55- bis 69-jährigen Mieter/Mieterinnen von 29,1 auf 36,1 %). Ältere Mieterinnen und Mieter sind heute also stärker durch Ausgaben für das Wohnen finanziell belastet als noch vor 25 Jahren.

---

[2] Die Daten in diesem Abschnitt wurden dem Informationssystem GeroStat des Deutschen Zentrums für Altersfragen (DZA) entnommen (https://doi.org/10.5156/GEROSTAT). Dieses ist seit November 2020 nicht mehr zugänglich, alle Angaben lassen sich jedoch jederzeit mit den Scientific Use Files des Deutschen Alterssurveys replizieren.

Solche Betrachtungen nach Alter bzw. Altersgruppen haben zweifelsfrei ihren Wert, nicht nur im Sinne einer Sozialberichterstattung zu Altersfragen, sondern z. B. auch als Vergleichsmaßstab für die Beurteilung von Einzelfällen. Allerdings ignoriert diese Darstellungsweise die Heterogenität des Alters und legt die Vermutung nahe, dass dem kalendarischen Alter bzw. der Zugehörigkeit zu der jeweiligen Altersgruppe in diesem Zusammenhang eine besondere Bedeutung zukäme, sei es im Sinne einer Kausalität oder wenigstens einer sehr starken Korrelation. Das ist aber nicht zwingend der Fall – es gibt z. B. Personen mit hoher relativer Wohnkostenbelastung auch in anderen Altersgruppen, in anders zugeschnittenen Teilpopulationen ist diese häufiger und die Ursachen für die hohe Wohnkostenbelastung können sehr verschieden und gänzlich unabhängig vom Alter sein. Einer der wichtigsten Gründe der steigenden relativen Wohnkostenbelastung der letzten Jahre lag z. B. darin, dass immer mehr Sozialwohnungen aus der Sozialbindung fallen und deshalb insgesamt von Jahr zu Jahr weniger Sozialwohnungen für Menschen mit geringen Einkommen in Deutschland zur Verfügung stehen, ganz unabhängig von deren Alter. Ähnliches gilt für Gesundheit, Unselbstständigkeit, Frailty usw. – die Korrelationen mit den Jahren mögen hier oder da stärker oder schwächer ausgeprägt sein, aber möglicherweise wären z. B. die Altersbilder weniger negativ, würden die Ursachen oder Probleme selbst betrachtet, nicht die Altersgruppen. Auch kommen an den Ursachen ansetzende Problemlösungen vermutlich eher in den Blick, wenn diese Ursachen untersucht oder zumindest die Problemlagen differenziert dargestellt werden.

Deskriptive Ergebnisse auf Basis des Deutschen Alterssurveys zum barrierereduzierten Wohnen sind auch hier ein mögliches Beispiel. Nowossadeck und Engstler (2017) vergleichen die Wohnsituation von Menschen mit Mobilitätseinschränkung und ohne Mobilitätseinschränkung. Es zeigt sich, dass Menschen mit Mobilitätseinschränkungen generell nur sehr selten in barrierereduzierten Wohnungen leben (also z. B. in Wohnungen, die stufenlos erreichbar sind und bei denen alle Treppen mit zwei Handläufen ausgestattet sind etc.). Von allen 40- bis 85-Jährigen[3] mit Mobilitätseinschränkungen leben nur 7 % in einer Wohnung, die barrierereduziert ist (bei den Personen ohne Mobilitätseinschränkungen sind es knapp 3 %, ebd., S. 298). Es wird somit ein Problem der Passung von Mobilitätseinschränkungen und barrierefreiem Wohnen thematisiert, ohne dass dies als Problem älterer Menschen gerahmt wird. Die Wahrscheinlichkeit für Mobilitätseinschränkungen nimmt fraglos im hohen Alter

---

[3] Nur diese Altersgruppe wurde hier untersucht, weshalb wir auch in diesem Beispiel nicht gänzlich ohne Altersgruppen auskommen. Eine solche Eingrenzung der untersuchten Population ist aber klar zu unterscheiden von der Betonung von Alters(gruppen)unterschieden bei der Darstellung der Ergebnisse.

zu, wie auch die Wahrscheinlichkeit für „alten" Wohnraum, der (noch) nicht barrierereduziert umgestaltet wurde. Dennoch ist fehlende Passung von Mobilitätseinschränkungen und barrierefreiem Wohnen kein Problem des hohen Alters, sondern ein gesellschaftliches Problem, und dies besteht unabhängig vom Alter der Betroffenen.

Die Idee, dass kalendarisches Alter „an sich" meist nicht die interessierende Größe sein kann, ist nicht neu. McGeoch (1942, S. 207) formulierte u. E. treffend am Beispiel des Lernens: „Age, in the sense of the length of time lived by an individual, cannot itself be a determiner of learning. Time, in an of itself, does nothing". Das kalendarische Alter wird aber oft stellvertretend für andere, nicht genauer beobachtete Prozesse verwendet, weil eine Korrelation dieser Prozesse mit dem Alter besteht. Die Ursachen für diese Korrelation sind vielfältig und noch gar nicht vollständig durchschaut: Bereits jeweils für sich sehr komplexe soziale, psychische und biologische Prozesse, die in unterschiedlichen und zudem wechselnden Geschwindigkeiten und in mannigfaltigen, interdisziplinär zu betrachtenden Wechselwirkungen dann im Ergebnis Phänomene des Alterns und des Alters hervorbringen, sollten dann besser als mit Hilfe des für ganz andere Zwecke entwickelten Kalenders beschrieben und erklärt werden können (so wir sie denn im Detail kennen würden). Die Gerontologie (und auch die dort zentral beteiligten Wissenschaften) versuchen in gewisser Weise, diese Korrelationen aufzuklären, also nicht einfach dem Alter oder dem Altern zuzuschreiben, sondern den Ursachen für diese Korrelation differenzierter nachzugehen. Daher würden zumindest wir uns nun vornehmen, künftig Befunde weniger schematisch nach Alter differenziert zu berichten und uns stärker diesen Ursachen und Wechselwirkungen zuzuwenden.

Literatur

Blume, O. (1969). Zur Situation der älteren Menschen auf dem Lande. *Neues Beginnen. Zeitschrift der Arbeiterwohlfahrt, 20,* 82–91.

Brauer, K., Künemund, H. & Scherger, S. (2004). Lebenszusammenhänge älterer Menschen im Stadt-Land-Vergleich. Empirische Befunde zu Familienstand, Wohnen, Einkommen und Gesundheit. In: L. Laschewski & C. Neu (Hrsg.), *Sozialer Wandel in ländlichen Räumen. Theorie – Empirie – politische Strategien* (S. 13–32). Shaker.

Bundesministerium für Familie, Senioren, Frauen und Jugend (BMFSFJ) (Hrsg.). (1998). *Zweiter Bericht zu Lage der älteren Generation in der Bundesrepublik Deutschland: Wohnen im Alter.* Deutscher Bundestag, Drucksache 13/9750.

Elias, N. (1984). *Über die Zeit. Arbeiten zur Wissenssoziologie II.* Suhrkamp.

Garms-Homolová, V. & Korte, W. (1993). Altern in der Stadt und auf dem Lande – Unterschiede oder Angleichung? In: G. Naegele & H. P. Tews (Hrsg.), *Lebenslagen im Strukturwandel des Alters: Alternde Gesellschaft – Folgen für die Politik* (S. 215–233). Westdeutscher. https://doi.org/10.1007/978-3-322-99987-0_12.

Höpflinger, F. (2017). Wohnen und Wohnmobilität im Alter. In: K. R. Schroeter, C. Vogel & H. Künemund (Hrsg.), *Handbuch Soziologie des Alter(n)s. Springer Reference Sozialwissenschaften.* Springer VS. https://doi.org/10.1007/978-3-658-09630-4_21-1.

Kohli, M. (1998). Alter und Altern der Gesellschaft. In: B. Schäfers & W. Zapf (Hrsg.), *Handwörterbuch zur Gesellschaft Deutschlands* (S. 1–11). Leske + Budrich.

Künemund, H. (2005). Altersgrenzen aus der Sicht der Soziologie. In: V. Schumpelick & B. Vogel (Hrsg.), *Alter als Last und Chance* (S. 527–538). Herder.

Künemund, H. (2013). Demografie, Politik und Generationenbeziehungen. In: M. Hüther & G. Naegele (Hrsg.), *Demografiepolitik* (S. 164–176). Springer VS. https://doi.org/10.1007/978-3-658-00779-9_9.

Künemund, H. & Vogel, C. (2018). Altersgrenzen – Theoretische Überlegungen und empirische Befunde zur Beendigung von Erwerbsarbeit und Ehrenamt. In: S. Scherger & C. Vogel (Hrsg.), *Arbeit im Alter. Zur Bedeutung bezahlter und unbezahlter Tätigkeiten in der Lebensphase Ruhestand* (S. 75–98). Springer VS. https://doi.org/10.1007/978-3-658-18199-4_4.

Lehr, U. (1977). Älterwerden in Stadt und Land – Psychologische und soziale Aspekte. *Aktuelle Gerontologie, 7,* 197–204.

McGeoch, J. A. (1942). *The psychology of human learning.* Longmans Green.

Motel, A., Künemund, H. & Bode, C. (2000). Wohnen und Wohnumfeld. In: M. Kohli & H. Künemund (Hrsg.), *Die zweite Lebenshälfte – Gesellschaftliche Lage und Partizipation im Spiegel des Alters-Survey* (S. 124–175). Leske + Budrich. https://doi.org/10.1007/978-3-322-95138-0_5.

Nowossadeck, S. & Engstler, H. (2017). Wohnung und Wohnkosten im Alter. In: K. Mahne, J. Wolff, J. Simonson & C. Tesch-Römer (Hrsg.), *Altern im Wandel* (S. 287–300). Springer VS. https://doi.org/10.1007/978-3-658-12502-8_19.

Schelsky, H. (1953). Die Gestalt der Landfamilie im gegenwärtigen Wandel der Gesellschaft. In: W. Abel (Hrsg.), *Die Landfamilie* (S. 40–58). Schaper.

Schroeter, K. R. & Künemund, H. (2020). „Alter" als Soziale Konstruktion – Eine soziologische Einführung. In: K. Aner & U. Karl (Hrsg.), *Handbuch Soziale Arbeit und Alter* 2. Aufl., (S. 545–555). VS Verlag für Sozialwissenschaften.

Tesch-Römer, C. & Wurm, S. (2009). Wer sind die Alten? Theoretische Positionen zum Alter und Altern. In: K. Böhm, C. Tesch-Römer & T. *Ziese: Gesundheit und Krankheit im Alter* (S. 7–30). Robert Koch-Institut. https://doi.org/10.25646/3145.

Tews, H. P. (1987). Altern auf dem Lande. *Der Landkreis, 57,* 445–452.

Tews, H. P. (1993). Altern Ost – Altern West. Ergebnisse zum deutsch-deutschen Vergleich. In: G. Naegele & H. P. Tews (Hrsg.), *Lebenslagen im Strukturwandel des Alters. Alternde Gesellschaft – Folgen für die Politik* (S. 314–325). Westdeutscher. https://doi.org/10.1007/978-3-322-99987-0_19.

Thomae, H. (1976). *Patterns of aging: Findings from the Bonn Longitudinal Study of Aging.* Karger.

Thomae, H. (1983). *Alternsstile und Altersschicksale. Ein Beitrag zur differentiellen Gerontologie.* Huber.

Wendorff, R. (1980). *Zeit und Kultur. Geschichte des Zeitbewußtseins in Europa.* Westdeutscher. https://doi.org/10.1007/978-3-322-89364-2.

Zimmermann, H.-P. (2020). Anders Altern – Kulturwissenschaftliche Perspektiven in der Kritischen Gerontologie. In: K. R. Schroeter, C. Vogel & H. Künemund (Hrsg.), *Handbuch Soziologie des Alter(n)s. Springer Reference Sozialwissenschaften.* Springer VS. https://doi.org/10.1007/978-3-658-09630-4_13-1.

Open Access Dieses Kapitel wird unter der Creative Commons Namensnennung 4.0 International Lizenz (http://creativecommons.org/licenses/by/4.0/deed.de) veröffentlicht, welche die Nutzung, Vervielfältigung, Bearbeitung, Verbreitung und Wiedergabe in jeglichem Medium und Format erlaubt, sofern Sie den/die ursprünglichen Autor(en) und die Quelle ordnungsgemäß nennen, einen Link zur Creative Commons Lizenz beifügen und angeben, ob Änderungen vorgenommen wurden.

Die in diesem Kapitel enthaltenen Bilder und sonstiges Drittmaterial unterliegen ebenfalls der genannten Creative Commons Lizenz, sofern sich aus der Abbildungslegende nichts anderes ergibt. Sofern das betreffende Material nicht unter der genannten Creative Commons Lizenz steht und die betreffende Handlung nicht nach gesetzlichen Vorschriften erlaubt ist, ist für die oben aufgeführten Weiterverwendungen des Materials die Einwilligung des jeweiligen Rechteinhabers einzuholen.

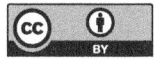

Erratum zu: Einsamkeit im Alter: die geografische und psychosoziale Perspektive

Volker Cihlar, Anna Reinwarth und Sonia Lippke

Erratum zu:
Kapitel 4 in: A. Teti et al. (Hrsg.), *Wohnen und Gesundheit im Alter*, Vechtaer Beiträge zur Gerontologie,
https://doi.org/10.1007/978-3-658-34386-6_4

Eine Korrektur in der Tabelle ,Tab. 4.2' wurde leider nicht richtig durchgeführt. Dieser Fehler ist nun nachträglich bereinigt worden.

Die aktualisierte Version des Kapitels finden Sie unter
https://doi.org/10.1007/978-3-658-34386-6_4

© Der/die Autor(en) 2023
A. Teti et al. (Hrsg.), *Wohnen und Gesundheit im Alter*,
Vechtaer Beiträge zur Gerontologie, https://doi.org/10.1007/978-3-658-34386-6_19

Tab. 4.2 Ergebnisse der Linearen Regressionsanalyse (AV: UCLA Loneliness Scale).

	Modell 1			Modell 2			Modell 3			Modell 4			Modell 5		
	β	SE	Sig.	β	SE	Sig.	β	SE	Sig.	β	SE	Sig.	β	SE	Sig.
Wohnen															
Stadt/Land	0,015	0,035		0,019	0,035		–	–		–	–		0,015	0,033	
West/Ost	0,011	0,044		0,003	0,044		–	–		–	–		0,009	0,041	
Haushaltsgröße	-0,059	0,023	*	0,008	0,026		–	–		–	–		-0,054	0,021	*
Leben															
Partner mit MV[a]	–	–		0,002	0,051		–	–		-0,036	0,043		–	–	
Partner ohne MV[b]	–	–		-0,155	0,046	***	–	–		-0,131	0,038	***	–	–	
Anzahl Kinder	–	–		-0,083	0,014	**	–	–		-0,065	0,013	**	–	–	
Ressourcen															
Armutsgefährdung[c]	–	–		–	–		0,057	0,050	*	0,052	0,050	*	0,064	0,051	**
Reichtum[c]	–	–		–	–		-0,027	0,066		-0,024	0,065		-0,027	0,066	
Körperliche Aktivität	–	–		–	–		-0,037	0,032		-0,030	0,031		-0,038	0,032	
Gesundheit (physisch)	–	–		–	–		-0,067	0,002	**	-0,064	0,002	**	-0,065	0,002	**
Gesundheit (mental)	–	–		–	–		-0,300	0,002	***	-0,287	0,002	***	-0,296	0,002	***
Soziale Verträglichkeit	–	–		–	–		-0,057	0,039		-0,044	0,039		-0,056	0,039	
Offenheit	–	–		–	–		-0,004	0,029		-0,002	0,029		-0,003	0,029	
Neurotizismus	–	–		–	–		0,151	0,028	***	0,153	0,028	***	0,153	0,028	***
Extraversion	–	–		–	–		-0,113	0,036	***	-0,127	0,036	***	-0,115	0,036	***
Gewissenhaftigkeit	–	–		–	–		-0,086	0,037	**	-0,086	0,036	**	-0,086	0,037	**
Soziodemografie															
Alter (Jahre)	-0,007	0,003		-0,012	0,003		0,032	0,003		0,020	0,003		0,024	0,003	
Geschlecht	-0,030	0,032		-0,007	0,033		-0,065	0,030	**	-0,033	0,031		-0,053	0,031	*
Bildung (Jahre)	-0,035	0,005		-0,020	0,005		-0,005	0,005		0,003	0,005		-0,004	0,005	
R^2	0,007			0,034			0,216			0,234			0,219		
Korr. R^2	0,003			0,028			0,209			0,225			0,211		
F	1,811			5,999***			30,938***			27,693***			25,494***		
N	1.550			1.550			1.471			1.471			1.470		

Stadt (0), Land (1); West (0), Ost (1); Körperliche Aktivität: ausreichend (0), unzureichend (1); weiblich (0), männlich (1).

[a] Partnerschaft mit häufigen Meinungsverschiedenheiten (Ref.: kein Partner); [b] Partnerschaft ohne häufige Meinungsverschiedenheiten (Ref.: kein Partner); MV=Meinungsverschiedenheiten; [c] Ref.: Mittlere Einkommen.

* $p < 0,05$; ** $p < 0,01$; *** $p < 0,001$.

The manufacturer's authorised representative in the EU is Springer
Nature Customer Service Centre GmbH, Europaplatz 3, 69115 Heidelberg,
Germany. If you have any concerns regarding our products, please
contact ProductSafety@springernature.com

Printed and bound by CPI Group (UK) Ltd, Croydon, CR0 4YY

28/04/2026

02098467-0002